·增订版·

问中医几度秋凉

艾宁——著

中国中医药出版社
·北京·

图书在版编目（CIP）数据

问中医几度秋凉 / 艾宁著 . —增订版 . —北京：中国中医药出版社，2018.4（2022.6 重印）

ISBN 978 – 7 – 5132 – 4791 – 7

Ⅰ . ①问… Ⅱ . ①艾… Ⅲ . ①中医学—通俗读物 Ⅳ . ① R2-49

中国版本图书馆 CIP 数据核字（2018）第 034719 号

中国中医药出版社出版

北京经济技术开发区科创十三街 31 号院二区 8 号楼

邮政编码 100176

传真 010-64405721

三河市同力彩印有限公司印刷

各地新华书店经销

开本 710×1000 1/16 印张 18 字数 272 千字

2018 年 4 月第 2 版 2022 年 6 月第 5 次印刷

书号 ISBN 978 – 7 – 5132 – 4791 – 7

定价 59.00 元

网址 www.cptcm.com

服 务 热 线 010-64405510

购 书 热 线 010-89535836

维 权 打 假 010-64405753

微信服务号 zgzyycbs

微商城网址 https://kdt.im/LIdUGr

官 方 微 博 http://e.weibo.com/cptcm

天猫旗舰店网址 https://zgzyycbs.tmall.com

如有印装质量问题请与本社出版部联系（010-64405510）

从我母亲到我女儿，中医在我家走了一段弯路又转了回来。作为一个中国人，我愧对先人。为了弥补我的过错，我只能把我对中医的少许记忆尽可能原样地描述出来，以供女儿参考。如果还能给其他人以启示的话，我的负罪感是不是更能减轻一些？

艾　宁

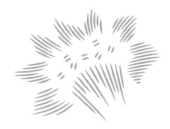

她母亲是一位"拎着三根手指头走天下"、活人无数的民间中医；她女儿正在中医院校就读，同时拜了师傅，是一个有点"另类"的现代中医生；她自认为自己太理性，没有学成中医而学了中文，做过教师，当过律师，也做过妇联工作，搞过企业，现在是一名检察官，可以说是这个中医家庭的"叛逆者"。如今她常常为没能将母亲的宝贵经验继承下来，传给女儿，留给社会而愧疚、自责。于是从2007年4月起，她将自己几十年来在这个中医家庭中对中医的所见、所闻、所思、所想以随笔的形式在网上连载，期望能给他人以启示和参考。

正所谓"旁观者清"，她的特殊背景，使她能以一个"局外人"的平和心态来真实、客观地进行追忆、描述、议论，少了"当局者"的感情用事、高谈阔论，也没有对立者的误解成见、打骂攻击，完全都是真情实感。加上她丰富的人生阅历和良好的文字功底，整个文本夹叙夹议，细腻生动，清新自然，读来犹如听一位智者在娓娓讲述那身边的故事，非常轻松惬意，引人入胜。中医的魅力，中医的神奇，中医的传承，中医的尴尬，中医的困境……人生态度，生老病死，健康幸福，等等命题都随着她平实、真切的记述一一自然呈现，让你在不知不觉中受到感染，产生共鸣，引发思索。

——策划编辑

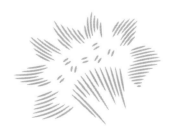

目　录

母亲是个中医

母亲是个中医。

从我记事起，母亲总是被一大群病人包围着。来看病的人通常是一声不吭地坐在母亲面前，把手一伸，母亲便诊脉。摸了左手脉，又摸右手脉，之后看看舌苔……

这像一场考试。估计全世界只有中医看病是病人掌握着看病的主动权。虽说是病人来求助于医生，却由病人先对医生进行能力测试，这个病人可以完全不懂医学，但却是权威的考官，因为他手里掌握着试题的正确答案。

中医的诊室从来都是病人团团围坐在医生周围。医生给一人诊脉，大家全看着。于是，这考官就不是一个人而是全屋的病人，每个人的病都成为大家的趣味考题。

诊完脉，轮到母亲答题了。她一样样说清病人的病症、感觉、起因、病理……病人像主考官一样绷着脸听着，渐渐地露出笑容，最后伸出大拇指赞道："好脉条，好脉条啊！就你给治了，下药吧！"这时，一屋人也都展露出舒心的笑容。

千百年来，中医就是在这样的检测下生存和发展的，这也是自然生成的法则。

中医的拿手本事是说出病来，说不出来，说的不准，那就没有存在的理由了。

西医的看家本领是拿出病来，拿不出来病，让人看不到，那么西医也就没有存在的理由了。

于是，中医要说出病在哪儿、病症和感觉、病的前因和后果等。医生说的必须要与病人的感觉和症状吻合，得到病人的认可。比如我听母亲说病人出汗，应明白出汗有很多种，母亲会明确指出病人是在什么时间，什么情况下，出什么样的汗。于是我明白了盗汗之所以叫盗汗就是人一醒汗就止。如果中医说不明白病，说的与病人的感觉和症状这一答案对不上，那么这个中医就被病人判错，也就无法将医生再当下去了。这就决定了中医具有注意整体，层层深入，注重事物间关系，抓住主要问题的特点。

西医要给病人做透视、化验、检测，有时还要从人体上摘下一小块组织做病理检查，或者干脆来个剖腹探查，怎么也得找到病——病变、病灶、病菌、病毒，也就是拿得出、看得见、测得到的具体的病。这决定了西医向精微方向发展，因为这是西医的立身之本。

母亲说病说得准，不仅通过诊脉说出患者有什么病，还能说出什么时候会流行什么病。

每到春季，母亲便会根据她对气候的感知开方让我去抓药，然后配制为成药，赶在流行病来到之前做好准备，她说到时现制药就来不及了。

有一年春季，母亲也是这般催我早做准备。但给我印象颇深的是，她告诉我，这一年春天得病的将是孩子，症状是发烧、气喘，而且烧得一边脸蛋红，另一边脸蛋却是白的。我不信，发烧怎么会是半边脸红？我从未注意到这一现象。母亲指着她开的方子中一味名为"葛根"的中药说，这味药就是这个方子的灵魂，将使疗效奇佳。

我把药买回，粉碎、碾压、过筛，制成散剂，坐等病人上门。

还没等病人上门，母亲又开方，让我再准备一付药。她说，流行病一旦暴发，一部分人会找中医用中药，另一部分人会到西医院住院治疗，而从西医院出院的孩子将会小脸青白、虚弱、厌食、啼哭不止……于是，其中的一部分还会再来找中医治，这付药就是给他们准备的。

我正在配制第二付药时，第一批孩子如约而至了。让我大吃一惊的是：一个个烧得呼哧带喘的孩子全是一边脸蛋通红，另一边脸蛋是白的！

病人来得太多了，我成了药剂师，忙着分发药品。很快，第一批药就分发光了，我又加紧赶制第二批药。这时，那些从医院住院回来的孩子也上来了。一个个小脸青白、啼哭不止，我又开始分发第二批药。

第二批药发放完了，这个春天就过去了。

秋天，母亲也是备好药等病人来。当有病人问起病因时，母亲说："你家是过日子人，过冬的准备做得太早了，'十一'就封了门窗，早早就生了火……"病人惊道："你怎么知道的啊？真是这样的，我家早早就封了窗户……"

母亲不仅提前预见时令病，还根据人们的生活方式预知什么样人会得什么样病，也是提前备好药等病人上门。

母亲有个大木箱子，里面放着几十个瓶子，里面装着配好的药，瓶底贴着标签，写着"温胃散""护心丹"等药名。那时我以为这些药名是全国一个叫法，可后来在中成药中我并没有见到这些药，才知道是母亲自己的组方。

有时母亲不在家，来了熟人喊胃疼，我要是认为这病是从寒凉上来的，也敢包上两包"温胃散"给人吃。但母亲有时会把两瓶中的药兑配到一起给病人吃，还可以搭配着早晚服用不同的药，这我就不行了。

如今的中医也很少像我母亲这样成批给人治病了。时令病、流行病、瘟疫，是母亲做医生时需要先行感知的。母亲治病很像一个作战指挥员，分清层次，主战场、分战场……她不仅仅针对一个个来到她面前的病人，更是针对人群，看人群疾病的整体走势。

我之所以回忆有关母亲治病的事并不纯粹是忆旧，任何历史上的今天都是今天的历史，历史具有今天的意义，而时间是历史底片的显影剂，母亲当年备受家人责难的、连她自己也说不清的好多做法，到今天才显现出意义。我之所以用叙述的方式从我母亲开始谈中医，只想尽可能展示历史原貌，我相信形象的信息是全面的，事实自己会说话，我希望读者帮助我解读其中的意义，或者帮我判断我的解读是否正确。

母亲就讲"拎着三根手指走天下"

虽然来找母亲看病的人很多，好多人对母亲甚至推崇到迷信的程度，但我小时候对此不以为然。

我尊崇的是西医，这来自父亲的影响。父亲在大学教书，信奉科学，追赶时代潮流，总是能最先获知最新的科研成果，并为此兴奋不已。我为父亲描绘的科学蓝图所吸引，相信科学能无限地解决人类遇到的所有问题。如果说科学有什么问题的话，那就仅仅是时间问题。

西医就是科学在医学界的首席代表。

父亲对我说，在青霉素发明前，每到春季，病死的孩子扔在郊外，比草捆子都多。看看如今的人口增长率，就是西医保障的结果。过去，人们对男人最担心的是"车前马后"，对女人最担心的是"产前产后"，如今西医的手术将这个问题解决得令中医望尘莫及。西医难道不够伟大吗？我认同父亲的说法。

没事的时候我喜欢逛医院。医院可称作科技博览会，各种检测手段之高超令人吃惊。我在省医院看到什么"肌电""射线"之类的大型仪器，已觉得够登峰造极了，可到了北京的医院，人家医生一挥手就是"去做个基因检测"。其检验报告单上没有一个汉字，密密麻麻的全是英文字母、数字符号，配以彩色基因图谱。我看不懂，可还是久久地看，这些尖端科技真是太有震慑力了，我怎能不被它震慑得五体投地呢？

西医院高大、亮丽，先不说能不能治好病，光挨个设备过一遍，便死而无憾了，因为你可以通过片子、屏幕等亲眼看到置你于死地的肿瘤、病毒的形象。西医直接治病，直接用刀切割肿瘤，用射线杀"病"……而且各种报告单在你手里攥着，让你死也死得心里明白。

我曾在一套现代化手术室的候诊间等候一位专家。护士一会儿告诉我："正在打洞。"一会儿说："在造隧道。"一会儿又说："开始搭桥。"我觉得这个医学专家是个地地道道的工程兵，正在修建新的铁路干线。

相比之下，说中医怎么原始都不过分。中医没什么设备，一些老中医甚至就在三尺蓬屋里给人看病，设备就是三根手指头。母亲就讲"拎着三根手指走天下"。母亲的诊室就是在家里。后来她病了，躺在床上也给人摸脉。

中医的这种简便性使母亲常在深更半夜被人用车接走，潜入医院，给脑炎的病人敷药，给中风的病人扎针，给要死的人诊脉……

中医的治疗手段不过是针灸针、刮痧板、火罐之类，更多的医生连这些也不用，仅用廉价的草药。一位中医曾告诉我，每一地所生长的草药就足以治疗当地的绝大多数疾病了。

母亲虽然没什么设备，但看的病却不少，除了不正骨，不开刀，她什么病都治，不分科，不分男女，什么样人都有，什么病都有。经常有刚出生几天的婴儿被抱到母亲这儿来，或抽、或烧、或将死。母亲拿一根细细的针灸针，扎扎手，扎扎脚，扎扎肚子，往嘴里抹点药，头上敷点药，孩子就好了。母亲看婴儿不摸脉，是看手，看手指上的血管和掌纹等。有时她看过婴儿的掌纹后会轻轻叹口气，我就知道这孩子是智障。

如今，看人们治疗银屑病、治疗再生障碍性贫血等病非请专家不可，我就感到奇怪，医生就是医生，还分什么专家？专家的含义是不是单项分高于普通医生，综合分低于普通医生？可我小时候看母亲治这类病都是平常病，也是手到病除的病。看如今专家治银屑病，告诉患者绝不可沾酒。我就想到母亲治这病恰是服用药酒，只是治疗再生障碍性贫血时药稍贵。记得母亲有一次开了药方，再三劝一位中年妇女说，她15岁的女儿得的病得抓紧治，一定不要疼惜12元钱，把药抓了给孩子吃。后来那个孩子死了，母亲很奇怪，一打听，那母亲果然是舍不得12元钱，没给孩子吃药。

中医治病缺少设备和手段，这是我小时候看到的中医的缺点。但是随着科学技术的发展，看病不是越来越简便，而是越来越复杂。过去医生可以背着药箱出诊，现在是救护车拉着病人到医院就诊。因为在家里已经看不了病了，便是救护车里的仪器、设备也不少。现在的医生离不了仪器，所说的大医院含义就是拥有大量仪器。走好几个城市的医院只是为了确诊已属正常。我这样看病时就自嘲说，与其说是用仪器给我检病，不如说是我检阅机器。尤为令我感到奇怪的是，同样的检测设备，每到一个医院便出一种检测结果，这诊断也就不一样，所以好多人就一路看过去，一直看到北京、上海为止。这病看得是不是够麻烦、够复杂？这医疗成本有多大？普通老百姓能这么看病么？

小医院为了生存，就会几个医生集资买一台仪器，然后尽一切可能让病人用上这仪器，这台仪器赚的钱只有投资的人才能分成。于是，一个机器一个"坑"，病人到医院躲得了这个"坑"，但躲不了那个"坑"，都是坑钱的。

物极必反。看病太复杂了，有时反倒使我怀念起母亲那"三根手指走天下"的中医气概了。这使我意识到，诊断方式简单也是中医的长处，让医生走天下总比让病人走天下要好。

从前给皇上看病的设备也是三根手指头，与百姓看病无异，皇上治病喝的也是中药汤。所以，百姓有羡慕皇上荣华富贵的，却没有在治病上羡慕皇上有什么特殊的。但在没有了皇上的今天，却因治病的复杂程度将人重新划分出等级来，产生了新的不平等。有一部分反对中医的人就是出于看人家在西餐厅吃饭而不甘心自己在小饭铺吃面的心理。在生死攸关的问题上，医疗上的不平等极大地刺激着人们的神经。

有人认为医疗本身具有的趋高性是现存问题的症结，都想找最好的医生，用最好的药。可我认为，人们真正需要的是最好的建议，需要信得过的医生朋友。从母亲的行医实践中我总结出这一点。

母亲教人把早产儿放在贴近肚皮的位置，再用棉裤兜住，跟袋鼠似的

现代人对医学产生了依赖性，有一种生活医疗化的倾向。对医学的信奉使人们不能"我的身体我做主"，于是，本是自然的事情也变得不自然起来。

我的一个同学给我讲她在澳大利亚生孩子的经历，听得我目瞪口呆，感到现代医学把生孩子这件事弄得不再是一个自然、简单的过程，而是一种有如"神六"发射的高科技程序。我想，我要是经过这样一个生孩子过程，被激发出来的一定不是母性，而是对高科技的崇拜之情。

她先叙述产前检查。我听了说："完了，非给你剖腹不可。"我知道这种情况也完全可以自然分娩，不是非剖腹不可。她说："是啊，医生说了，这是必须的。"人家西方医生还很以人为本呐，刀口划在下腹部，还是弧线形，考虑到让你还能穿比基尼。她说，手术室为抑制病菌，温度很低，做完手术又用凉水给她进行了全身清洗。我说："完了，你非发烧不可。"她说："医生说了，这也是必经阶段。"我听了替她叫苦不迭，谁说生孩子就非得发烧呀？医院赶在她发烧之前先给她挂上吊瓶，这样她就不至于烧死。一听用药方法和饮食，我说："天啊，你非没奶不可。"她说，医生说了，没奶也是正常的。好在西方服务设施完善，什么都想得很周到，孩子喝牛奶不成问题。我听了不由得佩服西方的高科技真是有本事，硬是把正常和不正常给颠倒过来，还能给不正常的事铺出路，使新一代人接受其为正常。我真怀疑，科技力量能把这条不自然之路铺多远？是不是有点越过真理了？

我告诉我的同学，她的确"享受"了一番西方的一流科技服务，但除了挨一顿大可不必的"收拾"外，没得到任何好处。

我推崇科学，但还没有推崇到为了享受高科技而心甘情愿地把自己的生命交给医生去整治的地步。

每年单位体检，都能掀起一场治病浪潮，因为没有人是没有"毛病"的。一位同事按照医生的建议把子宫"挖"出去了，阑尾"切"下去了，胆囊"摘"除了，被除掉的还有扁桃体、蛀牙……医生告诉她，她身上的痣也应该全部挖光，以防癌变。

医生拿着我的检测结果大惊小怪，说我有许多病，还得进一步深入检测下去。我说，你们还有什么样的检测仪器？我患病的数量和轻重程度与你们的检测能力成正比。按医生的意思，非得把我治成各种检测指标的平均数才行。

西医的科技手段是如此发达，以至西医的治病成了科技展示。但从相对原始、落后的中医角度看西医，又能看出其高科技背后幼稚的一面。

看一条美国最新科技报道说，早产儿放在保温箱中成活率很低，而要是贴着人的皮肤给早产儿保温，成活率却很高。这让我说不出的晕。在中国，早产儿的成活率一直很高。过去的人，穿很宽松肥大的棉裤，母亲教人把早产儿放在贴肚皮的位置，再用棉裤兜住，跟袋鼠似的，七八个月的早产儿也多兜活了。美国的最新科技就发现这个？每年春天市场上的小贩都会把要死的鸡雏给我，我把它们用布包上放到怀里，都能活过来。

我不是反对现代生活的医疗化，而是对这种将人与自然越隔越远的医疗做法持保留态度，有些担忧这种生活方式对人的思想意识产生不良影响。

我看西方人就像看他们的牛，看他们的树一样，高大、健壮、白皙、纯净、精力充沛。和他们相比，我们的确是"东亚病夫"。今天的"东亚病夫"也想把自己的"病"摘除干净，也想"纯净"得如西方人一样。可是，德国人为他们的树担忧，没有一只虫子在身的森林，必须靠定期喷药来维护，因为它已受不了一场小小的虫灾了。"纯净"的牛也要靠不可少的抗生素来保持"纯净"。西方的人靠医学把可能的不安全因素尽可能地剔除干净，但身体过于纯净究竟意味着健康还是危险？生活医疗化到底是我们的积极选择还是无奈退守？

中医以阴阳平衡论健康。对"病"不是千方百计地找到它、摘出它、消灭它，而是重视它产生的原因，改变它产生的条件，引导它"弃恶从善"。这就像中国人看一个人往往不按一个标准去论人的优、缺点，而是整体地看一个人的属性。我常常说不出我朋友的优缺点是什么，也无法想象从朋友的性格中摘去"缺点"之后他们会是什么样。优缺点之分的思维会使一个人以为改掉自己的所有缺点就能让自己成为一个完美的人。殊不知，改正缺点与成为完美的人是两回事。所以，摘去了"病"并不必然地就成为一个健康人。

中医的着眼点的确不在"病"上，而是在健康上，这个健康概念甚至允许"病"与人共存。于是，中国人的身体不是纯净的，有"病"、有"毒"、有"菌"。中医治病，严格讲，不是摘"病"、消"毒"，而是引导"病""毒"，以病治病，以毒攻毒，生、克、制、化，扶弱抑强，固本强精……

可是，医疗生活化已成为年轻一代人的生活模式，他们已经习惯"科学"而自觉排斥自然。多数年轻人视自然为敌人，视科学为保障。我同学的儿子从大城市来我家，我给他做自然食品，他拒绝食用，指着蒸熟的土豆说："马铃薯皮有毒，不能吃。"我问："那你吃什么？"他说："我要吃火腿肠。"我问："火腿肠中的那些添加剂就没毒么？"他说："人工合成的化学产品是无害的。"存在决定意识，身在科学中，便成科学人，今后出生的孩子会不会觉得环境污染也是正常的？

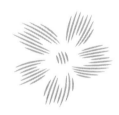

可母亲说：中医无"绝活"。她宁可把本事带进棺材，也不传给我

母亲的医术的确让人找不到攻击她的口实，就连在她身边的我和我父亲也不得不佩服她常能把被西医宣判死刑的病人救过来。

于是，我产生了一个投机取巧的想法。我想，西医是看得见摸得着的，学了就能会，中医有点不好学，如果母亲能把她的"绝活"传给我，我不就可以在医学上走捷径了吗？

我把这想法跟母亲说了，我想她会抓住我想学中医这一机会，把她的毕生所学传给我。可母亲说，中医无"绝活"。她宁可把本事带进棺材，也不传给我。

母亲拿出一摞书，都是《伤寒论》一类的中医经典，差不多与我等身高，说让我先将这些书都背下来，然后才教我本事。

母亲太不讲究教学方法了，怎么也得循循善诱才是呀。她也不想想当时我正身处科学高速发展时期，科学把世界改变得日新月异，令我眼花缭乱，目不暇接，如何接受得了古老的阴阳五行呢？我想，阴阳五行是古人在没有探测手段时所做的无奈的比拟方法，朴素就是简单的尊称，现代科学一定能提供出比阴阳五行更好的理论。那时虽然还没有"发展就是硬道理"之说，但我坚信，随着科学的飞速发展，中医占据的地盘最终会完全让位给西医，如果我用背下一摞古书的时间和精力去学习科学的话，将会有更大收获。再说，我绝无在不研究透科学之前去搞阴阳五行之理，我应该全力推进科学发展。

这摞书我也背了几本，药性、汤头和辨证，我认为这就足够了。母亲却说我仅仅知道这些比什么都不知道更糟糕。母亲说，学中医必须打下坚实的基础，那

就是背经典，而一知半解就会成为害人的庸医。

我之所以没学中医可能与我过于理性有关，因为我看不到从医途径。

"文革"前，有个年轻人病得要死，是母亲救活了他，他觉得中医很神奇，就跟着我母亲学中医。他是真听话，把那一摞书全背下来了。他聪明、能干、要强，可终其一生也没有找到从医之路。他后来做到一个大型国营厂的厂长。晚上回家，家中就坐满等他诊病的人。可他不是医生，没有处方权，我曾听他倾诉这一痛苦。我可不想做有医生的本事，却没有医生权利的人，不想与那个厂长同一个下场。

我曾有一个能够成为医生的机会，我抓住了，可母亲迫使我放弃了。

在我们城东边一个不为人知的荒凉湿地。有一年冬天，湖心岛上的一个老太太得了急病，方圆百里没有一个医生，只得骑马到几十里外的军马场向兽医求救。年轻的兽医赶去，用给马治病的药和注射器给老太太救了急。事后，这个年轻人到母亲这儿来讨教，母亲给他拿药治好了老太太的病，又给村里好多人治好了病。

我17岁中学毕业时，这个村就要求我下乡到他们村里去做赤脚医生。我考虑了一番，答应了。可母亲坚决不同意。虽然母亲是医生，可她自己的身体极弱，离开我的照顾她也真是难以活下去。

在那个年代，作为个人，没有现今的生活之忧，不用考虑谋饭碗的问题。当时只是听毛主席的话，想做个有用的人，像对待其他技能一样，我掌握了一些医学技能，除了针灸之外，西医的测血压、注射、听诊、急救什么的，也学了一些。母亲不善言谈，她不能说服我学中医，又坚决反对我从技能层面上接受中医。当时我不理解她反对的真正含义是什么，中医难道不是技能么？既然我可以从技能层面学西医，为什么不能这么学中医？从我当时所形成的学习观点来看，中医是不可学的。这样一来，与其背一摞旧书，还不如读一摞新书，背旧书不一定有学问，读新书却会有知识。于是，理所当然地，我走向了科学。

面对强大的科学攻势，母亲便是想拉自己的女儿学中医也是不可能，由此可以看出，学习不能是强迫的，人首先要受社会环境影响，母亲如果17岁时处于我那个时代，她也不会投到中医门下，也会去学西医，所以说真正的学习是出于自然。

母亲自己接受中医的过程十分自然。母亲体质极弱，属于先天不足、后天亏损那类的，十几岁时，连一条横道都跨不过去，走几步就要昏倒，还曾一度失明。家有后娘，无立足之地。可能是出于求生的本能，她摸到当地一位著名的老中医处，跪倒在地，磕了三个响头，誓死学医，就此拜师。是中医救了她的命，也赋予她生存的本领。我想，正是基于此，她的中医立场才一直坚定，她的行医方式才没有偏离中医的传统。母亲的师傅能在那个年代破格收下一个女弟子，是不是也看到了这一良好的学习动机呢？

母亲是 1924 年生人，17 岁学中医，24 岁开始走乡串户独立行医。新中国成立后，国家集中年轻的中医上西医院校，统一接受系统的西医培训，因此，要真是讲学历的话，母亲是出自西医院校。在培训过程中，大批中医改学了西医，走出校门后当了西医。母亲也会西医的诊治方法，她也用听诊器。我女儿小时候发烧，我想知道她是不是得了肺炎就贴着她的胸和背听"干啰音""湿啰音"，就是母亲教我的。在母亲的书架上，有成套的西医解剖、生理、病理的书籍。我是从母亲的藏书中了解巴甫洛夫学说的。母亲有许多转做西医的机会，但她总是微笑地搞她的中医，不为大势所趋。

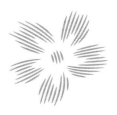

从母亲的行医方式上，我不仅看到了她师傅的影子，还隐约看到了那条千百年来中医人走过的道路

　　母亲学医时，每天早晨三点钟起床，做师傅全家十一口人的饭，烧火时还背着书，她把师傅指定的书全背下来了。那时她接触不到科学技术，也没有别的哲学思想分心。一对一的师承教育为她打下了坚实的中医基础。这样的学医条件是后来的我和我女儿所不具备的。

　　母亲背了古医书，得了师傅的言传身教，形成了坚定的中医信念，此后她的一生就是她师傅精神财富的传承者。虽然我不认识她的师傅，不善言谈的母亲也不会过多地向我描述她的师傅，可从母亲的行医方式上，我不仅看到了她师傅的影子，还隐约看到了那条千百年来中医人走过的道路。

　　母亲受师傅的影响是不自觉的，内在的。我曾觉得母亲不太了解她的师傅，因为我提出的关于她师傅的许多个为什么，她都回答不出。她的师傅不贪财，凭他的医术，想要发财不是难事。他全家十一口人，生活俭朴，粗茶淡饭。他的大儿子也跟他学医。他死时，把他的医书、药柜等物均分成两份，给他大儿子一份，给我母亲一份。母亲把她师傅这些东西一直保存着，我小时候就是用她师傅留下来的药碾子压药。我觉得母亲的师傅很了不起，在旧社会，能收女孩儿做徒弟，还与儿子一视同仁，让我十分佩服。

　　母亲受她师傅这一影响很深，她说，医生因给人看病而发了财就是缺德了。所以，母亲挣了钱就用于备药，然后再舍药给穷人，这正是她师傅的做法。

　　每当有流行病或瘟疫发生，母亲的师傅就当街舍药，分文不取。母亲说，有一年闹霍乱，师傅当街支口大锅，里面煮着药，排出几张木床，看到有人打晃过

来，就扶倒在床上刮痧，然后往这人身上浇瓢热药汤，再给喝一碗热药，这就救活一个。全家上阵，累得要死。

乘人之危，发国难财，对母亲的师傅这样一个医生来讲是不可想象的。我想，她师傅也是从自己师傅处学来的吧，这也应该是中医的一个传统吧？从母亲的叙述中，我没看到当瘟疫暴发时旧政府有什么作为，都是那些植根在民间的中医自发地行动起来，去履行一个医生救死扶伤的天职。

我上中学时，学生们被分成三个班，分别学医学、农机和种植养殖。我被分到了医班。学一段时间后就跟医疗队下乡。母亲就给我带药下乡，要我舍药。母亲年轻时是游走乡间的郎中，她熟悉农村常见病类型，所以给我带的药都是有针对性的，并仔细告诉我如何舍药。可我那时才十几岁，做什么事都不太用心，母亲的话听一半忘一半，到了农村要用时才发觉好像什么都不清楚。

我看到一些批评那时医疗政策的言论说，农村的"赤脚医生"什么也不懂，根本治不了病，纯粹是糊弄人。这话要是从我当年的情况来看的确是不错的。我真的是什么也不懂，背个药箱子满村乱跑，玩心比工作心大，做不到全心全意为人民服务。可我也跑遍了所有有病的人家，能向医生汇报谁家有什么症状的病人，还能提出我的意见供医生参考，也能跑到病人家传达医生的医嘱，同时宣传卫生常识等。我懂得不多是真的，我治不了病也是真的，但如果说我没用我可不服。我是医生的调查员、通讯员、宣传员……医生下医嘱，是我走到各家去给病人服药、打针、做理疗，我觉得我是真正的卫生员，怎么能说我没用，是糊弄人呢？我们现在"大医生"不少，可在医生和病人之间充当我当年角色的人不多，护士只是单纯执行医嘱，怎能像我那样搜集情报，放大医生的作用，让人们看到我就感到与"大医生"取得联系了呢？一个十几岁的孩子就站在了医疗卫生工作的前沿，直接接受生活教育，如果我最终能当上"赤脚医生"，我还总能不会看病治病么？所以，我一直不认为毛主席在这件事上做错了。

"赤脚医生"的培养方式在我看来就是一次中西医结合。在这个问题上我不以成败论英雄。西医那种学校式的广泛"复制"人才是"赤脚医生"产生之始，随后将他们播撒到农村大地上，让他们寻找生机又是中医式的生存方式。这有点像在室内大盆里让种子齐刷刷地发了芽，再抛到大地上一样，如果土壤条件好，当然可以早熟，如果条件不好，反倒白瞎了这种子。而中医有点像野生种子，不轻易发芽，一旦发芽就有生命力。

由于接受过西医培训，所以，母亲干起西医来，也挺像那么回事，脖子上挂着听诊器，也会用西药，也会注射，也会看片子……但她骨子里却是师傅铸就的中医。

20 世纪 50 年代，在一般工人月工资只挣三十几元钱，八级工匠才挣六十几元时，母亲是大医院里拿九十几元月工资的医生。母亲性格温顺，待人亲切，同事关系和医患关系都很好，医术又高，着实说在医院工作应该是得心应手，游刃有余。

可是，医院不适合母亲，或者说，西医院的模式不适合中医。母亲的工作方式是她师傅那种作坊式的。像我前面说的，她是根据气候的运行，在流行病暴发前备好药。可医院不可能允许她这么做，她用药又活又广，但医院进药有限。母亲的许多常用药是毒药、禁药，正常配给医院，医院都不敢要。母亲又总是抑制不住自己制药的冲动，这些在医院都是不可能实现的。医院的分科更是限制了她，因为她是综合性治疗。总之，因为她有过独立行医的体验，在医院里工作就感到捆住了手脚。于是，母亲毅然放弃了在大医院的工作，辞职回家，又干起了家庭作坊式的诊所。

从我母亲那一代开始，想要坚持中医就得顶住社会主流的排斥，顶住家人的不理解，甘于清贫和寂寞，没有强大的精神力量怎能做到？

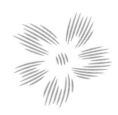

母亲给一个女人诊过脉后并不开药，只聊天

在母亲的作坊里，我在她的指挥下制药，制汤剂、散剂、丸药、膏药、药酒……

那时，我不喜欢自己一身的药味，时常为自己一身药味而难过。没想到，几十年后的今天，到中医院或路过中药店我都要做深呼吸，就像现代人到氧吧吸氧一样，中药味能打开我全身的细胞，可能就是那时候被"毒"化了，至今留有"毒瘾"。

即使是小时候，我也能看出母亲不适合在医院行医。当有中年妇女领着病恹恹的女儿来看病，诊过脉后，母亲就把中年妇女拉到一边说："你这当妈的糊涂，该给姑娘找婆家了，不要等出了事……"

着实说，母亲的性格不适合做媒婆，但母亲却为此没少给人撮合婚姻。后来我继承了母亲这一传统，12岁时就给人做媒。一男一女分坐在我两边，拿逗我说着话。说着说着，两个人一起走了，把我扔下了。婚礼上，他们总说是自由恋爱，把我这个媒人给忘了。而后来，我把人家把我忘了视为做媒的最高境界。我父亲极力反对我和母亲"管闲事"，他说，做人有两大原则，一不保媒、二不荐医，保媒和荐医这两样都是落埋怨的事。但我知道，好多好姑娘在青春期把控不好会一失足成千古恨，这与道德品质无关，适当地帮她们一把，有益她们一生。我看《西厢记》，看张艺谋的《我的父亲母亲》，看到的就不是爱情，而是发情，因为与我在母亲诊所里看到的情况是一模一样的。

有一位叫小珍的姑娘，反应强烈得让母亲和帮助母亲的我没少费心。她妈妈除了暴打她一顿外，没有别的办法。她甚至不能好好地处对象了。曾有一个很不

错的小伙子与她相处，她不敢让自己妈知道，就把男朋友领到我家。母亲为了促成他们的婚姻，留这小伙子吃饭。我陪这个小伙子下棋。小珍不去帮我母亲做饭，老是过来往这小伙子身上贴。当时我才十二三岁，把我恨了个牙根疼。从我家吃完饭出去，两人到城外散步，她往玉米地里拉这小伙子，把人家吓跑了，再也不肯见她。越是遭到拒绝她越疯狂，除了母亲极力安抚她，人们全嘲笑她。最后只有一个病歪歪的、做过大手术、无爹无娘、身无分文的小伙子没跑，被她拉上了床——这个床在她上班的纺织厂女工宿舍。女工们故意等到时候，领着保安，砸开房门，把他们堵在屋里———她只好与这个男人结婚。婚后生活很艰难，再后来听说她削发为尼，出家了。

也有一些中年妇女，轻佻，放荡，看到男人眼睛就发绿。有一个妇女来看病，说她夜夜梦与鬼交。母亲这边正给她开方呢，她看到我父亲在里屋躺着看书，就蹭过去要躺在我父亲身边。我大怒，可母亲只是琢磨方子，并不理睬她在干什么。

这些情况使我小时候不认可我母亲的诊所是医院，也觉得她做的许多事情不属于医学范围。便是在今天，这类情况在医院也很少见。

中医没有心理学这一科，但母亲在她行医生涯中，一直没有把这心理的、精神的疾病从她的医疗范围内剔除出去。她没学过心理学，也不懂哲学，她仅靠她所学的中医理论去处理问题。母亲对精神类疾病的态度和看法与西医有很大不同。我一直关注西医对精神疾病的研究。母亲去世 30 年了，这期间心理学发展是极为迅速的，可我发现，其科研成果并没有超越母亲所在的中医认识范畴。我在母亲诊所见到的好多现象西医并没有谈及，其解释并不比母亲解释的合理。

母亲治不孕症很出名，许多人来找她治。有一次，她给一个女人诊过脉后并不开药，只聊天。我那时对母亲看病不感兴趣，坐在一边看我的《十万个为什么》。那年代一般医院还没有心理医生一说，更没见过心理疗法。病人是位中学老师，很高雅的。谈着谈着，突然那老师大惊小怪地一喊吓我一跳，她拍手叫道："天，我明白了。这么说，那些有作风问题的女人是因为有生理方面的要求？"那时还没有"性冷淡"这一说法。母亲诊脉摸出来了，正在启发、诱导她，她这是刚开了窍。

我在工厂当学徒工时，有一位女同事患有不孕症，丈夫嫌她不生育，要与她离婚，她不肯，被丈夫打折了三根肋骨，她悲痛欲绝，哭天喊地。我们女工团结一致地同她丈夫作斗争。回家时我很气愤地向母亲叙述这件事。母亲却平静地说，这么打就好，年底就能生儿子了。我听了，觉得母亲这话真是毫无道理，两口子往死里打架还能打出儿子来？太荒唐了。

果然，年底同事就生了个大胖小子，两口子抱着乐得合不拢嘴，我也惊奇得合不拢嘴。可此时我却无法问母亲这是怎么回事了，因为母亲已经去世了。

经过几十年的琢磨，我也琢磨出其中的道理。我一个朋友患有不孕症，一辈子没生孩子。她与丈夫头半生相敬如宾，没红过脸。可到了更年期她却一反常态，对丈夫大打出手。她对我说："我忍了一辈子，憋了一辈子，再装下去我就要疯了。"我遗憾地说："你早打啊，早打把心中的垒块抚平还能生儿子，你打晚了。"所以，我也像我母亲一样，人家两口子打架我不轻易劝架。我曾做过妇联的权益部长，专管维护妇女权益。经常有妇女被打而来求助的，我总是详细了解情况，不轻易下判断，慎用法律武器。老百姓常说的"清官难断家务事"，就是把清官的理性挡在了家门外。因为这里有很微妙的心理因素，有不为我们所知的东西需要我们认真加以研究。

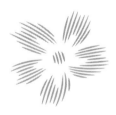

母亲对自己没有十二分把握的病轻易不给治，
不把病耽误在自己手里

也有母亲治不了的病。一个姑娘圆脸、高大、漂亮，看上去很健康的。母亲号完脉，将姑娘的妈拉到一边说，我治不了这病。现在我知道，这是白血病，那时没有化疗和放疗，更没有干细胞移植，无论中医还是西医都没有把握。

母亲对自己没有十二分把握的病轻易不给治，不把病耽误在自己手里。但对于治了一圈治不好，病人苦苦哀求"死马当活马医"时，她并不是拿不出办法。她有个柜子专门装一些特殊药，其中毒药居多。她用这些药就是"以毒攻毒"，往往内服、外敷，还有许多禁忌。我记得药里放红汞时，她就告诉病人绝对不能吃小米饭，到现在我也不知道为什么。

自从西医东进后，中国就与别国不同，有了治病上的中西医选择，又有了医疗事故一说。由于追究医疗责任的标准是西医的，中医的理论与西医是"秀才遇见兵"，有理说不清。为了自保，中医通常会先让西医下"死马"鉴定，然后再"死马当活马"治。如今人们在攻击中医时说中医不能治急症、重症，因此不是主流医学。这种观点我不认同，这是拿结果当原因说。如果中医院每天都像西医院死那么多人，死亡证明怎么写？医疗官司怎么打？西医居医界领导地位，我的工作经验是遇事先用领导说的办法，等领导的办法不好使而他再拿不出办法时，我再悄悄地用我的办法。如果你批评我为什么不在领导拿出办法之前用我的办法，结论是我无能，我会认为你是从外星球来的。

既然西医一统了诊断权，于是母亲常劝病人先去找西医治，其实就是要西医的诊断。如果病人不肯去找西医，或找了西医没治好又回来了，母亲才肯下猛药，用中医的方法治疗。中医在治病上力求四平八稳的做法，以前我以为是我母亲的个人做法，后来才明白这是中医人的共同做法，这不是中医的无能，而是中医的无奈。如今，同是西医院，如果遇到治疗风险大的病人西医也推诿，好多病人就是在不停转院的过程中耽误了抢救时机。

正因为这样，在中国大地上经常会发生一些让人匪夷所思的治病故事。我有一个朋友，他女儿在5岁时得了肾病，在当地医院治、到省院治，最后到北京长年住院治。这些治疗只是为了延缓孩子的病，为的是能坚持到12岁可以换肾，除此之外没有别的办法。为了给孩子治病，他倾家荡产、负债累累。为了让他散散心，能找到他时，我们就请他出来吃点饭，喝点酒。他总是一杯酒下肚就伏在桌上哭。众人给他捐钱，给他揽活，想法增加他的收入。大家认为他会让这个病孩子拖垮的，应该另做打算，就推举我去跟他谈。我小心翼翼地跟他说，这个孩子也算是治到家了，再生个孩子吧……没容我把话说完他就急了，表示绝不放弃这个孩子另做打算。我只有叹气，无可奈何，等待最后悲惨结局的到来。可就在这时，事情发生了一个戏剧性的转变。我们当地的一个老头，祖传一个方，只治肾病中的一种类型，我这个朋友在"有病乱投医"的心理支配下就给孩子用上这药了。结果这么大的一个病，就像治个感冒似的就好了，好得让人难以置信，什么后遗症都没留。后来我看到这个孩子不仅健康，而且顽皮。我问这孩子怎么比别的孩子活跃？她父亲说，这孩子小时候整个接受的是医疗教育，也算是特殊教育了。

西医现在虽然是"大医生"，但其医术也不是从天上掉下来的，难道大地上生长出的只有西医是苗，中医就是应铲除的草？官僚主义便是在学术界也会自发地生长出来。

出差住店经常能遇到外出求医的人，高度的紧张、巨大的精神压力，往往使他们无心顾及别人。有一天半夜，我爬起来，拉开灯，对同室另一个女人说："你起来吧，反正你成心不让我睡，我就不睡了。你说，你这么大声唉声叹气是怎么了？"她说她第二天就入院开刀，心里十分害怕。我忘了她是什么病了，反正她说完她的病，我说你这病也用不着开刀啊。然后我给她出了个什么招，第二天分手各奔东西，也就忘了这事。

几个月后她给我来封信，说按我说的办法把病治好了，高兴得不得了，特地告诉我一声，说我是她的贵人，把我赞得神乎其神。我却怎么也想不起来是怎么回事了。

我在街上遇到一个几个月未见的朋友，问他这几个月做什么去了？他说治病去了，得了白血病。我惊讶地看着他，怎么也看不出他是白血病病人。他说他住进了天津血液研究所，医生说他至少也得做4个疗程的化疗才能使病情稳定。在第一个疗程中，他不停地收集信息，并进行全面分析。第一个疗程一结束，他就不告而别，从医院逃跑了，独自跑到从研究所听来的一个中医处吃上了中药，把病治好了。他得意地说，他没花多少钱就把病治好了。看他治白血病竟像治个普通病，不由得想，如果他是个西方人又往哪里逃呢？中国的事真是有意思。

我认识一位老医生能治癌症，前年去世了。我曾亲眼看他把我朋友父亲的肺癌治好了。他的治法是前胸后背敷药带喝药。朋友的父亲开始不信，不肯用药，朋友跪在地上举着药不起来……病治好后，医院说一定是诊断错误，不可能是治好的。朋友的父亲气坏了，要和医院打官司。他说，照这么说，我对单位说我得癌了不成了欺骗组织了吗？

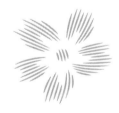

我母亲可真够听话的，就这么让师傅
安安静静地饿死了

我的一个朋友，他是少有的好人，总是尽心竭力地帮助别人却不求一分回报。他不抽烟，不喝酒，连茶都不喝，所以想给他送点礼都没东西可送。一天，别人告诉我他从北京做了口腔手术回来了，正在闹绝食，让我去劝劝。我很痛心，让这样的人死了的确太可惜，可怎么劝呢？这不是劝的事，怎么也得借助点什么。

我从一个农村老太太那弄来一瓶用野兽油脂配制的药膏，拿到病人床前，告诉他抹上这药可缓解疼痛，并劝他努力吃点东西……见我一副誓不罢休的样子，他伸手要来纸笔，写了三页稿纸，这是他的绝笔，此后他再没写一个字。他写得很明白，他得的是口腔癌，家人签字做了手术，将整个上腭切除了，他说不了话，不能吞咽，疼痛不堪，这样的生命还如何存活？有什么意义？他写道："请让我安安静静地死去。"他绝食9天而死。

这之后，对危重病人，如果是我的好友，我往往不是救，而是帮助他们速死。我知道我这么做是不给自己留后路了，我没有理由让朋友们速死，而轮到自己那天却贪生怕死。我想，我这样做就是等到我那天，朋友和女儿会如法炮制，替我了断。

看到巴金的艰难死亡，我的心情有说不出的复杂。巴金是多么敏感、细腻的一个人，他从前经受的所有苦难和凌辱都抵不上后来不允许他死亡带给他的羞辱来的大。巴金年轻时推崇西医，曾立誓说把自己的生命交给西医去处置。西医把他的气管切开，吃东西是从鼻孔直接插到胃里去，不能动，不能说话……

由此，我想到了母亲师傅的死。

母亲说，她师傅在过了 60 岁生日后，收拾干净一张床，交给我母亲一个蝇甩子说："别让苍蝇落我身上。"然后躺下，绝食 7 天而死。

我追问母亲：师傅为什么要死？是生病了吗？是厌世了吗？是信仰什么教吗？母亲说都不是，师傅只说，人活 60 就可以了。可我觉得这话站不住脚。对中医来说，60 岁正当年，正是经验丰富，大有作为之时，怎么可以死呢？我一直认为母亲太女人，给你蝇甩子让你赶苍蝇，你就赶啊？师傅说要死，你就让他死啊？便是大家都认可了，你也不能认可啊！你得劝啊，哭喊啊，给他灌米汤啊！母亲说，那不行，师傅要安静。我母亲可真够听话的，就这么让师傅安安静静地饿死了。

多年后，当我看到母亲对待死亡的安详态度，才意识到母亲在为师傅驱赶虫蝇的那 7 天里已经接受师傅对死亡的态度了。中医给了母亲一个顺应自然的生活态度，一个淡泊的心境。她的师傅一生不求财、不求利、不求名，便是对生命也是适可而止，早早撒手。这一人生态度对她产生了深远影响，母亲和她师傅的做法一脉相承。如果母亲执著于生命、执著于青春、执著于名利，她怎能做到在医治病人时因势利导、顺其自然、舒理气血、平和阴阳？

看到现代人对生命不顾尊严地执著，看到西医为了配合人们的这一执著而采取的一系列超出一般人心理承受能力的抢救措施，我隐约地感觉到母亲师傅的死似乎有点道理。

巴金提出过安乐死，但没人理睬他。当巴金再一次被抢救过来后，他万分无奈地说了他人生最后一句话："我愿为大家而活着。"这是何等的悲愤？我们活着的人能承受得起巴金为了我们而这般活着吗？

在巴金不能说、不能写、头脑又很清醒的这 6 年里，不知他躺在床上是否想到了他年轻时的话？他对这一处置是否满意呢？

冰心晚年为自己制了一个印章，上书一个"贼"字。她解释说，孔子说老而不死是为贼。我想，现代人能理解冰心的用意吗？会不会认为她是在作秀？

我感到孔子之所以这么说也是有他深刻的人生体会的。过去的人对死亡不像我们现在人对立情绪这么强，这样拒不接受。小时候看一些刚刚60岁搭边的人就开始纳个鞋底，备块布料，稳稳当当地为自己备寿衣了。记得母亲给我一块很漂亮的绒布让我送给我奶奶的姐姐做"装老"鞋面。老太太得到我送的鞋面的确是非常高兴。可如今我敢给谁送寿衣么？现在人给长辈备寿衣是躲着、藏着的。我一个朋友的公公病了，不肯吃饭，朋友让我把放在我这儿的寿衣给她送过去。一看到寿衣，她公公吓得立马就吃饭了。

过去的老人时常晾晒寿衣，过年时还要拿出来穿一穿，这是多好的死亡练习啊！我家邻居有个老太太，她在大衣柜旁边睡觉，夜里觉病，自己把寿衣穿好，早晨家人起床，看到老太太穿戴整齐，已死多时了。

我爷爷是在给人写完一幅字后，坐在桌旁，手扶着头，闭目休息时死的。我奶第一遍喊我爷吃饭时，我爷还问是什么饭菜；第二遍喊时我爷没应，我母亲过去搭脉，对我父亲说，咱爹没脉了！我奶过来告诉我母亲把孩子抱到邻居家去，让我父亲出去通知亲属。等大家来时，我奶已将我爷擦洗干净，寿衣穿戴整齐了。

从前80岁的人死了是喜丧，孝上要带红，可以演奏欢乐的曲子，大家会有幸福感和人生满足感。可如今，一位80多岁的老太太发病，拉着我狂呼："救救我啊！"这真是给我出难题，都没有阳寿了，让我如何救你？人可以不活在岁数中？

我一个朋友不知怎样才能使将死的母亲高兴，便买来高档寿衣展示给母亲看，她母亲却没有如她奶奶当年那样看到好寿衣就微笑着死去，而是厌恶地扭过了头。

因这一态度，人生最终竟是一场悲剧。

人类面对死亡已几百万年了，好像从来没有像现在这样恐惧、拒绝。是西医给予人可以不断延长寿命的感觉所致？还是科学给予人可以不断战胜病魔的信心使然？还是医生冷静到近于冷酷的态度给人造成的心理压力？

在人类对自己的认识能力已相当自负的今天，却认为死亡是不自然的，是强加给人类的，从内心里不承认死亡是人生的一部分，这难道是人类认识的进步？

和一个80多岁的老太太去医院，她不肯从太平房门前过，说是厌恶。我感到奇怪，难道死亡不属于她？80多岁的老人不肯死，厌恶死，悲号着去死，让我觉得不太对劲，也使我在临终人面前不知所措。如果我奶和我母亲不是安详地离开人世，而像被魔鬼抓走似的悲天怜地，我会在什么心情下继续生活？

有时我到医院去，心情很复杂，不怕死的人到医院看过都得怕死。死太痛苦了，开肠破肚的，电击心脏的，切开气管的用插呼吸机的，放、化疗的……

我对女儿说，我不行时你不要把我送到医院，不要干预我的死亡，我要自然死亡，我相信自然死亡没有在医院死亡那么痛苦。谁想当西医与死神斗争的武器谁去好了，我不当。

便是西医自己也不是不畏惧这种斗争的。我认识一位医院院长，年富力强，极具工作魄力和挑战精神，超强的工作压力使他肝癌变。

他的同学和朋友们都是全国各大医院的专家、骨干，他们共同研究决定：换肝。

这对我们一般人来说是不可想象的事，但他们做起来却极有效率，很快就万事俱备，他躺在了手术台上。我相信这是由一群中国素质最高的医生组成的手术团体，奇迹将在他们手上产生。

手术刀刚刚划向腹部，意外发生了，院长死了！死于意想不到的脑主干血管突然破裂。便是躺在手术台上竟也无法抢救！多大的思想压力，乃至压破脑主干血管？他可是相信科学的医院院长啊！

人得有多么强悍的神经才能经得住医院的治疗呢？

我的一位同事得了白血病，因做了干细胞移植而存活。和她一起进无菌舱做移植手术的共9个病人，以五个月走一个的速度先后离开人世7个，最后一个离去的不是死于白血病复发，而是跳楼，因为受不了复发的恐惧，精神崩溃了。

我陪同事去见她的主治医生，他坦言，我给你做完了干细胞移植对你就再也无事可做了，复发不是我能控制的。他十分自然地说，你去找中医吧，看看他们有什么办法。

说到移植，谈何容易？高昂的费用不说，我那白血病同事一动就骂我："我是让你坑了。你说成活率是48%，你看看，有几个活的？你看我这是怎么活的？"我说，你不能太讲生活质量了，你得想，好死不如赖活着。

小时候随奶奶去探望绝症亲属。病人往往干干净净地坐在床上，奶奶会对病人说："你刚强能干一辈子了，现在搬个枕头歇歇吧。"奶奶和病人谈死亡，谈后事的安排料理，谈人这一辈子……

我去取化验单，见一个女人捧着化验单哭泣，说是出现癌变。我把我的化验单递给她，上面写的是一样的。我们都知道自己会死的，可我们为此天天哭泣吗？我们似乎不能自然地接受死亡了，好像死亡是强盗，是来掠夺我们的。这使我们上医院去探望临终病人时如同与阶级敌人划清界限，我们已经不会得体地对待临终的亲友了。

虽然我们在生理上能够死亡，在思想意识上却把死亡屏蔽了。

这让我想起我奶奶当年的一句话："现在人是怎么回事，怎么好像都忘了死呢？"

在母亲的师傅绝食期间，全家十多口人，各自该做什么就做什么，我母亲安安静静地为师傅驱赶蝇虫，师傅平静地赴死。相对于巴金的长寿则辱，母亲师傅死的有尊严。

我的一个同事得了肺癌。他把诊断书挨个给我们看，让我们想象上面写的名是自己。轮到我接过诊断书时，我就想象这上面的名字是我，感觉如同接到流放通知……

我的另一个同事得肝癌死了。他平时是一个谨小慎微的人，可他对自己的病所表现出来的平静让我很敬佩。他说，他也畏惧死亡，当夜深人静时，当他独自面对死亡时，恐惧使他发抖、哭泣。但当太阳升起时，他知道这一天他是活的，他要把这一天当活人过，所以他上班，他还是把他的疼痛当平时的胃疼，他还像平时那样与我们开玩笑。他死时，我们全去火葬场送他。

西方接受科学，也接受上帝，这使他们避免了"死到临头便发狂"。但在中国，科学的唯物主义彻底到信上帝是傻瓜的同义词。人们除了自己的生命外，认为什么都是不真实的，于是，走向极端自私，走到了唯物的反面。人的设计似乎不太适合直面科学，在人和科学之间如果没有上帝参与，也需要一种文化呵护人类软着陆，就这么直接地把人类摔给死亡不行。

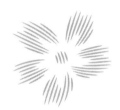

姑娘誓死要嫁他，把个爹妈气得要死，大家暴打了这男人一顿

母亲有心脏病。当最早的速效救心丸还是从国外进口的稀有药时，我母亲就有，是我舅舅从国外弄来的。为此，我怨恨过舅舅："你姐姐什么性格你不知道？你怎么会把药交给她而没告诉我？你应该把药交给我！"母亲不仅没用过一粒，而且没告诉我她有这药。我想，在生命这个问题上，她一定是受了她师傅的影响。

父亲的一个朋友得了心脏病，器质性病变很严重，母亲说"真心痛必死"。少年的我不甘心，配制了一个大药方"梅花点舌丹"，费尽我九牛二虎之力，动用了母亲的一些库存，每一味药都是我亲自加工、研磨，做成丹后拿给他。

可对我的"梅花点舌丹"他并不领情，还大发雷霆，说我是异想天开。他说："你就不想想？我连口粥都吃不下，你却让我用黄酒、葱白做引子药吃，这可能吗？"我想告诉他，这药里有麝香、熊胆、牛黄，最便宜的药也是蟾酥、珍珠。可我不敢说，我要是说了，他就得问我："麝香能治我这病吗？珍珠能治我这病吗？蟾酥这毒药你也给我下？"我怎么跟他解释？我理解这药能扩张血管、增强体能、以毒攻毒，总之，我把感情都投入其中了，总觉得赋予这付药一个灵魂，它会去执行我的指令……

他在我父亲那儿告了我一状，说我愚弄他。父亲也批评我不该愚弄他朋友。我哭着说，我要是不愚弄他应该怎么做？是呀，谁能认可一个少年配的药？他死后我把这付药拿了回来，母亲把它当成像安宫牛黄丸、再造丸那样使用，真是一付好药。

我也注意到母亲医治的几例心脏病人。一个 16 岁的少女，患先天性心脏病，

却被强迫下乡了。在乡下她一再晕死。经省级医院鉴定，心脏缺损，返城分配在废品收购站当会计。我从来不敢应她之约陪她洗澡，她昏死在浴池里是常事。大家都不知道哪一天她昏过去就不再醒来。

她在母亲这儿吃药。有一天母亲摸她的脉说，本已见好了怎么突然又加重了呢？她告诉我母亲说有个小伙子要和她相好，可她父母坚决不允许她恋爱，她为此苦恼。母亲听了，就备了四样礼到姑娘家说媒去了。姑娘父母惊慌失措，母亲的面子得给啊，就毫无异议地答应姑娘谈恋爱了。当时我虽小，却有一定主见，觉得母亲这事做的不妥。才16呀，那男孩也才17岁，在那个时代可不是一般的早恋。我还记得，女孩领男孩来见我母亲，母亲告诉他俩："你们千万要给阿姨长脸，不能出事……"两个孩子一个劲地点头。他们谈了10年恋爱，到了符合晚婚的年龄才结婚。婚后生了一个女孩，母女平安。现在想起这事我都后怕，母亲怎么能信得过两个孩子的承诺？万一有个婚前孕，做流产，女孩不就没命了？由于女孩快乐、幸福，那么严重的心脏病也没影响她的正常生活。

还有一个23岁的姑娘，也是先天性心脏病。她的病更严重，年纪轻轻的，每年就得有几个月卧床。结婚肯定是不行了，家里要养她一辈子。她也在母亲这吃药。可她偏偏就出了问题。大杂院里有个死了老婆的男人，领个8岁男孩过日子。谁也没想到他俩产生了感情，姑娘誓死要嫁他，把个爹妈气得要死，大家暴打了这男人一顿。

但不让姑娘嫁，姑娘马上就要死，家里人只好来找母亲商量。母亲主张为他们举行婚礼，让把那男人带来嘱咐几句话。母亲告诉他，绝不可以让姑娘怀孕，姑娘的心脏承受不了怀孕的负担……结婚后，这个男人每到星期天就出去打猎，打狐狸，为的是要狐狸心。这男人听说狐狸心治心脏病效力大，就每周弄回来一个狐狸心给妻子吃。吃了几十个狐狸心后，奇迹发生了，他妻子的心脏病症状基本消失，怀了孕，顺产生了一个健康的男孩。母亲惊奇地说，狐狸心的效果这么好啊？

便是西医在对心脏病人的医治过程中也屡屡出现奇迹。

一个有工作关系的朋友，有很严重的心脏病。还不到40岁，有一天就"死"

了。抬到医院心已经不跳了，什么生命体征都没有了。医生给他做电击，嚓、嚓、嚓，连做三下，人还是死的。医生说，超过三次就是好心脏也给击出心脏病来了，是不允许的。可医生对这个"死人"说："谁让咱俩是朋友呢？我得表示一下对朋友的特殊优待。"于是，嚓、嚓、嚓，又来了三下，这个"死人"就活了。

等我在街上再见到他时，他把衣服将起来给我看他的两胁，就跟烤肉似的，从上至下全焦糊了，惨不忍睹。他说，他没有一分钟好受的时候，这心脏自己就乱颤。但他还得感谢医生朋友。

又过了一年多，他的状态大为好转，和正常人差不多了。

这些病例给我的启示是，心脏的弹性是很大的，所说的心脏病有时就是心脏与躯体的不匹配，少年成长性心脏病就能说明这一点，我父亲和我女儿爷爷的心脏病也说明这一点，即使是器质性病变，也不是不可逆转的。现有的理论给心脏所下的定义还是为时过早，在医学上，实践常常走在理论前面。

母亲死于心脏病，可同样有心脏病的父亲却活了下来。父亲今年83岁了，行走如风，看上去比他40多岁时要强。可在我小时候，家里有好吃的尽可着父亲吃，他告诉我们不要跟他抢，我们吃的日子还在后头，而他却不可能活长了，因为医生告诉他，他的心脏病会一次比一次严重，犯几次就完了。所以，父亲活不长在我小时候是铁板钉钉的事，他对我说："要相信科学。"

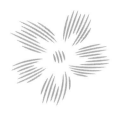

身体健壮的运动员也会突发心脏病猝死，
而有心脏病的老太太却可能长寿

去年，父亲又与我谈起他的心脏病。我告诉他，我的两个同事安装了心脏起搏器。40多岁正是年富力强时，可现在出门得需要我替他们拎包，照顾他们。我问父亲："如果你40来岁时给你安装上心脏起搏器，你还能活到80多岁吗？多亏那时没有心脏起搏器。"

其实，无论是父亲的那位朋友，还是我母亲都不是不可活，只要他们的性格不那么刚强，不要求身体必须达到完全健康的程度而保持一种半休眠状态就可以存活。可母亲不肯，她说，那么活又何必呢？可顺应心脏马力的父亲，随着年龄的增长，体能的下降，心脏和身体的供需关系达到平衡、匹配时，病症消失，反倒健康长寿了。

女儿的爷爷也是心脏病，怎么也治不好，他为此忧心忡忡，血压上升，最后脑出血，手术后成了植物人。这下他不会着急上火了，按时吃饭睡觉，生活规律，血压也不高了，心脏病也没了，10多年过去了，他的大脑CT片呈一片白色，脑死亡的他步入了长寿者行列。

所以，我对心电图上曲率改变并不过于看重。人体可以与病共生，可以带病存活。由于个体差异，人不可能有整齐划一的健康标准，如按五行把人的体质归类，那么将金性体质人的健康移到木性体质人身上就是病了。我们也不能把火性体质人的"热"弄得像水性体质人那么"凉"。心脏的强壮有力可说是健康的首要标志了，可身体健壮的运动员也会突发心脏病猝死，而有心脏病的老太太却可能长寿。

我所看到死亡的心脏病患者，大多不肯将生活节律调适得与心脏匹配，我母亲就是，她不肯打折扣地活着。母亲其实不是死于心脏病，她故意使自己得了病毒性痢疾，当我送她去医院抢救时，她还试图从推车上滚下来……

如果姜汤能够治感冒，我想就不一定要去挂吊瓶。但如果把挂吊瓶当炫耀则另当别论。富人到西医院看病我不是特别羡慕，因为我知道西医的发展也是靠在活人身上反复摸索和试验实现的，即便是西医，传统的治疗方式不仅是安全的，也是价格低廉的，我何不让富人花大钱去当实验品，而我选择保守疗法呢？我的两个熟人，一个穷，安不起心脏支架；一个富，安了三个支架。可富人安上支架的一周后就又被诊断为支架血栓；而那个穷人的心脏病却逐渐在缓解。这种介入治疗一旦用上，就别指望人体的自然恢复功能再帮上什么忙了。

看一个电视报道，急救中心的一帮年轻医生，很有热情，每来一个"死"人，他们都要救上一阵子，一个心脏停止跳动 4 个小时的人都让他们给救活了。

是一个猝死在车中的司机被送往急救中心，主任诊断是心肌梗死，得溶栓。但心脏已不跳了，没有血液循环，药也到不了要溶的地方。于是，人工心脏按压，几个年轻医生轮流踏在木凳上压心脏，压了一个小时，没活。这主任又说，肺也栓塞了，溶栓。还得压心脏，又压了一个小时，主任一看，还没活，就回办公室坐着去了。他的助手们不甘心，没停手。这时，偶尔就有一下自主心跳，小护士跑去告诉主任。主任说，白扯，救不活了。可手下这些人说，他能跳一下，咱们就得看看能不能跳第二下，又压了两小时，硬是把人弄活了。第二天一早，这个司机醒来，跟他妻子说要吃西瓜，还很小气地说，只买半个就行。医生们看着他笑，他还不知是怎么回事。

后来有专家评点说，这个抢救病例，在现有理论上是不成立的，年轻医生们的做法是大胆、超常的。有人就问这个急救中心主任，作为医生，如此抢救一个停止呼吸、没有心跳的人，是由于缺乏常识还是由于愚蠢？主任的回答很简单。他说，我们第一次用一个小时救活了心脏停跳半小时的人，第二次我们就用两个小时救人，第三次我们就用三个小时，只要有救活的事例出现，我们就没有理由不延长时间。只是我们以前救活的人，心脏停跳的时间没有这么长，不这么引人注目罢了。

刚上大学没几天，我就得罪了一位女同学。她高考分很高，因先天性心脏病，落到我们学校。我们不知情，她也不说。学校有农场，我们去秋收，她咬牙坚持，结果就犯病了。

附近没有医院和医生，看着她大口喘气，脸色发紫，大家一点办法也没有。这时我问她，她才说出她有心脏病。我让大家闪开，让她呼吸通畅，然后扳住她的肩，按经络循行路线给她做了一阵推拿按摩，她就缓过来了。

这之后，她就跟在我身后，一个劲地与我商量。她说，她从小就带着这病，犯起病来就得住院，从来没有好得这么快过，我给她按摩时，她感到从未有过的舒畅。她还看到在大学体检复查时，一个同学血压过高，我给按摩，迅速把血压降下来，通过了复查。于是她认定，我要是天天给她按摩，一定能治好她的病。

我说这是两回事，心脏的器质性病变不可能因按摩而改变，我这只是一时应急之法，不是治病之法。她不信，与她家里人说了，家里人给她邮来钱，她说给我钱。我怎么能骗她钱呢？不肯答应，她为此恨了我多年。

现在我理解了她求医心切，主观臆断的心理，也后悔自己的拒绝。我想，她的想法可能也有道理，心脏的弹性那么大，只要人活着就有将人的身体向好的方面调整的可能，如果真给她按摩一段时间，虽不能根治，说不定对她身体确实会有好处。我当时为什么要那么固执呢？可能是她眼神中的希望之光把我给吓住了。

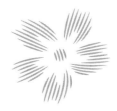

母亲一脸茫然，她反复自言自语："这糟粕不是糟粕？"

母亲毕竟置身于科学时代，不可能不受现代科学的影响。对中医，她按"吸取其精华，剔除其糟粕"的新中国中医方针，把她师傅传给她的东西按她能理解的和不能理解的分为精华和糟粕两部分。

有一次，一个晚期癌症病人被她丈夫背到母亲这来了，母亲当然治不了，可这丈夫不肯接受妻子不治的现实，苦苦哀求母亲，到了不可理喻的程度。无奈，母亲给他开了一个古方，说是给病人吃老母猪肉。

这个男人从农村买来一头已丧失生育能力的老母猪，杀了给妻子吃肉。这女人十分想活，加之对母亲的迷信，就努力地吃。到了医生宣判的死期，她没死。一头猪吃完了，一个冬天过去了，女人的病竟好了！两口子来谢母亲时，母亲一脸茫然，她反复自言自语："这糟粕不是糟粕？"

一位火车炉前工，由于生活不规律，得了很严重的胃病。由于带病坚持工作，吃药的效果也不好。母亲笑说，有一个"糟粕"方子治这病，说是备七口大缸，将稻草烧灰，填满大缸，用水浸泡，浸出物会有白色物质沉淀缸底，收集这七口大缸，可得一碗。将这一碗白色沉淀物服下，可治此病。

听了这个方子，我和鲁迅对中医的看法再一次统一，觉得中医有疗效的方子也是从这些五花八门的方子中歪打正着地碰出来的。

有一次，这个炉前工在外地发病，疼得死去活来，遇到一个老太太将小苏打调和了一碗让他吃下，他吃惊于怎么可以服用这么大剂量的小苏打？但疼极了，老太太又一个劲地鼓动他，他就吃了，结果就不疼。又吃了两次，竟全好了，再没犯过。母亲听了，就念念不忘老要泡七缸稻草灰看看那白色物质是什么东西。

我家的一个邻居是火车司机，刚 40 出头就得了很严重的哮喘。那时的火车司机总要探头看前面的信号灯，巨大的冷风灌得他根本受不了，只能在家休息。母亲给他治，告诉他要养，他这辈子不能再开火车了。有一次聊天时，说到中医的"吃啥补啥"，说人的肺功能弱可以用动物肺补，而在动物中肺功能强的非狗莫属，因为狗不出汗，狂奔后看它剧烈喘息就可知它的肺工作量很大。这个火车司机听了就与打狗队联系，要狗肺子吃。几十个狗肺子吃过之后，他重返工作岗位，又开上了火车，在冷风中一再探头，也没犯病。这令母亲十分惊异。母亲的惊异加深了我的印象。多年后，女儿的叔叔得了哮喘，一犯病得抢救，衣袋里装着激素，喘不上来气就得喷雾。我向狗肉馆要狗肺子，一天一只给他送，他就白水煮了吃。他病好了，我从未与他探讨过狗肺子到底起多大作用。

我想，随着母亲年龄的增长，临床经验的丰富，她对"糟粕"的否定渐渐产生了动摇。我从母亲的学习过程中看到，人的学习也是分阶段的，不能从人的学习内容判断人的学习正确与否，决定学习效果的还有方式。年轻人学习时常轻易断言优劣、对错，造成学习上的留一半、扔一半现象，使学习走偏。上了年纪后，多观察少判断，结果从"愚昧"和"糟粕"中得到的启示往往要大于正统学术。由此可知，"愚昧"和"糟粕"不是没有价值，唯有上了年纪的人才能从中吸取营养，所以，对不理解的东西先行保全比彻底铲除要好。

有一个人找我母亲看病，他的病在西医做了全面检查，没查出问题。但他就是有气无力、无精打采的。母亲说他受了瘴气，不好治。我听了和病人一起感到奇怪，什么是瘴气，怎么是受了瘴气呢？母亲说，这个人去迁坟，开棺时他没躲开一下，让里面的瘴气散开后再捡遗骨，而是正冲着开棺的那股瘴气，他现在这种蔫蔫的、像摄了魂一般的症状，就是受了瘴气的原因。我和病人听了一起摇头，觉得这又是中医的一个谬论。

每当我埋头在旧书堆中时，母亲就把我拉到通风处、阳光下，说这些旧书有瘴气。这时，我就更认同父亲说中医是巫医的观点了。

最近看报道，说当初开启埃及法老墓穴的许多人受了病，曾被认为是遭到了法老诅咒。现经科学研究发现是墓穴中的一种特殊真菌对人的侵害。这使我不由得想到母亲的瘴气说。中医虽然不知瘴气中的真菌是什么，但知道瘴气能致病从而让人躲避，这是很重要的。

面对有人嘲笑中医是巫医，我现在不以为然。小时候我把母亲的许多认识或者当作人人皆知的常识，或者简单地归为中医的"糟粕"，有时直接斥为愚昧，所以根本没有在意。大半辈子活过来之后才发现，原来在中医之外并没有这种认识，母亲站在中医角度对精神的人和肉体的人的认识并不是落后的，有许多东西仍为当今科学解释不了。

我承认找巫医是一种无知的表现。我一个同事得癌症从北京做手术回来对我说，癌症病人有三分之一真是被吓死的。我惋惜地想，如果这三分之一的人要是对癌症无知该有多好，要是有办法能消除这三分之一人的恐惧该有多好，哪怕是用中医或巫医的手段也行。如果真知的作用是把人吓死，那么在性命和真知之间，我看还是保命为上，绝大多数的人并不是爱真理超过生命的。而有的人天生具有自我保护机制。我一个朋友一遇到紧急情况就昏死过去，把问题交给了我。另一个朋友对自己的重大错误失忆，不多不少、正正好好把错误那段全忘记。人的心理机制并不是让人无限制地承受严酷的真实，这虽有悖科学精神，却是大自然对人的慈悲。

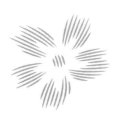

036

母亲给人治病常往里搭钱搭药

我跟医疗队下乡时，一天我背上药箱跟一个农民去他家给他妻子打针。一看，他妻子生孩子才七天，小娃娃光着身子，蹬着小腿，挺健康的。产妇躺在婴儿身边，微笑地看着我。我给她打针，随口问她得什么病了？她告诉我她得了胃癌。我大吃一惊，看着她的一脸平静，我怎么也不肯相信。于是就摸她胃部，我不仅在她胃部摸到了肿块，连腹部也满是一个挨一个的肿块。我呆呆地看着她，她不知癌症是什么病，还照样生孩子。

小时候没因母亲而感到骄傲，因为父亲站在科学角度经常批判母亲。如今批判中医的观点在我听来老掉牙就是因为早被我父亲用过了。

我曾经为母亲感到过羞愧。在那个时代几乎不被人所见的如"同性恋""虐恋"一类事所造成的"伤害"，当事人不敢上医院，就会向我母亲求助。看着帮助他们的母亲，我认为母亲真是是非不清、爱憎不明、黑白不辨，糊涂到家了。母亲的中医角色让她在中国得以履行牧师的职责。我曾见过她给怀孕五六个月的未婚姑娘用绷带缠肚子，为的是不显怀。在那个年代，名声等同于生命，姑娘名声毁了，人也就完了。母亲尽其所能地帮助她们。

母亲看上去还没有道德感。有一对不良少年，不仅早恋，还早孕，偷着把孩子生下来。他俩不仅遭到社会的唾弃，也被双方父母赶出家门，不认他们。他俩找了一个破棚子住下来，生活的艰辛是可以想象的。可婴儿总闹病，两人只有哭着来找我母亲。我母亲给孩子治病，分文不取，还给孩子弄些吃的、用的。母亲帮助他们，鼓励两人把日子过起来。

为此，我曾批判母亲的做法，因为周遭的人全唾骂这对少年。

记得有一年过年，这两人抱着孩子到我家来给我母亲拜年——母亲是唯一接待他们的人。这两口子用干活一年积攒下来的钱给男人做了一件"的卡"上衣。衣服崭新、锃亮、硬挺挺的，男人穿着，看着很滑稽可笑。女的围着男的前后地抻、拉，嘴里急急地说："于姨，你看，我们过好啦！你看，我们过好啦！"男的直直地站着，向母亲展示他们的好生活。我肯定是撇嘴了，虽然今天我想起这件事心里是酸的。母亲轻轻地抚着这件衣服说："多好啊，就这么过日子，这不就越过越好了吗？"

如今我想，母亲当真不知世上的道德尺度是什么吗？她尊崇于自然之人性，而非时代道德之人性。她从哪来的信念？又是什么支持她的信念呢？从众、跟随主流是容易做到的事情，而坚持自己的信念才恰恰是困难的，我怎么会认为母亲是个没有思想主见的糊涂人呢？

可是，被我认为没有是非感的母亲，有一次我却看到她拒绝给一个病人治病。

另一个街道的居委会主任，是个40多岁的妇女。她在公共厕所里发现一个包裹，里面的新生儿已冻死。她大喊大叫，挨家搜查，把一个躺在床上、一身血迹的姑娘拎出来，挂上牌子游街……

有一天，这个居委会主任到我母亲这儿求医。母亲说，你走吧，找别人给你看病吧，我给你看也看不好。这个居委会主任非问我母亲原因。母亲说：你不是女人吗？你没生过孩子吗？你怎忍心这样对待那个姑娘？她已经走到这一步了，一声不吭地自己处理这个问题，她有多难？你不帮她，还这样对她，你还是人吗？

母亲有个绰号叫"于大头"。"大头"，在我们的方言中是傻瓜的意思。这源于母亲给人治病常往里搭钱搭药。可我现在想，母亲为什么搭钱搭药？她这一做法是从她师傅那里承传下来的。我是母亲的药剂师，她赔不赔钱我知道。中医，在社会上可以充当杀富济贫的调剂角色。为什么中医对穷人和富人一视同仁，不把富人拒之门外？因为富人有点小病就看，平时注意养生，为什么中医有许多补养和调养方剂？那就是中医的贵族医疗。总有一些相对富裕的人要无病防病，小病大养，养生保健。母亲把治贵族病挣来的这部分钱用在穷人的救命上，这样就不会出现见死不救、拒医停药这种违反医德的事了。

我在有的城市看到一种公告，公告说，请不要向乞丐施舍，如果你同情乞丐，请你往如下号码打电话，救济站会来人提供救济。我想，这救济站提供食宿，基本上是来者不拒，但作为星级宾馆怎么养得起乞丐？乞丐要饭到宾馆是要被打出去的。西医院费用高昂，如何救济得起所有病人？

所以，母亲为穷人提供救济性治疗，为富人提供贵族式治疗。我没有看到母亲因为病人无钱看病而拒绝给予治疗的，母亲总是按需舍医舍药。要知道，母亲可是以个人之力在这么做，这绝不是母亲高尚。我母亲是个极单纯的人，她没那么高的思想境界，是中医的本质决定了她的本质，因为她的师傅就是这么做的。

给富人以充分治疗，给穷人以必要治疗，中医在历史上一直是这么做的。所以，中医在历史上没有遭过唾骂，中医被骂是在西医东进之后的事。

一个西医的人生信仰可能不影响他的行医，可一个中医的人生信仰却会直接影响他的医术。西医突出"术"，中医是术与道的结合。正因为母亲的医术与其人生观、世界观是一体的，她才是一个真正的中医人。

受母亲的影响。我上中学时，相比我的同学，我便有些超越时代道德。一个早恋的女同学，被大家群起而攻之，又遭到家长的打骂，病得奄奄一息。我不能见死不救，就把她架着送给母亲医治。

母亲所持的中医的道德，在我小时候被指责是错误的，而现在看是人道主义的，那么，中医的道德在现今失去价值了么？

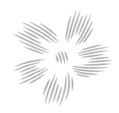

母亲治病用药如金

　　母亲治病用药如金，经常只给病人一包药，告诉在 3 个小时内不见效就宣告这药不对症，马上得想别的办法，不能耽误病。她给病人开药连吃三付的时候都少，从来不开大处方。

　　经常是病人服过一付药后欢天喜地来了说："见好了，好多了，再吃两付就彻底好了。"母亲这时就拒绝再开药。母亲说，我治病就治三分，扳过势头即可，如果你想病好，从现在起不用吃药，只需要调节情绪、定时起居、生活规律……

　　我给病人包药时，他们总说："多给点吧？你瞧你给的这点药，小匙跟掏耳勺似的，还不够洒落的哪。"要不就说："多给两包吧，中药慢，多吃点。"

　　有一天母亲看我研磨钙片，问我干什么？我说我要兑在药里增加药量，省得他们说给的药少。母亲说，中药有效与否不在于药量多少、服用时间长短，关键在于对症，对症了，四两拨千斤，立马见效，一点不慢。

　　即便是病人谁愿意多吃药？有些不好喂药的小孩子，母亲卷个小纸筒装点药，往小孩嘴里轻轻一吹，沾到口腔上，小孩吐都吐不出，就这么一点药，就能见效。

　　很多时候母亲甚至不用药，对患有胃炎、皮肤病、痛风等症的病人，母亲常常不急于给他们开药，而是了解他们的生活状态，因为这类病往往是精神上的压抑、紧张造成的。当人们用幸福的理由说服自己而身体却做出反抗时，理顺身心比吃药来得重要。

　　母亲说，什么药也抵不上人体自身的调节能力，药只是帮一下忙，但不能代替人的自身调节，也不要帮完不走跟着添乱，把正气扶起来了，一切自然就向好的方向发展。

按母亲的不吃药、少吃药的原则，目前人们用中药做保健品的做法她肯定是反对的。长期用中药平衡阴阳，废退了人体自身的平衡能力，构建一个虚假的平衡，一旦这一虚假平衡保持不住，呈现出来的就是"中毒"症状。

母亲用药如金绝不是出于"是药三分毒"的观念。我遇到过一位中药药剂师，她说"是药三分毒"，告诫人们不要随便乱服药。她不让人们乱服药是对的，人们现在把中药当成西药一样用是错误的，不辨证就乱吃药，所吃的药就是毒。对症了，便是毒药也不呈毒性。

当我手持公安局开的证明，买毒药回来加工，用毛巾把头部包起来，结果还出现中毒症状，可给危重病人大剂量服用，不仅不出现中毒症状，还起死回生。那么，所谓的毒性哪去了？对健康人是毒的，对病人就不是毒？这用西医的理论就解释不了，可用中医的理论就能。

药是平衡阴阳的，正所谓以药石之偏纠阴阳之偏。对一个阴阳平衡的健康体来说，用上药，打破了阴阳平衡，就出现了中毒症状。可对需要借助药力平衡已失衡的阴阳时，这药就能起到平和的药所起不到的作用，这时你要是就这个病体谈药的毒性就没有意义了。这一方面说明，中药绝不可乱服；一方面说明，中药只要对症就无毒。所以，不讲阴阳五行就无法使用中药，而西医想把中药毒性去掉的做法是不能为中医所用的。"是药三分毒"的说法往往就是中药药剂师也讲错。

中医常使用毒药。母亲先后拜过三位师傅，每行医一段时间，她就拜一位名医学习3年。她最后的师傅我小时见过，姓田，我叫他田姥爷。他的诊室里，病人总是满满的。他像一位将军一样，开药如调兵遣将。田姥爷用药"霸气"，巴豆、砒霜是他的常用药，血崩的人他敢给开"破"药，他敢让"十八反"到人肚子里反……田姥爷这一代中医治病是该怎么治就怎么治，敢放手、放胆，但到了我母亲这一代中医就谨慎得多。

母亲也用毒药，但所用毒药较之田姥爷就少得多，而较之别的医生则要多。她在大医院当医生时，卫生局批下来的"毒药"，药房不收，说医院不让医生开"毒药"。母亲到卫生局要了"毒药"自己用来配药。医院说母亲无组织、无纪律，让她写检查。对此母亲不理解，检查还是我父亲替她写的。

我估计现在中医院的医生已经没有使用"毒药"的了。毒药的购买也是国家控制的，要由公安局开证明，而现在开证明也没处买了。而毒药占母亲用药的好大一部分，我想象不出母亲如果没有这些毒药还能不能治那么多病，还能不能达到很好的疗效。

母亲看病的效果好，和她的药好有很大关系，她总是不停地收集和储藏中药。如果她在大医院，使用药房的药是否还有同样的疗效呢？

母亲给过我一块"鹿胎膏"，是猎人打野鹿获得的鹿胎，拿来让母亲熬制的。药制好了，猎人给我母亲留一部分作为酬劳。母亲在治诸如不孕症等妇女病时使用，效果很好。母亲告诉我这药不可多吃，每次只吃黄豆粒大小一块。我有时吃上这么一点，就能感受到药力很大。这一块"鹿胎膏"我吃了好多年。许多年后，当我也想给女儿备块"鹿胎膏"时才发现，我根本不可能弄到货真价实的"鹿胎膏"了，虽然我到养鹿场去买，可吃一大丸进肚也没啥感觉，方知道母亲的药有多么好。最近我在鹿场又弄到一块"鹿胎膏"，放置常温下几天竟腐烂了。这让我奇怪不已。鹿场人回答我说，"鹿胎膏"必须要放到冰箱中保存。

由此，我知道中医为什么衰落了。如果我母亲活到今天，她的疗效也不一定能有当年那么好，因为她没有应手的药可用。现在的医生不可能像我母亲当年那样亲自动手采集、在民间搜集一些中药。我小时常帮母亲把有的药放到酒里，有的药用玻璃纸包好用蜡封上……母亲给人看病之所以那么胸有成竹，那么自信，和她箱里备有这些药不无关系。

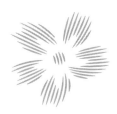

这次治病，母亲把压箱底的药都拿了出来，还用了一些"霸气"药，所以效果显著

见过母亲一次大手笔，因为这事与我有关才留心和记住了。

我中学毕业时，当时的形势是我必须得下乡。对时事政治一点不懂的母亲不想让我走，想要我留城，我笑母亲愚昧，痴心妄想。母亲却找到主管官员的干女儿，对她说："我知道你干妈常年卧病在床，告诉你干爹，我包两个月把他老婆的病治好，条件是给我女儿留城。"那个官员不信母亲能把他老婆的病治好，当即就答应了。母亲手到病除，两个月，让他老婆行走如常。官员大喜过望，不仅给我办了留城，还分配到国有工厂上班。这次治病，母亲把压箱底的药都拿了出来，还用了一些"霸气"药，所以效果显著。

小时候，在母亲身边的时候不多，加之对中医没什么兴趣，更讨厌整天一屋子人，闹哄哄的，我对母亲做的事并不关注。即便是这样，如果母亲出门几日，来的人找不到母亲，就有人拉着我不放。他们倒是不考我脉象，而是详细述说病情，让我给想想办法，任我怎么解释说不会也不行，都说："龙王爷的儿子还会三把水呢。"没办法，我就给摸摸脉，只是做个简单判断，辨个表里寒热，别给治反了。然后打开母亲的大药箱，里面的药都是母亲开的方，我去抓的药又由我加工制成，母亲给人看病时，又多是我当药剂师，给人包药，吩咐服用方法，所以大致还是知道每样药治什么病，何况我还背过几部医书，不是一点不懂。于是，就给人拿了药。母亲回来知道了，并没有过多责备我。如今想来，可能是我没犯大毛病。

母亲死后，病人还是源源不断地涌来，推不掉的，我就给拿药，吃不了药的

婴儿也都给扎了针。可能是母亲在天之灵阻止我的行医。有一天，我突然想，那仅有几斤重的婴儿，小身体红红白白的，如果迎着阳光举起来，真是半透明的，我那针灸针扎下去，那么深，扎到哪去了？这么从解剖上一想，想到我的针扎到肝，扎到肾，一下子就怕了。再来婴儿，把襁褓一打开，我心先怯了，手也抖了，说什么也不敢扎了。此后，我就逃避行医了。

母亲死后，我病倒了，人说是伤力，我不知该怎么治，胸腔内疼得像用刀捅的似的，无处逃避。我想，这么猛的病用温和的药肯定不行，可用猛药我这体质也不行。母亲曾告诉过我是桂枝汤体质，终生不适合用川乌、草乌这类药。这时我就想，为什么别人能用的药我却不能用呢？说不定就能出奇制胜治了我的病呢。于是，我给自己开了一个"小柴胡汤"，抓了药，就吃了。

结果糟了，我真的吃错药了，胸腔不疼了，变成实心铁板，想喘口气都难，五脏六腑全板成一块，吃不进东西，透不过气，危在旦夕。这下我只得以毒攻毒了，我又开了一个方子，把母亲告诉我终生不可用之药川乌、草乌都用上了，我觉得非用此类药不能破开。这付药下去，铁板被击碎了，恢复了大刀阔斧式的疼痛，我不敢再轻易用药了。

到省城上学，我到大医院，中西医全看了，全都没办法，用了些药，等于把我犯过的错误再重演一遍，我只得还自己治。我谨慎地每次只开三味药，用茶缸装着，沏上开水，当茶喝。这一喝就是大学四年，病好了一半，另一半就好挺一些了。

那时，有点后悔没好好学中医。

母亲死后，本以为中医与我就再无关系了，可身体与母亲同样先天不足、后天亏损的我，虽经体育锻炼，维持一个表面健康，但生的孩子内质还是弱。在女儿还不能吃中药时，我们是医院里的常客，女儿一年住六七次院是常事。让我恼怒的是，孩子的病总是越治越重。

一次，孩子病得要死了，心衰，打强心剂抢救，儿科主任说孩子能否活命很难说，西医的方法用尽了，孩子奄奄一息。

我急了，告诉医生给孩子输我的血。医生们嘲笑我说："你的血也不是药，不能治病，没有用！"我坚决要求输，医生只得按我的意思来。我想，我从小得过那么多病，几次从生死边缘上挣扎过来，我的血中，一定有抵抗这些小儿病的抗体，我急于帮助女儿抵抗疾病，我的血是有生命的，不可能不履行我的意愿……

孩子病得血管都找不到了，在脖子上的静脉扎了九针才送进去针头，孩子放在桌上，头垂在桌下，哼都不会哼了。

血输进去两个小时后，孩子睁开眼睛找饭吃。

这次的后怕，使我不敢再指望西医，我开始寻找和请教中医，制定了一系列的中医预防和治疗措施，同时训练女儿吃中药。我不敢自己给女儿开方，而是多找几个中医，分析、对比他们的方子，选出比较稳妥的，试验着给女儿吃，这使我又一次后悔没有学习中医。

在我给女儿安排防治方案时，我给在外地的舅舅写封信，他也是中医，但我受母亲影响信不过他，我只在信里问他一些常识性问题。不过舅舅回信中的一句话点醒了我。他说孩子这么频繁地患病，闹肺炎，是不是受热了？不要让孩子背部受热。我一下子悟到我让女儿热着了。北方寒冷，人们都愿意把孩子放置火炕上。我也不例外。但与我不同的是，农村给婴儿铺的是草褥子，而我给女儿铺的是棉褥子。我以为给孩子铺草褥子是落后做法。为了检验两者差异我马上弄来干草做了个褥子，同棉褥子一起放在火炕上做实验。结果是草褥子的散热性和保温性非棉褥子可比。我不由地感慨一些看似落后的事物可能更有科学道理。此后，女儿身下也铺着草褥子，身体也好起来了。只改变了这么一个小小的生活因素就获得了这么大的转变。

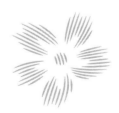

就是这么一个普通的健脾胃方子就能
起死回生，救人一命

很长一段时间我不理解母亲为什么不允许我在学医上走捷径。我曾认为，中医首先是经验的积累，后又借用阴阳五行做框架来安放经验材料，阴阳五行与中医药不是骨肉关系，而是中医没有找到更好的理论框架前寄居的贝壳。我想，如果我学会诊脉、把握病症，能相应用药，就应算是合格的医生，阴阳五行可以不用，也不用费太大的精力去读经。可母亲说我，要是如此行医就不是救人而是害人。

今天，如我当年所想的从病症找相应的药的医生多了起来，可中医的医术下降了，中医的疗效趋于一般，神奇不再，好多西医都能开中药，还美其名曰"中西医结合"。这些医生所走的不正是当初我要走而被母亲阻断的路吗？

现在，我在日常生活中常做的一件事是阻止人们乱服中药。亲朋好友，常有因身体不适到药店找中成药吃的。只看所治症状，不分表里寒热，乱服一气，不仅无益，反而有害。中药不是像西药那样，某一种药就是固定治某一种病的，有人把某一中药就当成治感冒药，得了感冒拿起来就吃，我就很反对。同样是感冒，春季和秋季的不一样，今年和去年的不一样，虽然感冒往往是表证，可用解表法，但解表还有辛温解表和辛凉解表之分呢，不同地域的人，用药也不一样，不辨证而用中药是中医大忌。

人们服用中药的方式正在受西医用药方式的影响。如今大量的中药销往国外，外国人在西医思想指导下用中药，实在不是发扬中医药，而是令其速亡。

当我向人们解释为什么他所服用的中成药对他有害无益时，我不自觉地、无可选择地、必然地要使用阴阳五行理论。

我关注哲学，关注科学，但目前还没找到一种能替代阴阳五行学说来叙述中医对人体认识的理论。

并不是时代发展了，人们对事物各方面认识就同步发展了，人类的认识道路不完全是积累式的，也是熊瞎子掰苞米式的。人类的狩猎能力肯定是退化殆尽了，有了枪的人类就不再需要对付猛兽的勇敢和力量了，于是，手拿一支枪的文弱书生可以尽情嘲笑和否定古代猎人的智慧、勇敢和强壮。可是枪再先进也是人的外在，而智慧、勇敢和强壮才是人的内在品质，用外在替代和否定内在岂不是本末倒置？

我先前期望西医的发展将会同所有医学的期望，目前还看不到希望，我甚至感到从西医的道路上一时还走不到中医。

我一位同事的母亲得了肾病综合征，老太太的儿子和儿媳是另一个城市的医生，把她接去治疗，结果越治越重，下了病危通知，备好了寿衣。

这时，我的同事突然对她哥嫂产生了信仰危机，给我打电话要求帮助。我请我们当地一位姓郝的年轻中医，用我们单位车，行车六七个小时，紧急赶往另一个城市。

我想，看到病人昏迷不醒，血压仅有 30 了，这个医生非回头就走，拒绝给看病不可。我给同事打电话，让她有个心理准备。

这位医生到达后，并没有吃惊，而是诊了脉，开了药。我的同事马上抓了药，煎好了，然后给我打电话说，病人已经几天不睁眼、水米不进了，怎么吃药啊？我让她用小匙顺着嘴角一点点往嘴里润，按物理的方式让药顺进去一点是一点，同事就这样把药喂进去一些。

到了晚上，同事给我打电话，说她母亲睁眼睛说饿。我想，完了，回光返照。同事问，给吃吗？已经好多天没吃东西了。我说，给吃吧。心想，最后一顿了，吃吧。

同事在给她妈妈喂了些流食之后，又给喂了些汤药。第二天早晨，同事打来电话，说她母亲又睁眼说饿了。我一阵惊喜，松口大气说，祝贺你，你妈得救了。

我很惊异这个年轻人的医术，什么叫妙手回春呀？这就是。我让同事把那张救命的药方拿回来我看看，我想看看他用了什么灵丹妙药。

药方很平常，不仅没有什么出奇制胜的药，甚至没有一味治肾病的药，只是一剂变通的强胃健脾方。就是这么一个普通的健脾胃的方子就能起死回生，救人一命？

我感到奇怪，找机会向这年轻人讨教。他说他是按五行生化制克来的。水旺，土虚，五行不通，阴阳失衡……要先固土，升阳，抑旺扶弱……由此我悟到母亲为什么不允许我像学西医那样去学中医，为什么说那样就不是中医，就是害人。一个救命的药方是那样普通、寻常，它的神奇体现在理论上、运用上、能力上。

正像围棋的黑白子，在不同的人手里，就有了不同的动、势能。一个棋子所占的位置，它与其他棋子形成的特定关系，能使一颗普通棋子很不普通。我们研究围棋不是研究黑白棋子的质地，而是要研究棋局。中医的精髓正像围棋一样，它不是像西医那样用不断发明新技术、新药来治病，而是如围棋手的升段，不断提升认识境界。没有一个深邃的文化在后面，只把其当成一种单薄的经验和几百种药，那么中医很快就会降至连西医也能开中药的水平了。

中医如围棋，不可抽象，不能客观，它的生命力就在于它以现实性取代客观性。把它从现实中，从上下左右的关系中，从一个局势中抽取出来、剥离出来，它就失去了确定的意义和价值。非要把中医客观化从而论述它，如同脱离棋局论围棋子，既无法论述也没有意义。不是所有事物都可以被绝对清晰地界定，不是所有事物都有可以用非此即彼的实证方法来判断或演绎。法律是一门概念必须清晰的学问，刚学法律的人会觉得一切都是清楚的，可学上20年之后，你会觉得一个最简单的概念都是不清楚的。在当今时代，让人们承认不能被客观化的理论是门学问的确是很困难的。

医生说就和天上掉下块陨石砸到你头上一样

研究 H_2O 是研究水性，但要造船航海的话就得研究海洋，虽然都是研究水，但从研究 H_2O 走不到造船，水势也不含在 H_2O 中。同理，中医对人的整体研究来把握的"气"也不可能通过局部研究来获得。

随着年龄的增长，阅历的增加，我对西医的推崇，也像对发达、科技、财富等概念的理解一样有所变化，甚至觉得，人固有一死，安安静静地死，比有钱人轰轰烈烈地让西医整治一番再死要好得多。

我的一位同事得了支气管扩张，省里的医院要给她做手术，把肺子割去一条。领导派我去探望，我就去劝阻，人家不听我的，听医生的。没办法，手术头一天我去给医生送红包，就我担心的问题与他们探讨。医生嘲笑我说："这有什么可担心的？这样的手术我们做了一车皮了。"我问失败的概率有多大？医生说就和天上掉下块陨石砸到你头上一样。我一听，这就没什么问题了。

手术是那种大掀盖的开胸手术。病人在里面开胸，主刀医生在办公室看报纸，等护士来告诉："打开了！"主刀医生才进手术室。不到 20 分钟，他端个装肺子的小盆出来了。

我看着医生端出的这片肺子对主刀医生说："这人肺子我是没见过，可猪肺子、狗肺子没少见，到了开胸、动刀割的程度了，这肺子怎么也得变色、变质才成吧？我怎么看这片肺子没啥大毛病呢？"医生气得不拿好眼睛看我。

又过了两个小时，人被推出来了，从前胸到后背足有五六十公分长的刀口，别说割去一小条肺子，就是什么也不割，只这么把皮肉割开，把肋骨锯断，把胸腔打开，再一层层地缝上，这对一个大小伙子来讲也是一个大伤元气的重创。

胸侧开了个洞，插根管子，下面接个瓶子，从胸腔中向外流着血，医生说这是为了把胸腔中的积血流尽。不到一小时，瓶子满了，我找医生问，这血是不是流的有点多？医生说就是要流干净。又不到一小时，瓶子又满了，医生说没事的。又一个小时，第三瓶又满了。我去找医生，我说，人有多少血可以这么流？医生说那是胸腔积液，不全是血。我挺来气，是不是血我还看不出来吗？再说就是胸腔积液也没这么个流法啊？我坚持要医生来看看，医生过来看，这时第四瓶也满了。一量血压是30，一看眼睛，瞳孔扩散……

医生和护士齐上手把我同事抬上车，推起来就跑，进手术室！紧急抢救！扔给我一个箱子，说手术室一滴血也没有，让我马上到血站弄血去！我撒腿就往外跑，听到医生又给我一项任务：准备后事！

我这个气啊，没把我给气死！这不是陨石砸头顶上了吗？可我连生气的时间都没有，我必须在最短的时间内弄到血！我打车跑了几十里路弄来一箱子血，当我把血送到手术室，我人累得要昏倒了。

由于创面渗血，为了止血，只好把整个一侧的肺子全割除了！又由于没做这方面的准备，什么填充也没有，所有目的都是为了不让人死在手术台上，一个人就这样给废了。

后来我曾阻止好几个得支气管扩张的人做手术，这些没做手术的人后来也都痊愈了。既然不手术也能好，何必要做这么大、这么危险的手术呢？

一次与同事出差住店，正和同事谈话，同房间的一位住客回来，倒在床上就哭，哭得我和同事无法说话。同事很生气，我说行了，反正我们也没法说话了，便对那女人说，你说说吧，你怎么了？她说她要死了，得癌了，刚从医院做了肠镜回来。我问，找到肿瘤了？她说没有，但医生说这种症状就是癌了，因为她的胃肠失去了功能，无论吃什么，就是喝口水，也很快排泄出去，怎么治也治不好，医生说治不了了。

我听了奇怪，找不到肿瘤也说得癌了？我给她做了简单的望、闻、问、切，断定她是阳气不足造成的虚脱。但一般说来，对女人应首先表现出崩漏或子宫脱垂一类症状才对。我问她有无这类症状，她说子宫脱垂已经好几年了。我气愤地说，这么明显的症状你怎么不跟医生讲呢？她说，医生也不问啊，再说，也讲了，医生说这是两回事，那是妇科病，得到妇科去治。我说这怎么是两回事？这是一回事啊，医院和医生分科，可你不能在你身上分科，这病因是一个！可是转念一想，对西医来说，这的确是两回事，一个是消化系统疾病，一个是生殖系统疾病。

我告诉她去找一个好中医看看，在没找到中医之前，可先吃点中成药，我给她开了中成药。

同事在一旁问我，你能解释一下你所说的阳气是什么东西吗？我说，我不知道它是什么东西，但我知道它的作用，阳气足，人就不遗屎、不遗尿、不淋漏、不脱肛、不脱宫。人死时，阳气一散，没有托扶，往往遗屎、遗尿。阳气大伤时，也会有托不住而遗、而淋、而漏、而脱的现象。这位妇女多次生育、引产、流产、身体亏损，阳气不足，不仅有生殖系统症状，也有消化系统症状，所以治她病的方式应该是升阳。

这位妇女的病在中医看就是小病、常见病、好治的病，怎么到西医就成了束手无策的疑难病了呢？西医的确是一门科学，可他们对高科技的运用效率有点不高，有如美国对火星生命的探测在我看来就是效率不高。当定义生命离不开水和氧气时，火星探测仪只去找水和氧，然后就宣布火星无生命。当后来在地球上发现有的生命可以不需要水和氧而需要其他物质时，就再发射探测仪去找相应物质。于是，随着对生命认识的加深而不断发射飞船到火星去完成一个个单项指令。

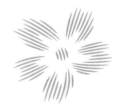

西方的生活方式和思维理念给中国女孩
身体带来十分不良的影响

　　我对中医的使用是阶段性的。随着女儿渐长，体质渐强，我又不太关注中医了；可随着女儿进入青春期，中医的魂灵又开始萦绕在我心头。

　　当今的女孩不会照顾自己，西方的生活方式和思维理念给中国女孩身体带来十分不良的影响。

　　单位的女孩们总是在她们有头疼脑热时跑来问我，对我的回答又往往觉得匪夷所思。"我是胃疼，你却告诉我穿件大衣，可我没感觉到冷啊？""我感到身体乏力，你却告诉我别吃西瓜了。"

　　一个患有不孕症的妇女和我聊天，我说："我敢说，你冬天没穿过棉裤。"她说："是呀，我是没穿过，你怎么知道的？"我说："所以你不能生孩子。"对那些"三九"天穿得薄薄的时髦女郎，我对她们说："你们就美吧，有你们哭的时候。"

　　一位同样患有不孕症的妇女对我说，不能生孩子更好，我本来就不想要孩子，这样反倒省心、省事了。我说事情要是真这么简单就好了。我把她领到医学专家那里，专家一席话，说得她双泪长流，痛苦不已。

　　专家告诉她，她的病发展下去，就是内分泌失调，体内雌性激素减少，影响脑垂体，改变人的形体，面容猿样改变，最后由于高血压、动脉硬化而早亡。解决的办法只能是设法使她怀孕，从而对人体有个重新调整，但孩子的质量难以保证，母体也只是得到大的缓解，但不可能是很正常的女人了，更年期时还要产生一系列难题。总之，这一生是不好过。她从未想到事情会这么严重，不由得着起急来。

其实，在动物界中，生殖能力是最具弹性的。我有一个学生，在26岁时子宫只有大枣大小，外阴如同幼女。我想她这辈子别说生孩子，连性生活都过不了，替她愁得不行。可医生就教他们夫妻二人如何过性生活，硬是用物理方法治疗，后来她生了个女孩。如果我们不是把生活弄得太偏离自然，自然本身是赋予我们各种能力的。

不孕症的增多已成世界性趋势。据统计，中国不孕症的患病率为15％。对这15％的人来说，不孕症真不是不生孩子这么简单。我一个患不孕症的朋友领养了一个孩子，她对这孩子很好，但无论她怎么努力，她只能像一个好老师、好保姆，而不是一个好母亲。由于找不到母亲的定位，她一直成熟不起来，在家庭中也难以起到主导作用，她为此苦恼不已。

对"三伏天"钻空调房间，不肯让自己出汗，在经期贪吃冷饮，不听我劝阻的，我只能预言将来她们的身体将会产生各种问题。

母亲对我说过，女人要是血脉没病，什么事都好办，血脉有病，就会引发出一系列的问题。所以，她总是谆谆教导女人，一定照顾好自己的女儿。当有女孩作下血脉病时，母亲总是责备当妈妈的不称职，怎可以经期淋雨？怎可以产期贪凉……

当我竭力照顾女儿时，她并不会自保，还振振有词地说，大家都这样，外国人更是这样。这让我心急如焚。如何能让她知道东方人的体质与西方人的不同，知道西方人的生活方式也给他们造成一系列的人为难题，知道选择有利于身心健康的生活方式，学会自保呢？这使我不由得再一次想到中国传统文化和传统医学——中医。

我不想与年轻人争论，不想用理论作武器对他们批判，我可以同意年轻人的所有现代观念，但看看许多年轻人吧，二十几岁，脸色青黄，凹凸不平，现今的美容术也不能改变他们憔悴的容颜；再看看他们的形体，胖的胖，瘦的瘦，不用诊脉就可断定其阴阳失调，且不好医治，因为不改变他们的生活方式，不改变他们的生活理念，仅靠药物支撑他们的生活方式是不可行的。

我们单位有个爱好体育的传统，很注重参加一年一度的篮球赛，而且看重名次。可近几年我们越来越觉得这个传统传不下去了，男女篮球队普遍年龄老化，没有年轻人补充，单位年轻人不少，可都不会打球，他们当学生时只顾学习，心无旁骛，玩球是那些学习差、不想上大学的孩子干的事。领导说，不会打球可以培养，先挑几个年轻人进球队训练。可挑来挑去挑不出来。胖的是自己走路都上喘，肚子大的有如临产孕妇；瘦的弱不禁风，躺在席梦思上盖好被，床上溜平，看不到人。现在，我们男女球队平均年龄为48岁，全是老将。比赛时，我背包里放着牛奶、鸡蛋、止痛片。半场休息时，我就赶紧给队员补充给养并加服"止痛片"。其他单位看到了高呼："抗议，严禁服用兴奋剂！"老将们不由地感慨，现在年轻人的身体怎么会这么糟？

我这一代人小时候的营养都不足，着实说应该比不上现在孩子身体好，可当我听说现在孩子上课间操、军训时一个接一个地晕倒时，我就感到非常奇怪，我就没有见过我的同学晕倒，要知道我们那时可是常饿肚子的。

看年轻人的生活方式违反自然、有悖自然规律，我不知道怎样保护我的女儿，别说她不能真正理解我的话，把它当成耳边风，便是听些，在我死之后呢？她会照顾好自己吗？这使我又一次想到中医。

许多西医医生也不会养生，因为西医是科学技术，而不是一种人生理念，科学技术并不必然地带来"科学"的生活方式。中医是"道"，它的理念可治浮躁、亢进、焦虑、自以为是……

如果能把女儿托付给中医事业，我死可瞑目。

中医首先可给女儿提供一个有利于身心健康的人生价值观念，其次可以给予她安身立命、救世济人的本领，更能给她一个可以依托终生的事业。

女儿在考大学填报志愿时只填报了中医院校

当我开始考虑女儿的前途时，我越来越认可母亲的生活方式。

母亲的生活是自得而快乐的。有时看母亲给女人摸脉，一副十分陶醉的神情，有几次她拉我让我摸脉："你摸，多么欢快，多么喜庆，像春天的江水，这是喜脉啊。"我摸，只摸出这人没有心脏病，摸不出母亲感到的春之声圆舞曲。母亲还启发："还很有阳刚之气，是个男孩……"人家一听乐坏了："怀孕了，还是男孩？"母亲摸喜脉，不轻易说男女，是为了让我体会才说的，而我是为了不扫母亲兴才摸的。

母亲心态平和，没有怪毛病，这是不是源于她的职业呢？小时候以为母亲这心态是所有上了年纪人的自然心态，当我也到了母亲当年的年龄时，却看到越来越多的女人越老越疯狂，不是躁狂就是抑郁，很难找到像我母亲那样平和、安详、宽容的人。这才知道，人老了并不自然地生长出慈祥和智慧，这才发现母亲心态的可贵，我越来越想让女儿像母亲那样有所依托。

在女儿面前我念叨后悔没学中医。女儿看我否定自己很高兴："就是的，瞧你，一事无成，整天忙来忙去的，都没个正经事，你干的那些能算事业吗？一旦退休了，也和别人一样无所事事，你是去打麻将？还是去跳舞？"

我叹气道："这要是学中医，我会比我妈还强。中医哪有退休的？越老越值钱，在我这个年龄才开始冲刺……"

女儿说："我要是干中医，比你俩谁都强，我在印着竖道的宣纸上用行书开药方，书房里摆着线装书……"女儿上我的套了。

女儿的思维是典型女人的，她首先想到的是中医能把她的艺术爱好统一起来，琴、棋、书、画，古色古香的书房，配以可以干到老的中国古老医术，她想来想去后说："嘿，我还真想不出还有什么职业能比中医这么适合我。"

女儿在考大学填写志愿时只填报了中医院校，非中医不学。她把登山者的名言写在墙上："宁让理想的山峰毁灭，也不毁灭理想的山峰。"

女儿走上中医路，我既欣慰，又忧虑。

欣慰的是学了中医的女儿沉稳了，与现代女孩的急功近利、追逐世俗明显不同，相比之下她的行为开始显得"老派"，冬穿棉，夏穿单，日出而作，日落而息……

虽然她还不是医生，可亲朋好友出现的种种身心问题开始向她这儿集中，向她提出解释和解决的要求，这使她加大了学习的力度和广度。在正常课业之外，她又学了性病、心理学、针灸推拿等课程，分别拿到相应的资格证书。她也开始关心当今青年人生活方式所造成的种种身心问题。

我为女儿忧虑的是，中医正面临严峻挑战，任重道远，想要有所突破和建树是难上加难。女儿和她的同龄人不是站在了一起，而是时常站在他们的对立面，她成了"少数"和"另类"，这是我这个做母亲所不愿看到的。谁不愿意自己的孩子身处社会主流，少非议，得到社会绝大多数人认可？想当年我不也曾因母亲脱离社会，不为主流所肯定而对母亲不满吗？女儿是不是也将承受很大的压力？

每当有科学家、学者、教授嘲笑中医，主张取缔中医，甚至攻击和漫骂中医时，我都为女儿担心，担心她年轻气盛，与人争论，搞得气急败坏，心浮气躁，那就有违学中医的初衷了。

好在女儿致力于学习，不太理会社会上的争论，还劝我不要太关注中西医之争，更不要参与争论。

女儿的中医立场越来越坚定，她开始在年轻人中宣传性病的危害，宣传中医的人生观念，为女孩们频繁怀孕、流产而忧虑；对无节制的抽烟、喝酒、疯狂的夜生活持反对态度。她认为中医能为她提供可学的知识，能推动她为社会做有益的工作，这就足够了。她笑说，在实际生活和工作中并不存在中西医之争，社会需要的是脚踏实地的工作而不是空谈，中医不是几个人喊几句口号就能取消的。

女儿不再像同龄人那样追求时髦、享受、财富……她能抵御纸醉金迷生活对她的诱惑，很自然地去探寻中国文化的渊源。为此，我万分感激中医，在当今世界，我到哪里去找这样能使女儿沉静下来而又极具内涵的东西呢？

女儿在中医药大学读到大二时，便在家乡拜师。她的师傅就是我前面提到的那个妙手回春治肾病的中医。人家本是坚决不收徒的，也很有个性，可女儿更有个性，为了能学到真本事，她说她可以像旧社会学徒那样勤勉。电话一响，师傅还没反应过来，女儿就已把话筒按到师傅的耳朵上了。这样的徒弟任谁也难以拒绝。再说，哪位名中医不想把自己的医术传下去呢？只是现在的孩子在学习上多不肯谦虚，不肯尊敬师傅。女儿说，一日为师，终身为父，我一辈子尊敬自己的老师。

女儿的师傅就是师传的，医术很高，慕名来求医的还有邻近几个省的，但他没有文凭。女儿说，每当上级领导来视察，询问他的学历，便弄得他有些尴尬。女儿一开始还不明白他为什么不开经方而要开大药方，后来才知道是为了医院的效益。有真本事，然而没有高学历，使他举步维艰。他必须通过自考取得文凭。每天一上午就要看五十多号病人，休息时间还要准备课业，要学必须备考的英语。虽然他是医生，可他身体很虚弱，他没有休息时间。

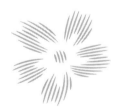

女儿的师傅诊脉很有意思。他给人摸脉，把在一旁看的我给逗乐了

　　女儿的师傅诊脉很有意思，他给人摸脉，把在一旁看的我给逗乐了。他对病人说："你有胆囊炎、肾结石、子宫肌瘤、高血压……"病人不信，他就开检验单，让病人查，全都一一验证。

　　真没想到，中医会这般发展。是呀，作为考官，如今许多病人来看中医时不是心怀答案，而是手拿标准答案———西医的检验单。对此，我并不为中医叫屈，因为中医在历史上一直是在不断检验下生存和发展的。

　　女儿的师傅也用西医精确的量化指标时时与脉象、药量、药性做衡量对比，这使他比以往的中医人与西医有更多的结合点，对中医的诊脉、开药时时加以修正。

　　中医就是在不断校对、验证、修正中建立起来的，所以又信西医又信中医在老百姓身上是一点不矛盾的，中国人既上西医院检查，又找中医诊脉的局面看似有病乱投医，其实并不盲目。大量的西医检验单为中医的诊断提供了参数，对这些检验单的二次利用是不是提高效率？是不是有利于中西医结合？

　　中医的整体思维就是把所有能考虑进去的因素全部加以考虑，当然也包括西医手段。

　　一位香港中医师治疗肝腹水，他知道按中医的理论该用泻法，但中医书上又不让对危重病人用泻法，因为泻伤津，病人受不了。这位中医大胆采用泻法，一泻再泻，将一个个病人治好了。他说，我不怕伤津，我给病人输液、补血，解决了古代中医解决不了的伤津难题。

西医用放、化疗治癌症，病人受不了放、化疗的副作用，中医给予辅助性治疗，使病人能够完成西医的疗程。

母亲有时面对虚中有实、实中有虚、补不得、泻不得的病症时，她的心情是比较矛盾的。这样的病着实说不破不立，或使其归实，或归虚，然后再重新调整。但这种治法在现代往往不被理解和接受。小时候看母亲给病人开过药后，有时告诉病人，这付药下去，病情会加重。我对此感到不理解，谁肯让自己的病情加重，医生怎么要把病人治重呢？母亲也有这一顾虑，所以，有时她会动员病人到西医那里去治一下，借西医之手为难解之病打开一个缺口，等病人回来后，母亲再一展身手，力挽狂澜，把病人治好。

当有的病形成痼疾，造成五行失衡、偏枯，非一般药能解时，西医的干预正如大毒，改变一下五行胶滞的状态，给中医一个再创平衡的机会，这又有何不可呢？

母亲研究西药，她还把西药弄来尝，像李时珍一样，根据西药使用后病人的反应来分寒热五味。比如，她认为青霉素性寒，表证的用上往往就变成里证，虽然把炎症消了，但阳气受抑制，对已接受西医治疗的病人，她总是把西医的治疗也纳入总体思考。我亲眼见母亲将中药与西药配伍着服用。

我们这里有一个长于治小儿病症的中医，他看西医诊所挣大钱而眼红，便开了一家西医门诊。让我觉得可乐的是，同样是西药，他用的效果就比一般西医效果好，到他这儿来的患者特别多。先前我还为他转型成了西医而遗憾，后来看到他治病的立体打法，算得上是中式思维结合西式武器。

女儿的一个同学，跟一个很有名气的中医师实习。他惊讶地发现，这个中医还十分擅长用西药，其治疗效果要高出一般的西医。也就是说，做一名西医他也是高水平的，可他仍立足于中医。

与西医要攻陷中医相反，中医从不排斥其他医疗手段，中医不具有战斗状态，只是容纳、吸收和包涵。

女儿认为，西医的发展对中医是个促进，一个没有对手的武士是难以保持活力的。我也感觉到中医在女儿这里产生了变化。女儿诊脉直接说西医的病名，说出西医的检测指标来，这又是女儿在西医院学习的成绩。在西医院，她借查脉搏而诊脉，她借写病历而分析各种指标和数据，而这些分析又被她融进中医中，这使她与病人交流时更方便、快捷。

中西医结合的问题在于人的大脑可能还不适应东西方思维的切换。

有人说中国传统思维是僵化思维，应该铲除。我觉得铲除中式思维是不可能的，因为这是人的大脑具有的思维方式，只能压制一时，不可能铲除。如真能铲除，对大脑来说也是损失。我认为中西医之争与其说是东西方文化的冲突，不如说是对人类大脑进化的一次挑战，从猿到人，人的大脑进行了好几次类似这样的进化。中西医真是水火不相容吗？意象思维与逻辑思维真就不能统一吗？人的大脑发展到了极限了吗？

我想，用中国思维思考以上问题，考虑如何达到水火相济，达到中西方文化的和谐，推进人类的大脑进化，比铲除一个保留另一个要明智得多，因为中国思维理解的冲克关系不是绝对的斗争和你死我活的关系，而是有如火对金的煅造、金对木的制造。中西方文化的冲突很可能将我们"冲"起，给我们创造一个建立大文化的契机。在新的大文化中，中西医的结合将得以实现。

女儿也认识到，作为一个现代医生，西医临床是必须拿得起来的。你不能当一个病人需要你抢救时，你说你是中医，无法给予紧急处置，你也不能因为离开医院和医院的设备就无法对病人进行救治，更不能以这是两种思维为借口拒绝对病人进行中西医结合治疗。要我说，中西医结合百余年的失败之路并不说明此路不通，中国文化能不能杀出一条生路来，我把希望寄托在中医这里了。医生这个概念在今天会被赋予新的内涵。

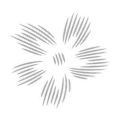

现在，人们视诊脉为中式体检

摸脉，如今成了件稀罕事。女儿摸脉，所到之处，总被人视为新奇。每到一个单位办事，就会有人请女儿号脉。然后，一支等待诊脉的队伍就排起来了。我小时候，人们既无体检意识，又视中医号脉为平常，没病的人是不会去体检，也不会要求诊脉的，所以没见过女儿这般给大队人马诊脉的阵势。现在，人们视诊脉为中式体检，对体检方式，人们是不厌其多的。现代人在体检方面训练有素，中医诊脉又不用抽血和做病理什么的，自然易为国人所接受，这就使女儿诊脉经常是整个科室、整个局、全公司的人集体进行，一个接一个地全被诊一遍。当女儿一个一个地说出症状来时，围观的人们便啧啧称奇。

如此这般整体性地诊脉使女儿竟有了一些我母亲没有的体会。女儿说，她发现有些单位的员工在脉象上有整体一致性趋向，具有单位性特点。她认为这一整体性的脉象与单位的管理方式有关。我奇怪，怎么会呢？女儿分析说，如果一个单位的员工普遍出现肝郁气滞的现象，就说明这个单位等级分明，管理严格，工作压力很大。在治疗上，对这样的单位可以采取整体医治，头两付药员工们可以集体服用一个药方。我听了不由得笑了，照你这么讲，是不是看一个单位的管理制度就能判断出这个单位的人员健康情况？或者说，根据一个单位员工的健康情况也能判断出这个单位的管理方式呢？女儿说，管理方式与员工健康这两者之间是有密切关系的。

往往一个单位最后一个踱出来诊脉的是这个单位的"一把手"。女儿说，单位"一把手"的脉与员工的往往不同，脉象上不是肝郁气滞，而是会表现出气旺的特点。气旺表现在工作上是有气势，有魄力，但气过旺则顶得心脏运行不稳，血压升高，健康也是一样的没保证。我说，如此说来，便是集体吃中药也不是治本之策了，得调整管理方式？女儿说，是呗，用药支持管理方式的存续终不是长久之计，人性化管理才是理顺身心的良药。

我劝女儿摸脉时别说单位的制度问题，别介入人家企业的管理，医生是看病，就病说病，别跑到医外去，不然，会让人说中医看病像算命，给攻击中医的人以口实。女儿慢悠悠地说，中医区别于西医的特点就在于中医看病注重人的七情六欲，强调人的性格和生活环境对健康的影响，算命的魅力不就在于具有预测性和解析性吗？中医的预测和解析是依据人们的现实生活做逻辑严密的推导，中医虽然拿不出化验单来，但其预测和解析却能为事实所验证，适当指出环境与健康的关系未尝不可。我说，传统中医没有评说单位管理方式的，我就没听母亲说过人家单位的管理问题，当年母亲说出患者的生活方式都让人称奇，如今中医要是指出人家单位的管理方式，不更让人觉得虚玄了么？女儿笑说，过去的中医之所以不评说人家单位的管理情况，一是因为过去的人不像现在这样整体性地诊脉，使中医不能做这一归纳；二是中国传统上基本只有一个管理模式，让中医无从对比。可现在就不同了，有国家机关、国企、私人企业和外企之分，如果没有这些单位实际存在着的管理差异，又怎能摸出各个单位人员脉象的不同呢？中医能够随时发现新情况，随着时代的变化而发展自身，这不是与时俱进么？

的确，时代的发展真的给中医不断提供新观察和新体验。朋友做果盘，把香瓜和芒果装入一盘，用竹签扎着吃。我说，你单吃一种吧，别混着吃。她问我为什么。我说我没有什么科学依据，只是觉得作为人类，我们是第一代这么吃的，是在拿自己的身体做试验。朋友笑了，一边吃一边说，好吃的东西就要放到一起吃，而且这些东西都是无毒、无害食品，不会在人体内起不好作用的。既然劝不了，我就只能在一旁观察了。不一会朋友就开始喊肚子疼，要找药吃。我不急于帮她找药，而是详细了解她的感觉和症状，然后把这宝贵的第一手资料提供给女儿，因为我知道古书上肯定没有这一资料，过去可能只有皇上有资格做这种食品搭配新组合的试验品，不知皇上为此肚子疼了多少回。可是，即便是皇上也没有机会把香瓜和芒果一起吃，我怎能不注重观察呢？

最近，国家推出了关于要求在食品销售中提供食品营养学标签的规定。规定要求在标签中要标明营养成分和营养学特性。有人为此嘲笑中医说，国家怎么不用寒热温凉标签替代食品营养学标签呢？还是中医理论不科学，上不了大雅之堂吧？对此，我不以为然。我不知道营养标签对百姓选购食品究竟能起多大的指导作用，恐怕对一个医科大学毕业的医生来说，这种标签也不见得有多大的价值吧？更何况营养不是一成不变的，中医讲究炮制，便是寒性的药物经过加工也可以变成温热性药物。中国人吃的不是西餐，食品经过烹调后，营养标签是不是得重写？中国有许多"变质食品"，它们有没有营养标签？如果营养观念通行，是不是要把这些"变质食品"淘汰掉？中国食品本身不太适应营养标签这种体系，那么，为了使中国的饮食合乎科学，中国人是不是应该改吃西餐？

如今，反对中医的人以为科学的发展正在形成对中医的最后围剿，并为此兴奋不已。而我看到的却是中医在现代获得了新生机。营养标签的实行说明科学已将食品与人体健康联系起来了，虽然仅仅从营养方面联系尚嫌粗浅，但无疑是有意义的。在这条思路上，中医的思考比之西医要丰富和开阔得多，也更有见地。在当今时代，中医可做的事情真是不少，如果有志，在这条"旁门左道"上也可能"柳暗花明"地揭开科学发展新篇章。

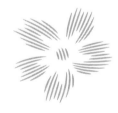

中医就是在过穷日子历史中发展起来的医学

纵观历史，人类社会的发展总是轻装上路的。东方文化不管有多好，如果在当代没有实际用途，没有一个技术依托也是不可能存在和发展的。历史是个现实主义者，所以空谈东方文明不行，中医是中国文化依托的最后一个堡垒，脚踏实地搞好中医，中国文化就不会咽气。

中医不能到明丽、高耸的医院去，中医是一种不能离开土地的医学，不能不接"地气"。

我一直奇怪毛泽东他老人家要是反对中医的话，中医还能存活到今天？破旧立新的行动，把中国真是打扫成一块干干净净的大地了，可偏偏留下了中医这个旧东西。

毛泽东在农村建立了覆盖面广、组织严密的医疗体系，这个体系本身就是中西医结合的，因为想要建一个纯西医的医疗体系，在财力上不但是那时不可想象的，就是现在也是难以办到的。那时每村都有医务室，有一两个"赤脚医生"，他们走村串户，到田间地头调查了解人们的健康状况。看着"赤脚医生"频繁地在人们的视野中出现，对人的心理是个很大的安慰。

"赤脚医生"的诊所里有听诊器、注射器，可他们采草药，用针刺疗法。草药到处都有，"赤脚医生"在当地收集几十种、乃至上百种草药并非难事，加上少量种植，医务室的草药就可以应付一般常见病了。中草药、消毒水在医务室内实现了药味的中西医结合。中西医结合疗法经济、实用、方便、有效，对此毛主席不可能不加以利用和提倡。

老百姓是很实际的，民间的中医情结是有其现实基础的，中西医结合实际上在中国百姓的看病选择中已经完成了。百姓在看病上既找中医又找西医的做法不是出于盲目和愚昧，而是出于效率和实用，那就是杀牛用牛刀，杀鸡用鸡刀，杀鸡不用牛刀。在这点上西医不如百姓明白，如果西医把自己视为杀牛刀的话，那么从哪个角度讲中医的存在也不威胁西医，倒是西医总去杀鸡，却落得个费力不讨好，有损尊严。

好在中国人很有意思，中国的西医也是中国人。当用尽招数病人还不见起色，家属渐渐急躁时，有的西医就会转移其注意力，建议用些中药。好多病人采用"综合"治疗，住着西医院，用着中药……这也是中国的一大特色吧？还别说，这种综合性治疗效果有时还是不错的，往往真能起死回生。中医的存在对中国的西医也起到一个缓冲的作用。

百姓的选择决定了中医的存在方式和走向，我们要做的不过是顺应民意和自然而已。一般说来，人们找西医，是想看看自己身上的病是什么样，B超、CT能明确告诉你病在哪儿，让你看到它，现在讲知情权嘛，西医在这一点上可给患者一个交代。先到西医院确个诊，再找中医商量治疗方案，已成为一部分人的看病模式，我也是这样看病的。比如肚子疼，先去医院做个B超，如果是阑尾炎穿孔，你便是找中医也不行，那就得开刀了。在西医那里没找到器质性病变，西医就没有太好的办法了，这时再去找中医。

作为中医一定要显示出中医特色来，如果你没有中医的长处却有西医的弊端，人们为什么要找你呢？中医本来就是平民性强的，中医就是在过穷日子历史中发展起来的医学。女儿说，80%的病都可以用普通的中西医结合的方法医治。因此，培养中西医的通用人才，是件意义重大的事。

女儿说她将来就到乡镇卫生院行医，覆盖几万人口，以中医的指导思想，中西医结合的技术，开展医疗工作。投入少、效益好，以预防为主，在确保所有人基本需求的基础上，再尽可能满足更多人的更高需求。女儿努力学习西医，广交西医朋友，为的就是了解西医学前沿的情况，以便给病人提出最佳建议。

中医的生存之道真就是毛主席的那句话"从群众中来，到群众中去"。

由母亲的家庭作坊我想到现今的社区门诊。作为基层医疗单位，西医的社区门诊是竞争不过中医作坊的。建立社区门诊是西医的尴尬，因为西医不是这么存在的。西医的长处是紧密依托设备的技术，是高投入培养的精英，百姓趋的是西医人才和技术的"高"，这在社区门诊是无法体现的。而凡病就用精英、用尖端设备，又是对西医资源的浪费。西方解决这一问题的方法是"家庭医生"，这不又回到了我母亲的角色？

"家庭医生"可以像我母亲那样与群众关系密切，同呼吸，共命运，情感相连，真正做到想病人之所想，急病人之所急，得到病人的极大信任。而人致病的原因有时是一个很微小的因素，改变这一因素就会达到釜底抽薪的效果。我一个朋友领着女儿来找我女儿看病，说是孩子可能得了肾炎，女孩说腰疼得厉害。女儿摸了脉后说，受凉了，穿上棉衣就好了。女孩的母亲说，不用到医院做一下全面检查？女儿说，穿上棉衣后要是还疼你再去检查也不迟。

中医不可能灭绝是在于任谁也养不起太多的西医这样的"大医生"，西医院是令一般百姓，尤其是农民望而生畏的地方。高昂的医疗费用不仅是中国百姓支付不起，就是西方发达国家也难以承受。

我们还没得到面包呢，就先把窝头扔了，取消中医的理论是吃不到面包毋宁死，这是什么逻辑？

当前我们的医疗问题是由中西医两方面原因造成的。中医离开了土地，离开了群众；西医偏离了自然，并用技术支持人类整体偏离自然。我担心的是，自然力量会不会来个闪回，以一种拓扑方式，击破西医给人类设的保护壳，把我们重新拉回到自然？那时我们怎么办？

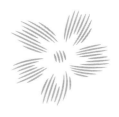

人们发现自己拥有的仅仅是幸福的理由，
而不是幸福本身

　　由于提倡消费和所谓高质量的生活，许多人把生活安排得让身体"享受"，让精神"愉悦"，殊不知我们给予身体和精神的不过是"享受"和"愉悦"的理由，其对身体不仅无益反而有害。

　　人们选择了一种不自然的生活方式，对由生活方式造成的疾病，西医给予定期的"维护"和"检修"。这种由高科技支撑的生活方式不能因其目前还能支撑住，我们就断定它可以一直支撑下去。

　　例行的体检，人们把其理解为机器检修，一旦检出病来，小病也大修，治病成了一项工程。在体检中，没有身体不适感的人也能检查出结石、脂肪肝、肿瘤什么的。我有点怵这种体检，每当体检时我就祈祷让"病"都出在我身上而不要长在我朋友身上。大家笑问我为什么，我说害怕你们又要启动治病"工程"。我的一些朋友就是整天没病找病，找到病再治病、再致病，就这样循环往复，成了重要的生活内容。西药好像就没有毒副作用似的，所以有这样治一病致一病的现象出现。对此西医的宣传是不到位的，造成不知情的患者在治病上无后顾之忧，一旦知情时又悔之晚矣。人们对医院的不信任是"冰冻三尺，非一日之寒"，这与西医在探索中、发展中的存在不无关系。从某种意义上说，患者就是西医的试验品，西医也并不是一个成熟的医学。

　　我们根本不给自己感觉、体验、了解、适应自己生命的机会，我们把自己的生活交给现存的生活模式，把自己的生命交给医生，由他们去决定如何处置。医生一直忙着管理我们的身体，只是在最后才把死亡捧给我们，退还管理权。而没有接管准备的我们，在这时只有惊慌失措，哪里还顾得上生命的尊严？医院里好多无理取闹的患方正是不肯接受医院退还的生命管理权。对死亡认识的偏差会直接影响人的价值观念，影响人的生命质量，这不是一件小事情。

在体验生命上，我们在许多方面已经不到位了，我们拥有的是七零八落不完整的生命，现代人给自己生命交代的是许多理由，可这些在逻辑上使我们必然幸福的理由，是搪塞不了生命本身的。现代人的忧郁、焦虑、强迫、空虚、失落，不仅仅是不良情绪的反映，而是真正生命欠缺的表达。可悲的是人们到死闭不上眼睛，也不知自己到底欠缺什么。正像生于动物园的鹰、老虎、狼，冥冥中感到一种召唤而到死也不知那召唤到底意味着什么。

动物园中的动物可以享受到现代文明成果，不愁食物，免去天敌之灾，可以尽享天年。也就是说，它们有许多铁定的幸福理由，可是他们感受到幸福了吗？

对人来说，人总是不断创造更多的幸福理由。可是，有了这么多幸福理由的人啊，你幸福吗？理由能一时性地欺骗意识的表层，却不能长久地欺骗生命。

人们理所当然地认为，原始的生存是低级的、愚昧的，认为现代人比古代人聪明、西方人比东方人聪明、知识分子比体力劳力者聪明，就像我们认定动物园中的动物生活质量高于野生动物一样。我不认为拿着枪的人比手执长矛的人聪明。现代人有技术，古代人有技艺。可现代人对技术的依赖使人只见技术不见人，正像富人穷得只剩钱了，现代人也穷得只剩技术了。由于我们只是按逻辑寻找那个离我们最近的直接病因，头疼医头，脚疼医脚，消极地跟在病患后面，不解决根本问题，表面看是治病，实质上是致病。于是，现代人就长出许多现代"病"来。

我们解决焦虑、紧张、空虚等心理症状的方法就是现今逻辑提供给我们的去找离我们最近的最直接的"病因"，而没有想到这是我们生活方式造成的。动物园中的老虎、狮子不断出现问题，人们寻找各种各样的原因，缺钙、缺铁、缺锌，怎么治也不行，动物园里的猛兽在整体退化，如果把眼光放高远些，问题的症结是不难看出的。

生活在"幸福"中的人们也像动物园中的动物一样出现许多病症，当事人自己找了很多幸福的理由，试图用理性说服自己，可身体和情绪不听从这些理由，于是生在福中不知福的现象就产生了，因为这时人们发现自己拥有的仅仅是幸福的理由，而不是幸福本身。

于是，在我们的生活有一日三餐、有暖衣热被的今天，我们很多人仍然空虚、无聊、寂寞，不知道自己究竟缺少什么和想要什么。人们错误地用吃喝玩乐和追求无止境的欲望满足来打发和填充自己的空虚、无聊和寂寞，而当事人自己是难以判断这是否就是治心病的"药"。

人是不会无缘无故地出现负面情绪的，负面情绪提示我们应注意到我们的生活方式，改变我们的生活方式，仅仅用理性是不能完全解决负面情绪的。西方的科技文明，表面看是人文的，注重人权，是人本主义的，却也是异化人的，这在西方文学中有很深刻的反映。科学蔑视自然和由此衍生的感觉和做法，已造成了诸多难解的问题。

现代人所遭受的痛苦并不比衣食无着的原始时代少。人们是不是需要反省一下我们的问题到底出在哪里呢？是不是应该重新审视一下被我们遗弃的自然朴素的传统思想呢？

中医讲"七情"伤人，有些时候更甚于"六淫"。难道有了西医的支持和保障我们就可以在错误的生活道路上越走越远？我担心，当我们走得太远，病症越来越明显而非解决不可时，我们按现有的逻辑能否找到真正的病源？西医会不会有朝一日退回人类生命的管理权？

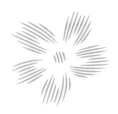

正是这些无聊之举，才将孩子滋润得像花儿一样

母亲活着时，常说要写本书。她说，医生当久了，对有些药、有些病会有一些特殊的体会，她想把这些体会告诉同行。我听了有些不解，病证和药性都在书上写着，所谓医生看病就是运用书本上的知识，这特殊体会难道还能体会到书外头去？母亲说，正是。比如用药，药性确如书上所写，可在用法和用量上，医生之间的差别很大，有的医生就特别善于使用某些药，能让药发挥出书上没有写出来的作用。

一位妇女血崩，用过中药也没有止住。母亲看完患者用过的药方，拿笔在上面补写一味药——薏苡仁，再用这付药，血就止住了。

这曾让我以为薏苡仁是一味很不寻常的药，直到近几年见满街的杂粮店都有出售，才渐渐认可这是煮粥的米。可一把米能止住血崩？此后我还真留意过，却没见有谁把薏苡仁用作止血药。

对中医治病的这种个别性，反对的人说，中医能治某个人的病，却不能治某种病。比如说，母亲治血崩的这个药方，要想得到科学的承认，那得一气用上四百例，其中三百例止住了血才能说明是有效的。可我看母亲治血崩的药方却很少重复，便是用同一个主方，也是有增有减，真就是同病异治。如果她有一个能一下子治疗三百人的药方，那早让我偷到手了。

原先以为西医有单纯的止血药。有一次，我血崩，到医院求救。我说："大夫，出车祸的，你们用什么止血？就把那药给我用上！"大夫说，有。就给我用上了。可是没管用。再问医生怎么办？医生说，切除子宫。我说，回头再来切。出门买

了瓶云南白药，先把里面的"救命子"吃了，又一仰脖吃了半瓶药末，然后去寻中医。

一个熟人告诉我她刚做了子宫全切除手术，原因就是血崩。我听了不由得暗皱眉头。她炒股赔了好几十万，痛不欲生，一个女人急火攻心，气血妄行，出现血崩现象，从中医角度讲不足为奇。可她也没用中药调理一下，就这么断然全切了，不能不让我感到惋惜。她尚年轻，今后的日子怎么过？听她絮絮叨叨地说今年倒霉，什么坏事都碰上了，我就知道她没有意识到这些倒霉事之间的因果关系。

我毫不怀疑切除子宫能止百分之百人的血崩。我承认中医治病的靶目标不像西医那么直指，有时效果不如西医直接。但我们能否因西医的方法绝对有效就施行"一刀切"？

中医之所以考虑个体差异，同病异治，犹如教育中的因人施教。我们能否因有学校教育就说家庭教育是原始的、落后的，应予取缔？如果仅有学校教育就够了，那每个孩子都有一个妈妈实在是有点浪费。像老赫胥黎写的《未来新世界》，孩子们统一由工厂制造，用统一的模式培养，将母亲们从教育孩子的负担下解放出来，是不是最科学？

可我们知道，每个人都有自己的妈妈是十分必要的。威廉王子所受的教育可以说是最好的，可用在我女儿身上不合适。同样是受良好的教育，哈里王子与他哥哥又有很大不同。而戴安娜之死对她两个儿子的教育来说，绝对是不可弥补的损失。我想，如果没有当母亲的做个别调适，许多人不是用所受的教育否定现实，就是用所处的现实否定教育。

在中西医之间做好与坏、对与错的对比，如同在母亲之间做这类对比，不是不可以，但要看目的是什么。如果是为了互相切磋，共同提高，那是好事；要是用于淘汰，令"不好"的母亲下课，那就大错特错了。我很庆幸教育专家手中没有那么大的权力，不能对母亲们像对老师和医生那样进行等级评定，按级发放工资。不然的话，非毁了我们的家庭教育不可。

我一个朋友赶儿媳出门，说儿媳对孩子影响不好，不如由爷爷、奶奶来带。我劝朋友还是尽力帮助儿媳改进，而不要直接插手孙子的教育。母亲对孩子的作用真就不是简单地用教育标准能衡量的，顶尖级的教育家也不能替代一个文盲母亲。

在妇联工作时，有被遗弃的孩子一时不能安置，我就带回家来同女儿放在一起养。大家都说我待弃儿如己出，可我知道是有差别的。区别在于，我对代养的孩子所做的一切都有是有意义的，或给吃，或教东西，或领着玩，都能说出名目来，而对女儿，我却有很多小动作，这些动作从教育角度看，毫无意义，可以说是无聊之举。可是，正是这些无聊之举，才将孩子滋润的像花儿一样。

许多意义不是从事物表面能分析出来的。女儿小时候偷听人家谈恋爱，然后奇怪道："原来谈恋爱就是谈天下最无聊的话啊！"

西医举动的意义总是事先明确，而中医有时却得事后判明。所以说，中医治病有创造性成分在其中。我们常把事后明确意义的举动称为创举。如今大家都承认我们的教育培养的是知识型人才而不是创造型人才。其实，培养知识型人才很必要，但如果我们培养的人才全是知识型的，就会出现知识型人才排斥和扼杀创造型人才的现象，这才是教育的弊端。想一想，还有什么样的创造在我们今天是不被攻击和批判的？

要讲与病人打交道，西医今天遇到的许多问题，历史悠久的中医可能都遇到过。研究中医为什么不像西医那样治病，可能比单纯批判对改善今天的医学更有帮助。

我们知道，现在的医患关系比较紧张，医生救了人得不到感谢，救不成人会自身难保。因为救人是"白衣天使"的本分，救不成人就不是天使而是骗子。骗子和天使的唯一差别就是能否兑现承诺。反对中医的人总说中医骗人，我不否认有些中医对治病大包大揽，搞承诺，可这种做法是从何而来的？我们知道医院和学校不是骗子，医院和学校门口横幅上书写的承诺，是出于诚意而不是欺骗。但其达到的使人放弃自我、无所承担、只等承诺兑现的效果与骗子又有何异？如今人们是如此地习惯和需要承诺，以至于得不到承诺就会感到失落，一旦承诺没能兑现就恼羞成怒。于是，当孩子没成才、病人没治好时，人们大骂学校和医院的话语，怎么听也是在骂骗子。那些对人生做出全面承诺的邪教本不难识破，可当寻求承诺成为一种普遍的社会心理时，那么，连许多从事科学工作的人也蜂拥追随又有什么可奇怪的呢？

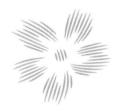

她拿起美国人写的书，说要科学育儿

我生孩子时买了厚厚两本书，一本是日本人写的《育儿百科》，一本是美国人写的《育儿大全》，我称之为"东毒西邪"。我问同我一起生孩子的朋友："你用哪本？"她拿起美国人写的书，说要科学育儿。于是，她按书上写的，每四个小时给孩子喂一次奶粉，说是为了养成孩子按顿、按量进餐的习惯；让孩子单床睡，也不抱，是培养独立性；让孩子哭，是增加肺呼吸量……

而我这本日本人写的书却让喂母乳，让一直抱着孩子，让孩子随时吃奶，让搂着孩子睡觉，任孩子含着奶头……就和《动物世界》中的动物一样。孩子能吃饭时，我按书上说的，变着法的给孩子弄吃的，还把邻居发动起来，支持我的吃开发。

朋友却像西方人一样，吃得简单，却给孩子按书上添加什么营养素、维生素丸、钙片……

两个孩子长大了，我的孩子由里到外是东方的，她的孩子却没有像西方的孩子。如今，她的孩子又得了肾病综合征，我很着急，找了女儿的师傅，可我这朋友却说用不着中医，她说西医治得很好，如今化验又没了加号，这就是好了。我说你用这么大量的激素维护着，而且又这样反复犯病，这怎么是好了呢？用西医救急，再用中医治本啊！可她不以为然，觉得大不了是换个肾。我真佩服当今的人，拿换个肾当儿戏，损害起自己的身体没有任何后顾之忧。

我可怜这个孩子，可她母亲认为这孩子很幸福，因为她有充足的幸福理由——科学的西医在保佑着她。但我女儿能理解我的心情，她知道这个孩子的幸福理由与幸福毫不沾边。

社会生活中有些基本理性之所以长久不变是因为被生活逻辑反复修正过的，试图冲破的力量总是以新、奇、特的面目出现，甚至是以科学的面目出现，但会一再被湮没、被修正。这就是说，一次性的证实不能证实什么，历史要求反复证实。中医的逻辑产生于生活逻辑并与之保持着高度一致。所以，女儿告诉我别担心中医面临的处境。她说，要灭中医并不容易，有人要取消农历，你认为可能吗？不可能，因为农民种地必须要用农历；有人要取消汉字，你认为可能吗？看看日本、韩国又大量恢复使用汉字就明白了。只要中国还存在，中国的农民还在，农历还在，汉字还在，那么取消中医就只能是痴心妄想。只要再过50年，西医就会认识到中医的重要性，那时就是西医转过来想要学懂中医了，这是历史的必然，不是喊口号说取缔就能取缔的。

年轻时曾立誓到老了不做保守派，要做推动历史车轮的前行者。如今发现，保守是老年人的天职，是历史车轮不可缺少的刹车装置。在当今老年人也一再追求心理年轻的时代，肯老、愿老、充老是多么难得啊！在没有人肯当保守派时，我就找到了义不容辞的责任感了。

前些年，婆婆经常展示养老院发放的宣传单向儿女宣布：她老了上养老院，不用儿女养，养老院的生活最幸福了。说了几次后，我偷偷告诉她以后不要这样说。我说，这孝性也像党性一样得经常培养教育，你老说不用儿女养，儿女头脑中"孝"的这个弦就松下来了，到时你要是不去养老院，儿女还接受不了呢。再说，养老院真有那么好？人老了，谁没个性、特性？凑在一起，萍水相逢的，谁容忍谁啊？闹矛盾，惹气生不是？就算交几个朋友，都是老年人，今天死一个，明天死一个的，这感情受折磨不是？老年人的最好养老处所是在有老有小的家庭中，天伦之乐才是人的晚年快乐。婆婆听了，再也不说上养老院了。

如果我办养老院，必须同时办个幼儿园。就像我的家乡办个炼钢厂的同时又办个棉纺厂一样。钢厂全是男的，棉纺厂全是女的。养老院和幼儿园办在一起，对老人和孩子都有好处。看国外的养老院，老人坐在轮椅上，一排一排，晒太阳，多是痴呆症。在家庭中的老人，在天伦之乐中的老人，在情感之中的老人，不那么容易得痴呆症。所以，最好的活法不是什么科学的、新奇的活法，而是自然的活法。

一个当律师的朋友，是个开通、外向、爽朗的女人，谁想到了更年期却反应激烈，说哭就哭，哭个稀里哗啦。有时在庭上，审判长刚宣布开庭，她说，等一下。出门到走廊上一顿哭，然后擦干泪再进去开庭。同事的妻子，也闹更年期，大白天把窗帘挡得严严的，一天天地坐在黑暗中生闷气。为了解救这些受难的妇女，我们想了很多办法：吃药，各种各样的药；出门旅游、朋友聚会……过了一阵子我问律师朋友，还哭吗？她说，不哭了。我高兴地说，这下好了。她说，好什么好，我想跳楼。

这两个让大家束手无策的更年期妇女的病很快就不治而愈了。她们当上了奶奶，每人抱上一个大胖孙子！乐得合不拢嘴，病症一扫而光。

由于一再晚婚，到了50岁还见不到孙辈的妇女大有人在，由于缺乏摆正人生阶段的坐标，有些妇女以服用雌性激素类药物来保持青春、延缓衰老。我身边50岁以上的妇女，有的找小情人，有的嫁小丈夫……觉得这是自由、开放、进步，认为这会让人们得到比以往更多的幸福。事情果真如此吗？我们这一代更年期的妇女抱上孙子后能够治愈更年期，我担心我女儿这一代到了更年期时这办法会失效，因为她们可能从根上就没有摆正自己的位置。出门在外，让十几岁的女儿称自己姐姐的母亲大有人在，这样的女性如何能接受自己当奶奶或姥姥的现实呢？

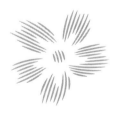

即便是在 B 超上清楚地看到肿瘤了，也先不做切割之想

拜师，为的是学成传统中医，而女儿还在学校学习，又必须学好西医。在这种情况下，既要学好中医又要学好西医在理论上有点不可行，这的确是个实验，把中式思维与西式思维统一起来，即便是在 B 超上清楚看到肿瘤了，也先不做切割之想，这是很难做到的吧？我对女儿说，人类大脑的几次飞跃都是变不可能为可能。抽象是飞跃，意象也是飞跃，把这两样结合起来更是一个飞跃。我相信人的大脑确有将不可能变成可能的潜能。

其实在西方，人们对其思维方式造成的偏颇也是有所纠正的。比如法官要德高望重的，在面对复杂案件时，人们想要凭借的不是他的知识、学历、权势，而是他历经磨砺的感觉，这是一个将知识硬件虚化的过程。人们对他的自由心证和自由裁量权给予极大尊重，并不要求他给予充分解释。

我在当中学教师时，就有一种无能为力感，因为我清楚地看到孩子们发展的多样性和可能性，然而我们的学校教育不是发展和实现多种可能而是砍伐这些可能，只允许他们共走一条道路，共同实现一种可能，还美其名曰是对小树进行修理，这在我看来无疑是凶手行为。学校教育产出的"科学"产品，合格率极低，众多的"等外品"中有相当一部分是没发展起来的非科学思维。学校教育不是营造原始森林，而是人工林，只要树木，不要灌木和杂草。所以，人工林不能形成自身循环的生态系统，总得依赖人工扶助。

我曾竭尽全力地培养学生的科学头脑，可是收效甚微，许多学生对科学思维就是感冒。这样一来，与其让兔子学游泳、乌龟练赛跑，倒不如让他们各行其道来得好。东方人既然擅长意象思维，那么就让他们如日本人那样对西方文化运用

模拟法学个八九成，而在擅长的领域施展才能到极致不是很好吗？

我在家里生豆芽，把一斤豆子放到盆里，浇上水，放到温暖的地方，不出两天，齐刷刷的豆芽就生出来了。我把豆芽取出做菜，盆底总要剩几粒豆子纹丝不动。我称它们为钢豆子，放在手里，看着它们。如果你认为它们是死的就错了，它们是对水、温度、规律……对生豆芽的反动。我当老师时，班上总有几个学生是不进盐酱的，既不是科学头脑，也不是意象思维，被别的老师称作是花岗岩脑袋。我有时轻拍他们的脑袋，感慨他们是人类的钢豆子，他们受比生豆芽更大的规律支配，他们更是种子。母亲当年纹丝不为大医院所动就被父亲称作是顽固不化。

当前，对中医讨论得最热烈的是说它究竟是不是科学。我觉得这不是个问题，中医不是科学没什么不好。20 年来，科学发展飞快，20 多年前的那本西方《育儿百科》，如今看来已经相当不科学了，可一个瘦弱、有病的孩子已按当年的科学方法养育到了 20 多岁，科学对此负得了责吗？30 多年前，我学习的关于生命、宇宙、物质、粒子的许多定论，如今已改得面目全非，有些与从前正好相反了。谁知 30 年后，科学又将改变多少？科学的最终发展将会证实中医的真理性。相比之下，中医的落后如果是指它两千多年来没有多大变化，我倒希望它能继续两千年没有大变化，方显其天地自然本性。我们希望地球的变化很大吗？正如育儿，越是"先进"的、"新"的、"科学"的东西，反倒是最危险、有害的，不如传统、自然的方法来得稳妥。

生命进化的历史是亿万年，科学与之相比像小学二年级课程。小学二年级的孩子考试不得一百分会号啕大哭，他们拿学习太当回事了。我们现在对科学就有点像小学二年级的孩子，以为这是学习的全部。殊不知真正的学习比如像中医这样是不断获得感觉器官对世界的感觉。

好在理论的批判解决不了实际问题，西医的飞速发展恰恰给中医留下了足够的发展空间。西医的治疗成本高，使最发达的国家也难以支撑其医疗体系，我国目前的医疗体制更是提出了一系列难以解决的现实问题，这就给中医以喘息和崛起的机会，机不可失，时不再来。历史总是这样公平，虽然中医百年来被摧残得七零八落，但毕竟有了这样一个历史空档。

我与女儿出门旅行，她认为只要带足钱就可以了，而我除了带足银两还要揣一个大饼。我揣大饼的行为会遭到年轻人耻笑，虽然他们开车也有备胎。但只要人类还在路上，我的任务就是要揣个大饼。

我对女儿说，中国人多灾多难，谁敢保证你们这代不会遇上战争和灾荒？偌大个医院只要没电就是废墟。我从没有说不发展大医院，没说上路不带足银两，我只要求自己是个拾遗补缺的人，不为人类留下我女儿这个大饼我不放心。

当前振兴中医要走毛主席的以农村包围城市、以中医理论与中国医疗实际相结合的道路，将中医的治疗观、养生观、世界观、人生观合为一体，以传统文化推进中医的发展，以中医为依托促进传统文化的复兴。我之希望中医生存和发展，正像希望它的哲学内涵能充实女儿的灵魂，使她沉稳、安详、温润、自然一样，也能给我们民族留一条在危机重重的世界中用来自救的生路。

一根细细的纱线，从母亲到我再到女儿再往下延续，延续的是血脉，是中医，是中国文化，是中国人的情感，这条细细的线波动着，向周边颤发着东方人特有的对他人的关爱和温情。愿我们相互呼应着走下去，走向明天。

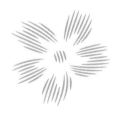

师傅说女儿入门快是源于女儿心灵的纯净，没有受到现代科学的污染

学中医可以实现女儿做一个堂堂正正中国人的愿望，让她能济世救人、终身有靠、独立自主、事业有成、活到老学到老，在任何艰难困苦的情况下都有人的尊严，有自己的人生信念和事业追求。

人能否做一个堂堂正正的人，有时还要由他所依托的职业来决定。毛泽东评价白求恩是一个高尚的人、纯粹的人、有道德的人、脱离了低级趣味的人、有益于人民的人，而白求恩如果不是一个医生，想要争得这一评价恐怕就不那么容易了。

家里的电话现在经常是病人打来找女儿的，女儿统统建议他们去找她的师傅诊治。女儿说："我是学生，在取得医师资格证前不能行医。"女儿不看有关中医的讨论，对我参与这种讨论报以宽容的一笑，她说："没必要去和人争论，中医能否存在，是否科学不是争论来的，是靠实践。只要中国还有这么多人，还有这么多农民，中医就必然会存在下去。我将来的工作岗位要定在农村，城里的老爷们要找我看病得到山村去访我。村童会'言师采药去，只在此山中，云深不知处'。"

女儿描绘的这个景象让我这个当一辈子公务员的人羡慕不已。我不敢说我是一个堂堂正正的中国人，这对我和许多人来说都是困难的。

有人参生长的地方是最自然的环境，中医的智慧也是生在民间。在西医模式的医院中嫁接中医生出来的不是智慧之果。

人们找女儿看病，确切地说是找她诊脉。每天，一个上午就要跟着师傅摸五十多个病人的脉。给一个病人摸脉，其他人全瞧着。中医看病到如今还是现场

考试，要想取得病人的配合，医生先得看准脉。中医的老祖宗可能早就料到中医的生存之路是坎坷的，所以把中医的技能建立在人类认识的基础层面。

女儿诊脉如今已让好多人称奇了。她摸着脉，对病人说："你血压太低了，头晕。"病人叫起来："这你可错了，我是高血压病，西医一直治不好，我才来看中医的……"女儿叫护士给病人量血压，量了两遍，全是血压低。女儿说："你把高血压都治成低血压了。"另一个病人，女儿说她："肾结石、子宫肌瘤、小叶增生……"病人不信，说她没有感觉。女儿开了 B 超单让她去检查。她回来时晃着单子喊："真是的呀，全有，一样不少啊……"

女儿的师傅对她的进步也感到惊奇，说他没少带学生，带了几年不会摸脉的人也大有人在，便是能摸脉的，也没有能达到女儿这程度的。

女儿说，李时珍的"窥天地之奥，达造化之极"，就是中医人的科学追求。

女儿总是毫不保留地把自己的心得体会和盘端出与同行交流。她说，中医事业需要许多人的共同努力，我要把我学到的东西与大家分享，可同行们往往无从感受。女儿说，其实中医本身并不难学，难的是人的头脑被现代思维屏蔽住了，造成理解困难。一个脉，把什么情况都告诉了，可摸脉的人却感觉不到，当感觉被穿上了铁盔甲，还怎么能知道脉象告诉我们什么了呢？

师傅说女儿入门快是源于女儿心灵的纯净，没有受到现代科学的污染。

女儿变得越来越沉稳，越来越谦虚。摸到一个让她百思不得其解的脉，她就琢磨着摸来摸去不罢手。师傅见了，就接过手来诊脉，对病人说："你做过气功，你的病就是从做气功上来的，而且你的病在腠理之间，非药力能及，不好治。"病人说他做的是瑜伽功，应该是没有害处的，可却吃不下饭，遗精频繁……师傅微微一笑说，慢慢服药调理吧。

中午，女儿请师傅吃饭，追问师傅是怎么看出来的，师傅从经络角度给她一点拨，她豁然开朗，点头称是。女儿回来对我说，如果不从经络角度去认识，这个病既看不出，又无法解释，可是在脉象上这个病又有，又与其他病有区别……女儿说，看来经络学说就是应有一个合理解释这样的要求而产生的。

女儿上午在中医院跟师傅给人看病，下午到西医院跟外科医生上台做手术。

我家的椅子扶手上都拴着她练习打结的线。我买回来的肉，也先被她剖开，又被缝上。

女儿知道推动科学发展的不一定得是大专家，而多是有一技之长、动手能力强、侧重感性认识、注重实效、不太受科学理论束缚的人。因此，女儿在实习期间不仅向医生学习如何看病，也向护士学习注射、插管……她说，只要你想学习，到处都有可学的东西，而这些东西在我看来都是有用的。

女儿告诉我，无论西医还是中医，到了一定境界时就相通了。高超的西医在做手术时，也可以不用刀做剥离，而是用手，凭感觉将肿瘤、病块摘除，不伤及其他组织。能达到妙手回春境地的中医就是大医，大医给人治病就是展现艺术才能了。所以，华佗做手术，没有现代的手术器械也能做。中医的手术没有发展起来，不是因为中医排斥手术，而是被人为地阻断了。

公元 610 年，巢元方等人集体编写的《诸病源候论》书中就记载了肠吻合术、人工流产、拔牙等手术，说明当时的外科手术已达到较高水平。如果按着这条道路走下去，中医也可能发展出很高超的外科学。但古人肯定是难以接受手术的，曹操就是一个例子，居然把提议做手术的医生给杀了。看来，中医的发展便是在中国也是受阻的，中医如何发展也不能全由中医人来决定。从这点上来说，西医的东进对中医是冲击，也是激发其崛起的挑战。

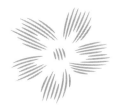

女儿走到哪儿都有人跟她谈到病，都把手伸出来让她给号脉

按照线性思维，治病的方法往往只能有一种是正确的，或者说只有一种是最正确的。就像一个广州人要去北京，路径在他头脑中只有京广线。虽然他也承认条条道路通北京，但京广线在他头脑中却是根深蒂固的。如果站在交通这个高度讲，那路径就要开阔得多，不仅陆路是路，水路、空路也都是路，如果仅把路定义为是铺成的、能走车的，那水路和空路就被否定了。如今人们对科学的定义就是只承认现有的，不给历史和未来留余地。西医的理论是统一的，可治一个病人的方案却可以是多种的；中医的理论基础是一个，但治同一个病人，每个中医却可有不同的治法。

中医治病有派别，"火热派""寒凉派""攻下派""补土派""养阴派""温病学派"等等，同一个派别的医生治病还有各自的风格。不懂行的人会奇怪，"寒凉派"是不是只能治热病不能治寒病？不然得寒证的人还不得让寒派的人寒上加寒给治死？同理，"火热派"的人也只能治寒证，不然给发烧的人下大剂量的附子还不把人送上西天？女儿说，她发现便是西医做手术，不同的医生也有不同的风格。

这就是说，如果在流派和风格之间作对比，好坏、对错这样的标准往往派不上用场。好多病人来找女儿和她的师傅，就是讨论治疗方案的选择。每种方案的效果都是需要好多条件来支持的，所以一个医疗方案的好坏，不仅要看医疗方案本身，还要看你是否具备所需条件。如果用西医的方式，住院治疗、做手术需要花五万元把病治好；而另一方案是不住院，服中药，花几百元把病治好八分，你选哪一个呢？对大多数农民来说，他们选择后者。

也许有人会说，这中医还是不行吧，这病怎么不给治去根，还留两分呢？女儿年轻气盛，急于求成，在给人治病过程中就唯恐不尽其能。我对她说，我母亲常说治病治三分，只要扳过势头，身体自然就走上正轨，要给人的自身调节留有余地。可女儿说，在当今西医疗效的比照下，中医不能再走这种老路子。女儿极力促使她师傅在疗效上达到尽善尽美。

为此，她师傅专门同她谈了一次。师傅说，病不仅有表现，还有来路，这个来路既有外在原因，也有内在原因。医生能治病，但不一定能改变病的来路，而病的来路往往是由人的体质等诸多因素决定的，医生还能改变人的体质吗？在这种情况下求根治，就是堵病的来路和改变人的体质，而这对医生来说是不明智的。

师傅告诉她，治病有时留三分，就是不把病的来路全堵死，使这路径一直是显见的，让来病不创第二条路。如果把路堵死了，而由人的体质等因素决定的易招之病再创第二条通道的话，其危害性要远远大于第一通道。因为没有更大的力量绝开不出第二条路来，所以留一个观风口不失为明智之举。

一个邻居患肝坏死，上手术台前他许了愿。手术很成功，他像健康人一样回来，高高兴兴杀猪还愿，请大家去"吃喜"。可没几个月他死了，死于肾坏死。看来这就是病又开新路了。

我和女儿明白了这一道理，可现代人怎么可能接受这一点呢？治病务求斩绝除尽，谁肯带着三分病呢？所以，中医和西医绝不是在技术上不能包容，而是在治病理念上距离汇合还有一段路要走。

有人说用中医传统理论解释不了西药的疗效，这不对。如果是这样话，中医就没法接手治疗由西医诊治过的病人了。如今中医不可能不认真考虑西医西药对人的作用，因为到中医这里来的人有好多是经过西医诊治用尽了西药的。中医要详尽了解病人的治疗过程，不仅要了解西药的疗效，还要知道西药所走的路径，不然如何对症治疗呢？当女儿问出病人曾用过激素类药物时，她就会和师傅交换一个眼色。因为师徒二人认为激素的作用是调用了肾阴精，这如同动用了人的先天储存，而这不是用后天之力易补的事。至于说到西药的作用，中医本身就有各家各派，而且相互理解，为何唯独不能理解西派？何况如今中医药大学中的西医药课程量很大，学生学得也相当好，每年都有很多考上西医医科大学研究生的，又怎么能说中医不懂西药呢？要说西医不懂中药那倒是真的。

女儿走到哪都有人跟她谈到病，都把手伸出来让她给号脉。她说出相应的西医病名来，提示人去医院做检查。人们拿回来各种检验单，还是来找她看，一起讨论病情，听取她的治疗建议。她在医院中可以是医生，在医院外还是医生；她可以依赖医院的仪器，也可以不依赖医院的仪器。她甚至可以在什么药也没有情况下，凭着一根针灸针当场给病人治疗。当连一根针也没有时，她用推拿、按摩，也能履行医生的职能。这一点往往又是西医所不能及的了。

女儿的师傅告诉她，其实中医并不能治病，真正治病的是人自己，医生治病如治水，其作用是对人的生命力加以引导和调整，如果病人本身已没有可挖掘的生命力了，面对干涸的河床，你又引导和调整什么呢？既然是引导就不能替代，要的是四两拨千斤的效果；既然是调整就不是更换，要与造化自然良好合作。所以，中医对生命本身是敬畏的，对医的作用是有清醒认识的，如果把狂妄当自信，那么中医看上去的确不像西医那样趾高气扬。父亲说，旧社会西医院的外科医生可以打护士，护士在走廊遇到医生要弯下腰，侧着身，低头跑过。我想，母亲的师傅如果是这样对待她，那她后来给人看病会是一种什么心态？

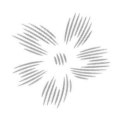

我认为古人创造中医理论不是什么
神奇的事而是生活自然

　　提到中医，总有人说它博大精深，还有人说它奥妙无穷，我不怎么同意这样的话。世上有什么事是没法理解的？为什么要把中医说得神乎其神？平心而论，我从未认为母亲是个聪明人，女儿的智力也就是中人。用我父亲嘲笑母亲的话说，古时尽是考不上举人的秀才因做官不成、做工不能才去学医的。所以，郎中的地位在古时一直是低于读书人的。书读得好的人早就考状元、走仕途了，谁会去做郎中？这说明中医并不是靠最聪明的人来传承的，其学问也不是非得最聪明的人才能理解。中医理论放在它所产生的环境中就不难理解。

　　为什么会出现当今世人觉得中医不可理解从而要否定它的现象呢？我想，这是环境使然，是时代的屏蔽作用造成的。这就像让当今城里的孩子学种地一样，不在农村这个环境中，便是把农业大学读到博士，终不是农民，与种地隔着一层。农村的孩子跟随着父母，没有特意学就会种地，关键是有那个能生长庄稼的土壤。

　　正是基于这一理解，我认为古人创造中医理论不是什么神奇的事，而是生活自然。让一个现代人手执长矛到森林中去打猎，十有八九得让狼吃了。所以手执长矛打猎在现代人就是不可想象的。

　　中医的现代化，在我看来，就像种田现代化一样。如今，农民种袁隆平培育出的种子，在田间管理上，把传统方式与现代方式结合得浑然一体。看到一个老中医告诉他的弟子，学中医是"方外有法，法外有方"。我想这就和农民种田一样，具体种什么，怎么种是方，但不能不考虑气候、旱涝这个四季之法，任谁也干不出秋天种玉米的事。但是，一切都按法来吗？如果有温室大棚，冬天也是可以种菜的，这不就是法外有方吗？正是从这个意义上，我肯定中医，肯定中医理论，也肯定西医。母亲对西医西药，能用中医理论去涵盖的就用中医理论去理解，一时理解不了的，就把它当作法外之方。

中医产生的土壤因其历史遥远，总让人觉得不真实。其实，这块土壤不仅是我们脚下的，还是现实的。即便是我们这块土地上的西医，也南橘北枳，与外国的医生"叶徒相似，其实味不同"，不管西医是否承认，在我看来，他们也还是有本土特点。

一天，我在街上遇到一位朋友。她告诉我刚从北京回来，她在日本留学的儿子病了，在日的亲属打来电话，泣不成声，说是病得很重，全身红肿，医生说病人最终得溃烂而死，让马上拿15万人民币住院。我朋友两口子一听，心急如焚，一时又去不了日本，便让儿子马上到北京，这边老两口也星火赶去。我说，在日本是不是看的小医院啊，上大医院看啊。朋友说是在大医院看的，是个有400多位医护人员的医院，全面做的检查，拿回来一大沓查验单，院长亲自出诊给看了，溃烂致死就是院长说的。

父母在北京接到儿子，马上到北京医院看病。医生看了一眼，把病历本朝他们一丢说："过敏，停所有药，养两天就好了。"然后就喊："下一个！"这态度顿时把朋友的儿子气坏了，"这还讲不讲点人权啊？我在国外，人家对我的病极为重视，院长亲自出诊，怎么到了咱自己的国家就这样？"医生奇怪道："小伙子，怎么了？你还想吃点药咋的？你这病就是吃药吃的，不停药不能好！"父母把儿子拉出去，不让他跟医生吵，托朋友上另一家医院再找专家看。这专家也不重视他的病，只是和同事们笑嘻嘻地传看他从国外拿回来的这些检验单。朋友一家哭笑不得，只好领儿子到大连玩两天，结果这病真就好了，儿子又返回日本。

我听了觉得挺逗乐的，又详细问了问。要说这条件、设备和培养医生的方式，人家日本那是比中国强多了，可一到实际运用上，怎么这外国医生有时就显得有点幼稚呢？我问朋友是否就这个问题请教了北京的医生。朋友说问了，北京的医生说，国外医疗条件虽好，医生也多，但他们国家人口没我们多，轮到每个医生看的病人数就比较少，这医生书本知识多，临床经验少，哪像中国医生整个陷入人民群众的汪洋大海之中,见多识广呐。听了朋友这番介绍,我想,相对日本医生按着书本给人看病,中国西医更侧重个体实际,这就使中国的西医无形中有了中医式的出发点,显得像中医一样重经验。由此可见,我们这块土地适于生长经验性的医学。

一位网友说她的一位眼科医生朋友世界著名,许多国家请他去,他都不肯离开中国。因为他之所以世界著名,是因为他是世界上做眼科手术最多的医生,丰富的临床经验令国外同行羡慕不已。如果离开了中国,他就会像外国同行一样,一年也做不了几个手术,只能研究书本,他的业务水平不仅不会长进,还会停滞或倒退,所以他清醒地认识到他不能离开中国这片土地。

有一天,我和朋友走在街上,遇到一位从北京回来探亲的医生。朋友就向他咨询自己的肾病。他是西医,常做手术,问到一系列的检验指标,告诉朋友要注意肝胆,并讲到肾与肝胆的关系。朋友说她的胆被摘除了,没有注意的问题了。医生顿时拉下脸来说:"我说的脏腑关系不是西医的。"我在一旁笑了,心想,如果外国医生到中国来行医,一准糊涂,因为在中国中西医界线不是十分清楚的,而且中国人治病的方式和治病结果也会把外国医生搞糊涂。

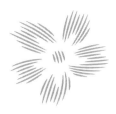

他掌握的样本越多，就越能把握住物候，
越能知道这一时的"病"

人们之所以觉得中医玄而又玄，是因为中医理论，什么阴阳五行了，五运六气了……如今的人住在城里，一整天也不会抬头看一眼太阳，一年到头也看不到几次月亮，怎么会认为自己的生存与日月有什么关系呢？恐怕城里人连二十四节气也不是太清楚了吧？

我也和女儿探讨过，把这些丢弃一些行不行？比如五运六气是不是可以不用？女儿说，这五运六气绝对不能丢，会摸脉的人都知道，人的身体与气候的相关性相当密切，这四季脉是不一样的，春弦、夏洪、秋毛、冬实。这早晨和晚上还不一样，今春的脉和去年春季的又不一样。而每一脏器在不同季节、不同地点的表现和功能也不同。不用五运六气学说还真没法统领和推演这些现象。女儿问，如果我姥姥抛弃这个学说，她怎么可能预知这一年将会流行什么疾病呢？

为什么中医现在看病的效果不够好？看看还有几个人运用五运六气学说？有人提出，中医摸脉为什么不能用仪器替代使之更准确？这么问的人是先把人的脉象都设想成可以是一样的并假定了一个健康样本。殊不知，人的脉象不是脉搏，不仅有四季的不同，而且老人与孩子不同、男人与女人不同，即使同一个人的脉在不同情况下也还有不同，可能这是很多人没有想到的吧？因为我们感觉不到这种不同，但这是客观事实。既然每一个人的脉象与他人都有细微的差别，那么我们用谁来作健康的标准呢？又怎么用仪器替代？

试想，如果没有五运六气的学说做纲领，你摸了一百个人的脉，要是你感觉迟钝的话，你会觉得这些人的脉全一样，因为你摸的是脉搏；要是感觉灵敏点的

话，你又会觉得一人一样，无从分类，难以把握。这就造成有的人觉得学脉难，从而否定脉象的现象，这也是当今好多中医学不会诊脉的原因。抛开五运六气学说，脉学就是一团乱麻。

我小时候也因中医的不确定性而对中医颇有微词。一些慕名而来的外地患者，地域越远，母亲摸脉的时间就越长，问的越多，全身看得更仔细；开药时，往往是投石问路，观察药物反应，观察几天后才真正下猛药。我当时也奇怪，母亲为什么看不准呢？

了解了五运六气后我才恍然大悟：一个中医就像一个农民，中国农民种地是紧扣节气的。一年四季寒暑的变换被分为二十四节气、七十二候。播种、插秧、收割，每个步骤都要求天时地利，一旦错过最佳时机，即使只是几天之差，产量也会截然不同。农谚作为"耕作宝典"为农民所用。像"羊马年，好种田"这样的谚语为农民深信不疑。小时候听奶奶说的"春分有雨病人稀""大寒不寒，人马不安"也往往言中。这被称之为物候，物候学现在是门科学。

五运六气是中医看病的物候学，正如农民一看季节就知道怎么处理手中的种子，一看庄稼的长势就知道应该采取什么行动一样，中医有地域性，有四时八节、二十四气、七十二候决病法。可如果突然把北方的一个庄稼汉送到海南去种地，或给他一把南方的种子，他就会一时不知如何是好，他就会观察、了解、思索并且适应。中医也是一样。母亲每天诊几十个当地人的脉，正像农民日日观察他的庄稼，紧紧把握着当地脉候，所以整体脉象上的风吹草动她都能最快感知。而对外地人她就需要调用更多的信息进行思考了。

中医把握人的生长节律与日月的关系，这关系不是中医主观臆断的，而是客观存在。春季应是弦脉，出现洪脉就是病了，把脉调得与季节相应就是治病，中医就这么简单。女儿的师傅在治妇女不孕症时，就致力于将妇女的月经调得与月律相应。他说，少有妇女月经与月律一致，特别是在望月来月经而患不孕症的。一位 48 岁不孕症妇女来治月经不调，女儿的师傅给她开方并告诉她，月经不调治好了，就没什么理由不怀孕了。一年后，这位妇女来给女儿的师傅送糖，告诉他自己生了个女儿。

女儿的师傅每天一上午要看五六十个病号。女儿给每一个人摸脉，她师傅对好多人竟不再摸脉，直接开方。因为他不用摸脉也能判断出这人是什么脉。来看病的人越多，他掌握的样本越多，他就越能把握住物候，越能知道这一时的"病"，越能知道人们整体的"病"。这就是中医的预测性所在，这就是中医治病的体系性和可重复性，这使他看上去很"神"。

置身于实践中的母亲也正因如此才能准确把握疾病的整体走势。

也有年龄很大的中医，诊室的门大开着，却少有人登门求医。女儿和他们聊天，回来对我说，这些医生并不是学识不够而是他们无从把握物候，因此无法看病。因为脉象是不确定的，整体的脉象也是处于动态中，如果中医不一直身处这一动态之中就无从把握脉象。所以，一个中医博士不会看病不是他读的书少，不是他水平不高，而是中医这东西根本就不能脱离实际，必须要在动态中把握的东西又怎么是死学硬记能到手的呢？没听说有谁仅靠书本能学会游泳。如果学习诊脉的过程是用书本方法，是在课堂上学，那么不但什么也学不会，还得走向自我怀疑。所谓的中医不好学，是因为脱离了实践就无法学，这如同在课堂上学打猎、学种田一样。

女儿走到哪里都给人摸脉。她说，我不能停下来，不能间断，我必须通过这种方式一直掌握脉候。如果我很长时间不摸脉了，那么这一地区、这一时期人们的基本脉象是什么样我就不能掌握了，诊脉的准确性就要大打折扣。

由此可知，中医怎么可能生长在历史上人烟稀少的西方呢？怎么可以脱离众多的病人而在象牙塔中存在呢？

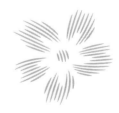

保护我们的外在身体并使我们的身体与之
节律一致才是人类的明智做法

　　女儿问我，我姥姥最早开始行医时是怎么掌握物候的？我告诉女儿，我母亲骑个毛驴，早出晚归，走乡串户，主动上门给人看病。女儿对我说，给我买个吉普车，我毕业后开车下乡，要是坐在城里等，就是等白了头也不会看病。

　　正因如此，对一个中医来说，他的病人越多，他看病的准确程度也越高，效率也越高，如同女儿的师傅。因为在他这个当医生的眼里，个体是整体物候的一部分，一个个病人相互间都是紧密相连，可以互相参照、校对的。他给一个人看病，也是在给一群人看病；给一群人看病也是给一个人看病。病人越多，他对物候的判断越精确，越能把握一群人、一个人、一类疾病在物候中所处位置，治病效果当然也越好。所以，病人少的医生，他用来把握和判断物候的基数太小，又缺乏连续性，影响其判断的准确性，就会出现病人少的中医会试探着给人治，先后用好几种方法的情况。因此，我让中医看病不轻易换医生，就是给医生充分了解病体的机会。西医是生在地广人稀之地，在缺少大基数病例比照的情况下不得不致力于深入研究个体、具体，所以精细的解剖就产生了。可以说，是西方的存在决定了西方的医学，至于科学，那是西方的意外之得。

　　几千年来，中国一直占世界人口的1/4，并以密集的方式群居，在气候与疾病的相关性分析上，中医掌握着特大的临床样本。持续几千年的观察、积累和不断地校验，中医掌握了气候与疾病关系的规律。别说中医，就是西医在治疗流感等病上也有"时令"特点。有时朋友感冒了，我会建议去问西医，这批感冒用什么药比较好？因为先患病的人作为试验品，已让医生得出用什么药效果好的试验结果了。所以，病人之间的关系是密切的，这点西医也不得不接受。把中医放到历史中去看并不深奥，亦无所谓古今，只要我们置身于实践中就不难理解这一点。

农民为什么容易接受中医？因为与种地之理相通。农业能现代化，中医也能现代化。基因工程要是能改变人类种子，中医也能用新方法耕种。

在汉语中，我们把每一天叫"日"，一天的时间是以日的运行来记的。而每个月，在我国古代是以月的运行来记的，于是，年也是以月来记了。可是我们的二十四节气、七十二候，实际上是属于阳历范畴，是以地球绕太阳运行的规律来确定的，它的测定又是以浑天说，也就是地球是圆的为基础。这说明，我们古人想尽一切办法，使主观认识与客观规律一致，古人的经验总是在把我们引向客观、正确和接近真理。

古人把人所受到的来自日月的双重影响，用阴阳来表示、解释、对应………时时用实践来校正和充实，使之符合客观。经过历史的淘来荡去，留下一条清晰的河床，这就是中医理论。如果把中医理论像摊煎饼一样摊进历史，我们就会看到它其实很简单、很自然、很真实，也很科学。

既然地球上的生物是受日月的双重影响，那么，在制定历法上，中国古代使用阴阳合历就成必然。干支60年是以冬至为参考系的地、月、日三体最小相似周期，这与自然规律的一致使我想到，要么是古人的寿命不像我们想的那么短，要么就是代代相传的记录和观察严密得如同一个人的永生才能观察得如此贴近自然。光说我们中国人重视传统，讲子承父业，讲师传，因为没有这样的传统，很多超越个体的观察、思考任务是无法完成的。正是从这个意义上来说，我认为中医是不同时代人的集体智慧。

在60年这样一个循环中，月日对地的交互作用，形成了细微差别的地球物候，在中医上用五运六气来表示。一提阴阳五行，现代人就头大，搞不清它是什么东西。其实这东西没那么复杂，我们可以用最简单的方法来理解。比如，当我们认识温度这个概念时，我们用冷和热这两个概念去把握它，而冷和热这两个概念却是相对的，互含的，这正如我们用阴阳去把握身体的健康。我们就用五行来代表阴阳所体现的不同的度，比如阳盛为火、阴盛为水等。所以，五行是阴阳的不同状态。我觉得阴阳五行是很实用的模糊数学，从这一点上说它是先进的并不为过。

当阴阳五行这样一个模拟系统建立起来时，它就成为医家的"法"。

如今在中西医之争中有一个中间派，提出只要中医的药方，不要中医的理论。这种只要方不要法的做法正是我当年想学中医时对母亲提出来而遭到她断然拒绝的。我当时想，母亲治再生障碍性贫血、银屑病、不孕症等绝招教我几个，我此生就不会遇绝境而不能逢生了。我很长时间不理解母亲怎么会这么迂腐。现在想来，只有方没有法，中医就没有再生能力，就不能自我校验，就不能调整与时与地的关系。也就是说，不能与时俱进。法，是中医的生命之根。

如果没有人体随季节而产生的生理变化，阴阳五行对中医就毫无意义。女儿说，每当季节交替之时，第一批上来的病人几乎都是"时令病"，就是身体节律与季节没有同步而出现不适的人。而这批病人，往往又可以作为把握其他病人的标尺。因为医生对时运的把握是要通过他所面对的病人才能具体。他要在病人中树一类典型，当作标尺，作为当下时运的具体体现。

自然是人的外在身体，外在、内在息息相关，遥相呼应。如今人的外在身体节律也有病了，比如变暖，这是发烧。人的内在身体受西医保护与外在身体有着诸多隔离，这是一件人的内在与外在身体各走一边、越离越远的危险事。中医因此而衰落，如果把中医的衰落归为中医的过错并幸灾乐祸的话，那人类可就太糊涂了。保护我们的外在身体，并使我们的内在身体与之节律一致才是人类的明智做法。

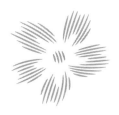

不能因为西方科学文明开创了现代文明就砍断中国文化这个"不周山"

　　人生像植物一样是随季节展开生长阶段的。人生阶段不可以用思想去走，而是要置身其中。身在其中，可以自明，这就是生命不可替代的作用。所以，想不明白问题时，人要行动。做，可以带动思想。

　　当我小时候对缺少照料，以比较原始方式生存的人不理解时，奶奶就告诉我说，这样的人是天养活。早先听我奶奶这话感到挺迷信的，我们总是称大自然环境是恶劣的，人要是完全暴露于自然无疑是摧残生命。可被我奶奶称作是天养活的人，恰恰过的是原始而又自在悠游的生活。现在想来，这天养活本没有什么神秘色彩，难道我们的生命真是用现代生活方式滋养的吗？我们是不是把次要因素本末倒置地当成主要因素了？真正滋养人的还是天地自然，用回归的方式多亲近自然不失为寻找健康的最佳途径。从这个角度说，遵天时地利的中医也是在寻找回归自然的途径。

　　母亲说，她师兄早年得了肺结核。在六十多年前得了结核就意味着死亡。他在山脚下搭了一个棚子说给他母亲守孝，过起了原始生活。三年之后，他的结核病就自愈了。我觉得母亲的师兄比我母亲更了解自然的含义。

　　如今的更年期妇女普遍接受吃药治疗，因为医生告诉她们这是病。可无论是我奶奶还是我母亲都告诉我这是人生错位造成的。所以，人类的精神疾病也常常是出于心理与生理阶段的不协调。为此，我总是劝人结婚、生育、做饭、带孩子……这些活动可以带动人的心理展开生长过程。

　　我知道阴阳五行的模式不太称有些人的心，可它却也在支撑着一角天空。社会虽是以单科突进的方式推进的，却是以多种文化支撑的，不能因为西方科学文明开创了现代文明就砍断中国文化这个"不周山"。如果出现天塌西北的情况，那么，这个天补还是不补呢？

我总把中医视为潜伏于中国地下的根，是无法斩尽杀绝的，说不定从哪就冒出来。同事问我，她10岁的儿子总后背疼是怎么回事？我想不出10岁的孩子后背疼是怎么回事。可孩子的老师知道是怎么回事，老师告诉家长们："都领孩子到医院照个B超，现在的孩子都得胆囊炎！"我听了奇怪，这么点孩子得胆囊炎？同事说："老师还告诉看一下肾，还普遍有肾结石呐！"我一听，这老师岂不是也"神"了？同事孩子检查的结果是：胆囊炎、肾结石。医生们还在寻找这么小孩子得这些病的原因，老师说，啥原因？就是吃小食品和喝桶装水造成的！医生最后也认可老师的判断。瞧，只要样本够，小学老师也有成医的可能！这就是土壤。

中医给人看病颇有点像老农卖瓜，捧起一个瓜用手一掂："6斤！"又一拍："保熟！"这时你非让他拿出证据来，他真拿不出。不过你可以找秤去称，找刀去切开看。农民对中医的理解要比有的科学家到位，这并不是中医不科学的证明，也不是农民愚蠢的证明。其实毛主席比较明白这个道理。

现代生活日益脱离自然，使我们越来越以为我们与自然没有多大关系。然而西方科学家开始陆续发现了"生物钟"，发现了"生理节奏"，又发现夜里不适合搞体育锻炼，发现用日光可以治疗失眠症……说实话，因为我一直密切关注和追随着科学发展，正是这样一些所谓的科学新发现把我一步步地推回到母亲那里，因为这些都是母亲早年告诉我而我不以为然的自然疗法。相比母亲当年说的，这些新发现只是方，不是法。这些方可以不用科学去发现而用中医的法就能推演出来。与其坐等这些科学新发现，不如到中医中去寻找，像我母亲一点点发现中医的糟粕原来不一定是糟粕一样，我发现中医中确实有我所需要的精华。

女儿就总是告诫我不要熬夜，因为按中医的理论，人的脏腑活动规律在夜里应处于休息阶段，到了子时还不休息，人体尤其是肾精不仅得不到养还要动用储备，这就是透支。中医理论是反对夜生活的。我一个朋友突发心脏病死亡，女儿说，什么心脏病？就是他常年熬夜耗尽肾精，造成阴阳暴脱，猝然死亡。我问女儿：这是一对矛盾，好像没有比子时更适合思想的了。从时辰上讲，午夜也是文思泉涌之时，对我来说也难以放弃这一时间的思想诱惑。女儿笑说，所以你患"脊髓空洞症"啊。在人家养精髓之时，你却耗精费神，所以要思想就得付出健康代价，上帝很公平。

我对看上去似乎荒唐的事也不敢轻易否定，荒唐的事物如洪水，中医的道路如洪水退后留下的河流。医学也好，科学也好，走的很少是直路。纵观科学史，不也是洪水过后留下的河道吗？如今科学被封为皇后了，人们总想给她洗白，给她重修一个好出身，想把她弄得不是邻居二丫，这有必要么？我在给中学生上课时，就讲科学的本来历史，不让孩子们对科学形成迷信，不压制他们自身的创造性。

单说科学发展，难道一直是靠科学自身获取动力和成果的吗？翻开科学史一看，其中充满了旁门左道、触类旁通、无心插柳、歪打正着的意外之得。科学史告诉我们，科学从来就没有走过一条康庄大道，科学真正讲逻辑、概念、标准、规律才几天？袁隆平如果走一条中规中矩的科学道路，能有今天的杂交水稻吗？多少大科学家当初不是被"科学"否定？我不知道把科学打扮得过于圣洁的用意何在？我相信，科学现在也还是在用试错法前进。

奶奶经历过鼠疫。她说往往一家家、一村村的人都死光。她们村挖了一条护村深沟，里面注入水，从外来的人与鼠都进不了村。邻近一个村的人几乎都死了，一个孩子跑到这村的沟边哭喊着找姥姥。孩子的姥姥实在不忍心，就带了一些食物出村，在村外搭了一个小棚子和外孙子住，很快两个人发病都死了。于是我慨叹，想不到中国古人筑城墙、挖护城河御敌的意外之得是防鼠疫啊！有些专家还研究鼠疫在中国没有像西方那样肆虐是中国人体质特殊呐！

科学在一些被称作是科学家的捍卫下变得纯洁了，可是不是也失去了一些活力？凡是不符合所谓科学标准的就被打成"伪科学"，这使中医的色彩一直是灰色的。可是科学高高在上，与其他人类思维产物不可通约，失去了强大的生存基础和营养来源，是不是也令科学患上了气血两虚之证？

我到医生办公室说："你们怎么让病人看门，还让他穿白大褂？"

每当帮高考生报考时，常遇到一些孩子不知学什么专业好，一时决断不下来，我就扔给他们一套表格————心理测试，看看适合从事什么行业。

女儿学心理学时，给我拿回来的测试表厚厚的一沓，让我不由得感慨，如今心理学发展的真是很像样了。

不过，我给孩子们选专业时，常常遭到拒绝："不学心理学，我不想和疯子打交道。""不学法律，不想和坏人打交道。""不学医学，不想和病人打交道。""不学师范，不想当孩子王。"我不明白，哪儿来的这么多禁忌？把有"问题"的人全排除掉了，还有人了吗？我们不想和人打交道？但孩子们都不拒绝当科学家，和物打交道。物是客观的，服从理性。

理性真的是正路么？

一般说来，精神病人和正常人的最大区别恐怕就是他们失去理性吧？理性的可贵，正是与精神病人对比时得出的。

可是，人真的可以很理性吗？理性可以让人逃离精神病吗？

由于母亲有许多精神病患者，故我接触的精神病人比较多，后来又认识和交往了一些治疗精神病的医生朋友，其中有一位还是专家。二十多年前第一次同这位专家接触时，我就向他提出一个问题："恕我冒昧，我怎么看你和你的病人一样呢？"他很坦率地告诉我，他本人就患有精神病。我从他这里知道，精神病医生的职业病就是精神病。他从书架上捧下一本本厚厚的专著，指给我看一个个作者的名字，名字上是黑框。他说这些作者都是他已故的老师。"知道他们是怎么死的吗？"他问我。我当然不知。他告诉我："全死于自杀。"这让我不解，精神病专家死于自杀？他们那套学问解决不了他们自己的问题？他告诉我，这些人非常理性，身上带着遗书、工作证等，尽最大可能把后事料理好，他们不是疯狂地去死，而是"理性"地选择死。

这个专家也是很"理性"的，知识渊博，思维缜密，逻辑性强。我和他谈话时发现，他几乎容忍不了人的语言。下判断？错误！描述？不准确！怎么说也不能达到他的逻辑要求，弄得我不敢开口说话。没办法，有一次我对他说："我不叙述，我给你表演吧。"他竟然非常高兴，认为是找到了最好的交流方式。因为这样一来，他就可以通过观察、发现，自己去下判断。

当时，他身边跟着一位年轻人，是一位在部队上当卫生员的转业兵，分配到精神病院工作。他想要学专家的真本事，宁可伺候专家，为的是看他怎么治病。二十多年过去了，这个勤奋刻苦的转业兵也白了头，成了专家。

在我办公室的抽屉里有好多瓶抗精神病类药物，如果吃上几粒就可以见上帝了，这都是"转业兵"给我几个朋友开的。药不能放在病人处，只能放在我这里。如果你看见我一早一晚急匆匆地走路，那不是在锻炼身体，而是去给朋友服药。

许多病人是不肯去精神病院的。所以，我有时要把"转业兵"请到我的办公室来做客。别人看我是在和两个朋友闲谈，其实我是在掩护医生诊病。

看着"转业兵"，让我想起当年的那个专家。"转业兵"和那个专家一样的理性。我承认他现在的水平的确达到了专家的高度。我的病人朋友一个个都是刁钻古怪的，对"转业兵"的态度好像不是我请来给他们看病的医生，而是为他们找到的敌人，千方百计地刁难他，可都难不倒他。记得我一个朋友在"话疗"时问："你猜我的病因是什么？你猜得到就猜得到，猜不到我绝不告诉你。""转业兵"说："我不管你的病因是什么，我不想猜。"我的朋友撇嘴道："常言道，心病还得心药医，你都不知道我的病因是什么，怎么给我治病？""转业兵"说："我给你治完病后你就会发现，你那个病因根本就算不得病因。"

当"转业兵"的治疗使我的朋友病情稳定时，我的朋友往往要请他吃饭。

在酒桌上，他一口饭不吃，一口酒不喝，甚至不喝一口水，自始至终，筷子不曾拿起过。而我要做的，是让这一切显得正常、自然。他只做一件事——说，不停地说。这张说话的嘴绝不能为吃而停顿。朋友看我那么"自然"，都分外懂事，绝不劝他停下来吃一口菜。过后会奇怪地问我："我看医生怎么比我病的还重啊？""转业兵"和他的专家老师一样患上了他们的职业病。

如果说疯狂的人是感性的，那么精神病医生的极为理性怎么也使他们精神出偏呢？看来理性并不能保证人不疯狂，感性也不等于丧失理性，既然天才与疯子只有一步之隔，我们大可不必对疯子过于排斥。有的人之所以疯，恰恰是身体启动了自我保护机制，逃避社会现实。这说明人本身并不是理性动物，或者说，并没有一个绝对意义上的理性存在。

有时，路过精神病院我会进去和医生们聊会儿天。有一次，我敲门，一个穿白大褂的年轻人瞪着一双典型的神经质的眼睛看着我。他在审视我的神经正常度，我快乐地与他打招呼，微笑……可他无动于衷，不开门。我断定他是病人，拿出医生对病人的架势，一瞪眼，一声吼，他就给我开了。进去后，我到医生办公室说："你们怎么让病人看门，还让他穿白大褂？"大家笑说，那是新分来的医学院本科大学生。我听了感到不可思议，怎么刚来就得职业病了？

我的精神科医生朋友们聊天时，喜欢为人做精神分析。有时也给我做，结论是我也有精神病。我并不生气，因为在他们眼里无人不是精神病。我听他们分析希特勒是轻躁狂，我点头。接下来，他们分析列宁也是轻躁狂；再接下来……我想，耶稣、释迦牟尼，谁也跑不了精神病的命运。既然无人不"精神"，我又能逃到哪里？

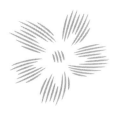

母亲不大惊小怪地对待精神病人的态度影响到我

当年我之所以认为母亲糊涂，不仅仅是因她的道德感不如一般人强烈，而是对精神病人也并不如一般人那样将他们当疯子对待。母亲与精神病人处之坦然，从不大惊小怪。母亲给他们针灸、吃药，和他们聊天，也多治好了。这使我小时候也不觉得精神病是什么特殊病。母亲有时忙不过来，就让我陪精神病人聊天，这使我很会和他们聊天，到现在也是。我在负责信访工作时，能和一屋子的精神病人很好地聊天，各信访部门都把闹访的精神病人打发到我这里。如果以为我是在哄着他们，是使用技巧和他们谈话就错了，我和他们聊天与正常人聊天是一样的，你不用正常人的方式说话，他们能听出来，一点也不傻。

母亲不大惊小怪地对待精神病人的态度影响到我。在人群中，精神绝对错乱的人很少，绝对理顺的人也很少，大多数的人是局部紊乱。了解了这一点，就知道怎么与人说话，和人相处了。有一个精神病人上访盯住了我，我走一步她跟一步。我笑着对她说，其实你不用这么盯着我，我是愿意和你在一起，不然我想甩掉你很容易，因为我比你跑得快，不信咱俩比试比试？我的话让她笑了，她笑我精神不正常，两个女人在闹市区比赛跑不是疯了？她才不干这样丢人的事呢。结果我跑掉了。

当你了解精神病是怎么回事，同时也知道他们与正常人并不存在质的差异时，你不过是根据他们的特点和他们交流，就不会与他们发生冲突，激发他们的病态。历史上有多少智者被认为是疯子而遭到迫害，那些被绑到火柱上烧死的哪个不是被称为狂人和女巫呢？这种历史真的过去了吗？

有一次出差到天津，见到街上一个年轻妇女发病，脱光了衣服在奔跑，好多人跟在她后面起哄。我迎上去，当她跑过我身边时，我伸出手臂温柔但有力地搂住她，脚下也是轻柔而坚定地使绊子，缓慢地将她压倒，同时在她耳边梦幻般地耳语："你累了，你太累了……"她伏在我怀里流下了眼泪，哭诉有人抢去了她的衣服……我把她手里拎着的两件衣服给她穿上。周围的人议论纷纷："肯定是她家人，别人谁敢靠近疯子？"

一个孩子看他母亲有疯病，精神压力很大，担心自己也有病，别人的关注更给他造成很强的心理暗示，于是他的行为就怪异起来，走到了精神崩溃的边缘。我和他透彻地谈了一次什么叫精神病。我说，人的大脑发展是不平衡的，所以才有发展的空间和余地，人的大脑之所以大于一般动物，人之所以能成为万物之灵，就是得益于人的头脑的这一变异性。就是说，人的大脑正是由其特异性而发展的，说白了就是精神病推动了人脑的进化。便是那些疯大劲，失去自控和自理能力的人，也是在为人类的进化替整个人类付出个体代价。

不能否认，我们现在的思想是七零八落的，精神是一团混乱的，由于我们丢弃了传统观念，仅接受了西方的科学而没有接受他们的人文信仰，使我们的生活和情感产生诸多分裂，出现好多问题。而一旦有人出现精神偏差，我们又将其划为另类，以科学的名义从社会意义上抛弃他们。正因为如此，我痛惜大学生跳楼，反对以"精神病"为借口对大学生跳楼无动于衷。因为精神病人也一样可以拥有美丽的大脑。我们不应找医学理由放弃对他们的关心、爱护。

从中医，也就是我母亲那里，我不觉得精神病是什么改变人本质的病；从西医那里，也没有得到一个明晰的界定。如今，西方对精神类疾病的看法也有所改变。有一部叫《美丽心灵》的美国电影，歌颂一个"美丽的大脑"，大脑的主人公就是诺贝尔奖获得者纳什（John Nash）——一个终生精神病患者。他来中国参加世界数学家大会时，中国记者被告之不能用闪光灯晃他。影片结尾表现他领诺贝尔奖时，看到他的幻觉人物也都来参加他的颁奖晚会，他平静地看着他们……

经常，医生不是愁治不好精神病，而是犯愁治好了不敢放还社会。因为他们的精神与现实有时差和错位，这是许多人的病因。我们从社会角度认定是他们错位，而不肯稍许从他们的角度承认社会的错位。

一份对北京大学生的调查表明：北京有 10 万大学生患有抑郁症，占学生总数近四分之一。而据北京高校大学生心理素质研究课题组的报告显示，有超过 60% 的大学生存在中度以上的心理问题，并且这一数字还在继续上升。

看了这些数据我有些不解：我们的孩子怎么了？

据卫生部公布的数据：我国每年有 28.7 万人死于自杀，占全部死亡人数的 3.6%。在 1995 年至 1999 年全国人口最重要的死因中，自杀名列第五位。

自杀者中八成以上患有抑郁症。患抑郁症的人中三分之二有自杀意念，10% ~ 15% 的人自杀成功。

2000 年以来，我国每年 10 万人中有 22.2 人自杀，每两分钟就有 1 人自杀、8 人自杀未遂，而有自杀意念的则是已实施自杀的六七倍。除自杀死亡者以外，每年尚有 10 ~ 20 倍的自杀未遂者出现不同程度的功能残疾。

而在 15 ~ 34 岁的人群中，自杀更是成为首位死因。

连北大、清华对学生跳楼都漠然了，一句"抑郁症"成了这些学生该死的充分理由。这种思维如果得到认可，我们就可以漠然对待四分之一学生的死亡追求。这是多么可怕！

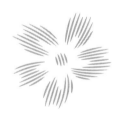

她最有得抑郁症的条件，事实上她的
病友中就不乏跳楼者

　　一句"抑郁症"，我们这些非医学专业人员还帮不上得了抑郁症亲友的忙呢？因为专家们说抑郁症是一种生物学上的疾病，不是思想问题。说现实生活中有种误解，以为自杀者是"一时想不开"，如果做做思想工作就能避免。专家说自杀是一种病，必须通过专业的心理疏导并配合药物治疗和电击治疗才能医治好。

　　专家说，对抑郁症的最有效治疗方式是电击，把人击昏了，击得在昏迷中抽搐，我们能做的是帮助他防止在昏迷中因呕吐而窒息。

　　我想，如果我的同事正在我们工作的紧要关头对我说："我犯病了，要去做电击。"我就得放下工作陪他去，刚击完走不了路，是不是得有人扶他上车回来？如果我说："你先挺一挺，等把这件工作干完了再去。"他要是转身就跳楼了怎么办？

　　据资料统计，抑郁症在人群中的比例将近20%。按这比例，五个人里就有一个抑郁症患者，和我关系最密切的同事中就应有几个抑郁症患者，我应听从专家们的呼吁，要以平常心看待抑郁症和自杀。4%的同性恋能正常看待，20%的抑郁症能不正常看待？我理解的正常看待，就是他们抑郁他们的，我乐我的。因为我想我能做的只有思想工作，而这又被说成是没用的。他们要跳楼呢？我说"请便"？我要是拼命阻止或招来许多同事和我一起阻止，这些抑郁的人会不会上街游行，高呼："我们要自杀！给我们自杀的自由！"

　　好在我们单位没有按比例出现20个抑郁症患者。这使我提出一个问题："我们单位为什么没有按比例出现应有的抑郁症患者呢？"

　　其实，经过观察，我单位人员中不是没有相应气质的人，也就是说我们有相应的可能成分，但却没有把可能性转变为现实性。我认为是集体性的社会生活匡正了他们。如今很多人都认为集体对个性是抑制的而加以反对，我认为社会与个人联系的过于松散也是个体精神偏差的原因之一。

美国有位临床医生，他认为抑郁症可能是思维方式的问题，我认为他触摸到了抑郁的本质。

我那个得了白血病的同事，她就没有按照医嘱疗养，做过手术后就上班了。很多人都把她的存活当作奇迹，记者也来采访。后来有一位上级领导认真研究了她的情况后，得出一个结论并向她宣布道："你非常有幸地生活在一个好的集体中，如果换一个环境就不会有你的今天。"有些记者总是不解，再三追问："你们领导怎么会这么残酷，让一个刚做完移植手术的病人上班，难道不知道白血病人没有免疫力需要无菌环境吗？"这样的问题让我们一时真难以回答。让我这位同事上班的确是件十分冒险的事情，而事实上我这位同事又真是三天两头感染，搞得动不动就生命垂危。假如她就这么死了，真要是有人就这件事追究责任的话，这话还真不好说。因为我们的做法既没有遵医嘱，还颇违反科学，又不好解释动机。可如果让她躺在床上像同她一起做手术的那些人一样静养的话，我想，她很可能也像他们一样早不在人世了。

到单位来，在大家的共同努力下，用她的话讲她可以一整天没有机会想到自己的病。我不知道什么样的养病环境能达到这样一个效果。她最有得抑郁症的条件，事实上，她的病友中就不乏跳楼者。她前两天还说到一个病友，在家人商量他的病是否复发时他从九楼跳下，家人还没发觉，回头却不见他在床上，只有窗户是开着的……

只要活着就能品尝到活着的乐趣，这样一来，人就不会忧郁，又怎么会要寻死呢？而做到这一点，仅仅通过她个人的努力是做不到的，需要一个集体的共同努力。

我曾见过两个老处女患抑郁症的不同结局。一个是我父亲的同事，一个是我的同事。父亲单位是西式管理，尊重个性，人格独立，保护个人隐私，不介入他人生活；而我们单位是旧式封建家长制的管理。两个老处女年过四十后出现了相同的症状，不安、躁动、多疑、妄想，同事逐个成为她们的假想敌，受到谩骂和攻击。事情反映到领导这，父亲单位领导的做法先是让大家回避和不予理睬，后来情况失控后就把这女人送到精神病院治疗，进行电击。出院后，大家还是回避她，她就又犯病，如此几次之后，她就自杀了。而我单位的领导在单位德高望重，他大包大揽，先选中一个年近五十的鳏夫，这男人一表人才，相貌堂堂，可命运不济，工作在基层，老婆死了，给他扔下一屁股债，三个儿子挨个长起来了……正是愁苦之时。我们领导把他调到城里，想方设法还上债，帮三个孩子寻找出路，劝他娶这个老处女。男人的工作好做，这女的工作不好做，平日里谁要是提给她找对象她就骂谁，但她不敢骂这个领导。老领导是连哄带骗，半强迫，全包办，让她懵懵懂懂就结了婚了，我们还不失时机地从医院抱来一个超生的女弃婴给她送去。很快，她就喜笑颜开，抱着孩子，与我们扎堆在一处，成天以丈夫、孩子为话题，聊得不亦乐乎了。

我在这里绝不是要宣传封建制度好，我要说的是，像抑郁症这样的疾病，绝不仅仅是医生和医院的事，就像犯罪现象绝不能是法律部门一家管的事。我们分工是对的，但不能分裂；我们专门化是对的，但专门不应是隔绝的意思，更要相通。所以，谈病，不仅是医生的事，也是我们外行人的事；治病，不仅是医生的事，也是我们外行人的事。社会上的什么事，都不仅仅是专业人员单独能够完成的，从这个意义上说，大家的通力合作不是很必要吗？

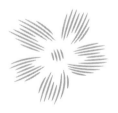

母亲诊所中的温情脉脉与医院的冷酷总是不自觉地在我心中做着对比

小时候不理解我奶奶的很多想法。奶奶无比地强调家族，强调家人的亲情，强调利他和无私，强调责任和奉献。总之，都是老一代人的旧思想。当有人宣称为自己而活时，我奶会蔑视地一笑说："如果要是为自己而活，可能会活得很好，也可能早就不活了。"小时候我只听懂了前半句，因为我奶奶为了她的子孙，让自己吃苦挨累，这是有目共睹的事。可为了自己为什么就可以不活了呢？这后半句是我成人之后才理解的。如今有多少可以活得很好的人却不肯活下去了呢？连人大的教授都开始跳楼了。

我对白血病同事说："你可别想死，你说你要是死了会造成几大人生悲剧？你儿子是早年丧母，你丈夫是中年丧妻，你父母是晚年丧女，而我们则是赌输了钱，你这手术可是我们大伙捐款给你做的，你要死了，我们的钱岂不是打水漂了？"所以，她肯忍受排异反应的巨大痛苦，其精神支柱也绝不仅仅是为了自己。如果是为了自己，人的一生会撒手多次，一条命可能不够自杀的。

现在的人过于强调自我，心里没有别人，完全以自我为中心了，却轻易地就撒手生命了。连上有老、下有小的人也能轻易自杀，这说明以自我为中心时，"我"不是扩大了而是缩小了。"我"是一个集团军，你的父母身上有你，你的儿女身上有你，你的兄弟姐妹身上有你，你的朋友、你的同事、你所处的社会都有你的成分，失去哪一部分"我"，你都会感到失去一部分自我生命，如果丢失了太多的"我"，虽然你没有自觉，可你的"我"却不受欺骗，他会不快乐、郁闷，乃至忧郁。把"我"全部回收的思维方式就是自杀性的。

无论是人的脑还是人的心发展都是不平衡的，过于强调人的社会性和过于强调人的个性对人都是有害的。人的脑和心就是在人的个性与人的社会性之间寻求平衡。

一个让我帮着填报高考志愿的孩子上了一所全国重点大学后告诉我，开学第一天是校心理医生给上大课。医生把手一挥，指着学生说："到毕业时，你们中间将有20人自杀而亡，我的任务是使这个数字降低……"我听了感到不解，自杀是流行病还是传染病？心理医生这不是在做心理暗示？这孩子回头一看，是不是感到在座的有20个鬼魂？而这20个鬼魂此时心中正怀着入学的喜悦，为什么他们会在这四年中赴死？

于是，我又看美国的情况。在美国，有500万人服用抗抑郁药，每年自杀人数30万。美国儿童和青少年患情感性疾病的比例为五分之一。

世界卫生组织现将抑郁症列为危及人类健康的第五大疾病，并预测到2020年，精神性疾病，包括抑郁症和癫痫将成为导致死亡和残疾的第二大原因。专家们估计，在今后20年中，患精神性疾病和神经系统疾病的人数将大增。

抑郁症导致家庭和社会人际关系紧张、生产力下降。据世界卫生组织统计，一人自杀至少会影响到6名自己身边的亲人和朋友。患抑郁症的人和他们的家属都活在深深的痛苦之中。

怕死，是一个多么难以克服的人性弱点。叛徒怕死可恨，也可理解，因为这是人性弱点。为了不死，多少人宁可从狗洞里爬出？但想死岂不更违反人性？如果说穷得活不下去了，多少能理解些，可从统计资料上看，自杀率高的地方往往是文化、经济相对发达的地方。这么说，社会越发展、越富裕、越有文化，科学在人类生活中越占主宰地位，人就越不想活了？难道说是富裕和文化杀人、科学杀人？

个体的中国人是一滴水，连21岁的雷锋都自觉到了这一点。他为什么要孜孜以求把自己融入人民群众之中？雷锋精神的实质是什么？中国人对个体与整体关系的深刻体会有助于他们理解中西医关系。人，为什么要结成整体，组成社会？中国人为什么独处一室也要心怀天下？人，不仅是身体需要扩展到自然与天地合一，心灵也要扩展与他人呼应，中国没有西方的上帝做心灵支撑，中国文化的建筑材料是人，建筑结构是人的社会关系。众多雷锋式一滴水的意向，使中国人追求成群、成势，达到"积水成渊，蛟龙生焉"的状态。这就是为什么中国人求大、求积、求容，"不择细流，以成江河；不择江河，以成湖海"的原因。在群体中体会"气势"是中国人的一大精神源泉，仅仅追求"我"就会走上死路一条。

女儿说，进了医院如同进了一座工厂，大家都是技术工人，冷冰冰的。虽然我现在已看惯了全身插满管子、架满器械的治病景象，也习惯了器官移植、截肢，还有死亡后的解剖，但母亲诊所中的温情脉脉与医院的冷酷总是不自觉地在我心中做着对比。现在还有多残酷的事，不能让我们以平常心看待？使我们冷漠的，是不是一颗理性的平常心？

我们拥有太多的西式理论，以至我们的头脑和生命被充塞得没有一点空隙了。我在少年时曾见过一位浮士德式的老人，他把自己关在小黑屋子里研究理论。看着他一阵阵地发狂、撕书、砸墨水瓶，我不知如何是好，就给他桌上放了一个小鱼缸，里面是我养的两条漂亮的金鱼，还放了一小盆花，花开得比盆还大。我想，他坐在书桌前，难道目光就不会被金鱼和鲜花吸引？就不会想到他是活的，不是在坟墓里？就不想到外面见见阳光？一周后，在他暗无天日的小黑屋中，我的鱼和花全死了，就那么死气沉沉地摆在那。不久，他也死了，而且没有闭上眼睛。当时我就意识到，理论能杀死有生命的东西，它能把整体的东西割裂，把活的东西杀死。

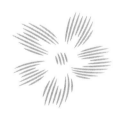

这是捍卫头脑领地，不做精神殖民地的斗争

西医确实很伟大，毫无疑问，我们已离不开西医，我衷心希望西医能加快发展，能解决更多的医学难题。但是，西医治了很多病，也造出了许多病，用自己的刀削不了自己的把。这一利一弊成了现代科学的一大特征，虽不能说是得不偿失、弊大于利，但这弊实在让人即便是在利的巨大诱惑下也难以接受。最重要的是，西医的思维方式和健康观念给现代社会造成了巨大的副作用，可以用简单方法治的非用复杂方法治；可以不治自愈的，非得治而后愈；可以带病存活的，非得依赖现代医疗而存活；本应自然死亡的，非大治一气而后死；本可以靠良好的生活观念少得病或不得病的，非用强大的医疗体系支持一种不自然的生活方式……西医所缺少的不正是中医的东西？

在中国地域的西医有时不以主观意志为转移地会偏往中医所走过的道路。我想，是不是东方人的头脑中侧重意象思维的比例要比西方人的大呢？

女儿小时候，我曾致力于她的科学思维塑造，可与好多女孩子一样，她天生不接受理性思维，常常是道理给她讲得明明白白了，她说："是的，道理是这样的，可我还是想那样。"完了，什么道理都白扯。怕女孩子到了中学阶段学不进数、理、化，我提早给她培养兴趣，从她小学三年级开始，我用了三年时间，每天晚上给她讲《科学演义》。我认为，中学的数、理、化课程不从兴趣入手，割裂科学发展史，不符合人的认识规律。如果我能培养起女儿对科学的兴趣，那么中学的科学教育便不是不可以接受了。三年，我不仅给她讲完了科学发展史，还重点讲了爱因斯坦的相对论，并把《物理世界奇遇记》也啃了下来，这下我想应该是差不多了。

可是到了中学，女儿和班里的绝大多数女同学一样，对数、理、化束手无策。我认为还是学校的教学方法有问题，决定亲自教女儿这些课程。结果我发现女儿的头脑拒绝解题，拒绝线性思维。物理老师被她提出的稀奇古怪的问题气得在课堂上呼叫天老爷。我费尽九牛二虎之力也还是不能让她回到逻辑思维轨道上来。我迷惑不解地问她："我给你讲了三年的科学，你一直瞪着闪闪发亮的眼睛，兴奋、专注地看着我，我问你，你把这三年我讲的东西听哪去了？"她笑嘻嘻地说："我光看你表演了，哪听你讲了。"我像她的物理老师一样地叫起天老爷了："天啊！我这三年时间不是全白费了吗？"女儿说："怎么能是白费了呢？如果你不花这么大的力气，怎能知道我不是学科学的料，怎么会接受我学不了科学这个事实呢？"

女儿迫使我接受了人的思维类型是不一样的事实。其实我知道，我的头脑也不是纯理性思维的。我曾和别人一起做"奥林匹克"数学竞赛题，别人能做上来十道题，我能做上来九道。人说，这就不简单了，再努把力不就能做出第十道题了吗？可我仔细研究了一下我没做出来的那道题，发现问题根本不是我再努力的事，我根本就做不出最后那道题，那是我科学智力的极限，表面看我与他人的数学能力只差一道题，实质却是天上地下，能做出最后一道题的人必须得是纯数学头脑的人，而我不是。我是用模拟数学思维做上九道题的，这不能说明我具有数学头脑。在别人看来，我与数学尖子生差不了多少，殊不知差之毫厘谬之千里，从这个意义上来讲，学别人，只能学到形似，永远不能达到真是，要想真是，就不能模仿别人。后来我再给女儿辅导功课时就不强行让她用科学理性思维学习功课，而是让她用一种模拟思维去学习，这种模拟方式不能使学习达到十成效果，但可以达到八九成。但在选择一种终生学习方式时，我不能让她选用需要终生模拟思维的，而是要用她本性思维的。因为，在各行业达到顶级成就的无一不是本性思维。

有些人认为，没有数、理、化头脑，没有很强的逻辑思维能力就不能搞科学，或者说逻辑思维能力不强的人所搞的东西就不是科学，是"伪科学"，要被科学捍卫者棒杀。

我承认科学是以逻辑、概念、标准、规律等作为衡量标准的，从这个意义上说中医不是科学我不反对，从这个意义上说许多人学不好科学也正确，但如果以此作为衡量标准来划分智能高低，来区分理性和非理性，甚至决定留存的问题，那么我与"科学"的斗争就是为了争取生存权的斗争了，就是不愿做奴隶的斗争了。这是捍卫头脑领地，不做精神殖民地的斗争。我从来没有说要取缔西医，可消灭中医的口号却是明目张胆地提出来了。难道我的头脑就不是头脑？这坚船利炮还顶到脑瓜门上来了？

看着女儿用自己的方式学习，我想，当年为了不让女儿被纯洁、崇高的科学吓住，我在给她讲科学史时，是不是把科学发展的本来面目呈现出来？我给女儿讲了三年《科学演义》的意外之得竟是使她对科学不迷信，或许她现在正在走一条最本源的科学发展之路？

我在当老师时，曾致力于帮助学生掌握学习方法。但是掌握了这一学习方法的孩子不可能知道这个学习方法仅仅是学课程的方法而不是最本源的学习方法。在学习方法上，我们现在是"倒行逆施"。为什么有那么多孩子厌学，那么多孩子头脑关闭如花岗岩？为什么我们的教学效果不好，合格毕业生与我们的教学投入不成比例？这正如在课堂学种地、在学校学打猎一样，何况"科学"知识还不是种田和打猎而是制锄造箭。

我深知，用学校的学习方法之"渔"去捕捞中医之"鱼"无疑是缘木求鱼。可学生们到哪里去获得学中医的方法，又怎么能认可这一方法呢？

我们本来是应先教孩子本源的学习方法，就像每个人都要从走路学起一样，这是不能省略的步骤。即使你今后的人生是以车代步，你还是要学走路；即便你将来是宇航员，你也要学会走路。可我们把这步省略了，致使孩子们无法与中医接轨。

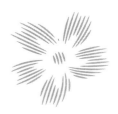

面对这棵死去的植物，我久久伫立，心中百感交集

我一位朋友的婆婆听人说起我女儿，便找上门来让女儿给她诊脉。一搭上脉，我就觉得女儿神情不对。等人都走了之后，女儿搓着手说："她这是什么脉啊，怎么无根呢？"

我说给鲁迅看病的德国医生惊讶说，鲁迅身上这病要是放在欧洲人身上，五年前就死了。于是鲁迅说也就不能指望这个医生给五年前就死了的人治病了。

朋友的婆婆是个无私奉献型的母亲。她心中装满家人，唯独没有她自己。让她活下来的不是求生的欲望，而是对家人生活的极度不放心。她点灯熬油般地熬着，换成是别人，三年前也就死了。这样人的脉怎么能有根呢？

养花的人都知道，有的花性格是"要花不要命"，有的是"要命不要花"。菊花的性格就是前者。几个孩子跳到我的园子里拔了一棵要开的菊花，第二天我在路上捡到这棵已不成样子的菊花，把它又栽回土里，浇上水，这花又开了，开得一如它没有受过摧残一般。花开过后，这棵菊花死了。面对这棵死去的植物，我久久伫立，心中百感交集。这棵死去的植物不是枯黄色，我一直以为枯黄色是死亡的颜色。它的整个植株、茎、叶皆呈深褐色，像大酱的颜色，它让我知道了什么是竭尽生命，什么是真正的死亡。

秋天，我来到田野。大地一片金黄，我知道这不是死，这是止、是收、是藏，生命还在继续……

朋友的婆婆正在走向这种深褐色的死亡。延续她生命的是她的真元，是她的肾精。我们都知道人在特殊情况下会迸发出超常的能力来，会做出他平时做不到的事情，尤其是做母亲的，这种力量更不可思议。那么，这种力量从哪里来？就

是肾精。

在理论上，肾精是不能补的，亏一分就少一分，现代人的生活方式就是消耗肾精的生活方式。他们让自己处于兴奋状态下，在高新陈代谢的状态下，不停地调用先天储备，遂觉得精力旺盛，不知疲倦。

这正如西医用激素。激素治病很神奇，不管什么病，用上都会有奇效。所以"非典"来了，不知该怎么办，那么就上激素。激素激出来的是什么？就是肾精。人在临死时的回光返照用的就是肾精。激素的治病作用不是通过扶助元气来完成的，而是通过不断调动元气完成的。

正如运动员用激素会大大提高运动成绩，其作用是靠瞬间调动大量元气完成的，可运动员的猝死不正是激素直接导致元气瞬间消散吗？便是不死，肾主骨髓，主藏精，肾气大衰就无法完成藏精生髓的工作了，于是骨坏死等症也就不可避免地发生了。

"拆东墙补西墙"之举，急功近利的心态是与固本强身的医旨背道而驰的。养生，养生，养的是生命之源，真元有如我们的生态资源。把森林砍伐尽了，地下水抽光了，草原开成耕地……生命能源枯竭了，生命变得薄而脆，承受不了微弱打击。

科学把"肾精"解释为潜能，认为应该挖掘出来为人所用，不用白不用。正如我们砍伐森林时没有自我掠夺感一样，反而觉得是为自己的生命在增值。可有时我们把这"潜能"一下用得太多，就会"伤力"。

女儿因太极拳打得好，被选拔参加一个全国性的比赛。赛前进行了四个月的集训，是由专业的体育教师训练。这下可把女儿练"伤"了，如今一提起运动她就害怕。她对老师说："我打的是中国的太极拳，为什么要进行体能训练呢？"老师告诉她，这是科学训练方法，必须得这么做。于是，每天长跑 5000 米，做俯卧撑 200 个，仰卧起坐 200 个，扛 75 斤杠铃 100 下……

女儿的体能本来是不错的，平时打篮球、踢足球，高中时班里的足球队组建是男女平等，公开选拔，女儿是唯一进班级足球队的女生，可她却被后来"科学"的体育训练搞得对体育失去了兴趣。

奥运会的口号是"更高、更快、更强"。这在我看来已超出一般的体育健身的概念，是无限挖掘人的潜能，挑战人体极限。潜能之所以是潜能是大自然用来呵护生命在遇到危急时实现软着陆的，可我们却不理解天意。

大多数运动员因为运动失去了健康。据保险公司对 6000 名已故运动员的资料统计，运动员平均寿命才 50 岁，远低于普通人 70 岁，每年约有 1000 名德国人在打网球和练习攀岩时死亡。根据俄罗斯卫生部体育与运动医学联邦中心的资料，在获得辉煌体育成绩的运动员中，仅有 12% 是健康的。

自然是我们的外在身体，外在生命旺盛，人类的生命就可延续，所以，保护自然应如同保护我们自己的生命。可当外在的生命消失了，人类生命何以存在？我们有什么理由要疯狂反对"天人合一"理论？人与自然和谐的思想是中国文化的重要内容之一。小时候，人们说与天斗！我奶奶不屑地一笑。人们说与地斗！我奶奶还是一笑。人们又说与阶级敌人斗！我奶奶说斗吧，斗好了还能白斗？当时我觉得奶奶真是反动透顶。我对奶奶的这一看法不是基于什么革命思想，却是出于科学赋予的豪情。真是"为有科学多壮志，敢教日月换新天"。做大自然的主人，改变世界，这难道不是人类的梦想吗？

短短几十年，我小时候天天见到的朝霞和晚霞再也见不到了。我向女儿描述红透半边天的早晚霞光时，她眼里满是疑惑的神情。不仅我小时候游泳的小河都干涸了，连通大船的大江现在也可以挽起裤角涉过去了。我们都知道，身体不好的人应该到自然环境好的地方疗养，借助外界环境调养身体。当生存环境日益恶劣时，人将如何养生？对内，我们挖掘潜能；对外，我们无止境索取。这究竟是什么养生之道？

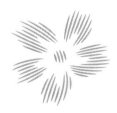

我们是不是应该选一个中国式的奥运口号，提出属于我们东方人的观念呢

看世界杯，中国足球为什么不行的话题再一次被提出来。排除其他因素，单从体质上看，亚洲人与欧美人就不一样。让中国人与意大利人踢足球，我觉得就如同让女人与男人踢足球。相对于欧美人，我们中国人的体质应是"阴"性的。

统计数据分析发现，身高 1.8 米左右的欧美白种人，其肠子的长度大约是 5.4 米，肠长倍数为 3；身高 1.7 米左右的亚洲黄种人，其肠子的长度大约为 8.5 米，肠长倍数为 5。而肠子的长和短正是食草动物与食肉动物的区别。食肉动物与食草动物在性情上也不一样：欧美人具有易兴奋、容易产生激情、好创新、好冒险、好出头的秉性；而亚洲人脾气较为温和、柔顺、内敛。

西方人"阳盛"的体质固然使他们壮硕，而东方人的苗条也不失灵巧。都知道中国是举世公认的"第一杂技大国"，又有一句话说"世界杂技看中国，中国杂技在吴桥"。这就是说，中国的杂技人才并不是全国选拔的，而是一个县的人才就是世界顶级的了。有人说刘翔的优势不是他的短跑而是他的跨栏技术和节奏好，占的是技巧优势。

体育竞赛的思维就是建立在体能人人平等这样一个前提上。这个思想又被引申为人与人是一样的。西方注重的是人的可比性。人当然是可比的，但这不是绝对的，承认人的可比性不妨碍注意人的不可比之处。所以，如果因足球比赛输给了人家而满地找不到自信心，那就不是东方思维了。我这么说，有人会批判我是阿 Q 精神。我想如果没有阿 Q 精神，就只有像日本和韩国那样或输不起似地拼命，或非要赢似地发疯，那是一种很健康的精神吗？我们为什么不能提出一套东

方理念，一种我们制定的游戏规则，换一个玩法呢？总是任由别人提规则，而自己只能是卖力地去表现自己行和证实自己不差，以一种输不起的心态去拼命，这很有点当今流行的女强人做法。这样的赢也悲。

中医讲究时与位，时时注意调节人与时间和空间的关系，能调时就调时，能调位就调位，不断治疗人在时空变易中造成的"水土不服"，保持人的"与时俱进"。这就要求人不仅要知道自己这个"此"，还要把握外在这个"彼"，把握住自己的时空位置。其实，知道了自己的时空位置，知道自己与时空的关系，就能回答"我是谁""人生的意义和价值是什么"等这些哲学问题。其人生态度自然就会从容、淡定，而不会盲从别人，随着别人的价值观乱跑。

我想，西方的体育健身理论也处于探索、发展阶段，我们借鉴是对的，但全部照搬就没必要了。比如，西方人崇尚运动，他们的口号就是"生命在于运动"。运动对西方人来说意义重大，因为外国人的生活方式很现代，汽车、空调、冰箱，他们是怎么解决现代生活带给他们的脾胃虚寒这样的问题呢？我注意到了，是外国人全民性的体育健身活动。他们热衷于每天跑步这种活动量比较大的运动，不是那种做做样子的跑步，而是真的跑，很大量地跑。这个跑在中医看来就是升阳，在运动的过程中使阴阳寻求平衡，它可以抵消、缓解、矫正生活方式的副作用，成为西方国家平衡身体阴阳的重要手段。所以，他们运动成瘾，不运动就会很难受。

一部分东方人崇尚静养，认为"生命在于静止"，主张像龟那样降低新陈代谢，这也有其道理。因为强壮并不与长寿挂钩，有些病毒在阴性体质的人身上还养不活呢！比如出血热，就多是青壮年人发病。我曾见一个患癌症妇女，丈夫抛弃了她，生活陷于贫困，医生说她只能活两个月，可半年过去了，她还坐在床上与邻居们打牌玩。看着她没什么营养的饭食，我说，你把癌细胞都要饿死了。后来，她一个朋友的儿子找上门来，说发财了，来帮助她，给她治病，把她送进了医院，用上各种治疗，吃上了营养品，很快她就走上了黄泉路。我想，如果她继续保持一种相对静止的生活方式，也许生命还能延续下去。

依我看来，"生命在于平衡阴阳"。如果运动能平衡阴阳，生命就在于运动；

如果静止有利于平衡阴阳，生命就在于静止。事情就是这么简单。

因此，在体育健身方面，我们是不是应该选一个中国式的奥运口号，提出属于我们东方人的体育观念以抑制一下当今体育运动发展的不良倾向呢？可以看到，当今体育运动和比赛并没有一个科学理论来指导和调节，而更多地受商业和市场左右，这种科学和医学缺位的现象是不正常的，也不应该任其下去。为什么科学和医学不能在他应出现的地方和时间出现？这说明科学和医学的发展方向经常偏离自然，脱离生活。

探索生命的奥秘需要生理解剖这类学科，但这类学科真的能直达生命的奥秘吗？生命有如音乐，我们在探索音乐的奥秘时是否用物理方法研究琴弦、解剖琴体？研究发声原理是否等同于研究音乐？我们在研究生命时，真的找准"科学"对象了吗？探索音乐的奥秘不拘于对乐器的研究。中医理论超越人体研究生命，把自然界看作是人的外在身体，注重外在身体和内在身体的协调和谐，在这种生命研究中，中医把握的不是生命的本质吗？

除了把自然界作为人的外在身体统一在中医的理论中外，中医的另一特点是注意把握技术与医学的辩证关系。就是我们在使用医学技术时，必须对技术在医学中的作用保持清醒认识，绝不能以技术压倒一切。医学技术有时会让人背离医学方向，如同游泳技术有时会把泳者引向死亡。

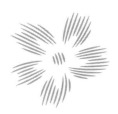

来人一楞，看着医生说：“大夫啊，生孩子的是个女的！”

　　虽说中医不分科，但我预言女儿将来的发展方向还是妇儿科，因为一个男人要是得了性病是不太可能找女医生医治的。我母亲治男科病就不是很多。有一个小伙子和妻子行房时，因外人突然入室受惊吓得了病，是被他妈押着到母亲这看病的，却一直不肯抬头。还有的男人有病是先由妻子来询问，然后再由妻子领着来看病。邻里间的男孩肯就与性有关的身心问题向我母亲求教，成年男人极少有单个来看生殖方面疾病的。所以，病人对医生的选择也可以决定医生的发展方向。

　　西医的科学性一直在扭转人们的性别意识。西医虽然分科，但不强调医生和病人性别。妇产科有男医生给女人做检查和接生，而男病房的护士多是女的，给男病人插尿管也没听说要换男护士来做。虽然社会生活中男女有别，然而科学无禁区，在医院里只有生理上的男女，没有心理上的男女；只有外貌上的男女，没有实质上的男女。也就是说，医生和病人双方无论是谁看谁都得无性别才行。这对医生来说也许不难做到，但对病人来说却不一定都能做到。

　　职业性做到无性别感还因职业不同而各有侧重，往往不是职业之外的人所能做到的，便是可以给裸体的女人做手术的男医生，让其用语言叙述性交过程也不一定能行。有一次开庭审理一宗强奸案，犯罪嫌疑人吞吞吐吐不肯叙述犯罪过程，法官说他认罪态度不好。一开始我也奇怪，这事都做了，有什么不能说的呢？可一看庭上的人我就明白了，虽说是涉及隐私的案子，不公开开庭，但庭上的法官、公诉人、书记员甚至连辩护人都是女的，一群女人坐一圈，让一个男人讲述强奸过程，难怪他张不开口。于是，我不得不用医生和病人的关系做比喻，告诉他克服心理障碍，争取一个好的认罪态度……

有近 40 年的时间，我们这里最好的妇产科医生一直是个男的。我与这个男妇产科医生接触比较多，亲朋好友遇到生产、流产、上环等一系列女性问题问到我时，我经常要领到男医生这里来寻求帮助。他医术高，退休后病人都随他拥到他家里，致使医院的妇产科没了病源。在他 70 岁时，一个新上任的年轻院长为了解决这一问题，聘他回医院出任妇产科主任。我的一个侄子就是在他家出生的。侄子出生时难产，男医生写了张纸条，让我拿到医院去找他的女弟子过来帮忙。女医生叫上两个年轻的男医生一道过来。我悄悄问女医生，为什么叫两个男的来。女医生告诉我接生是一件力气活，一般女医生的体力吃不消，她就曾累昏过。他们来后，给产妇打上催产素，两个男医生轮流推胎儿往下走，直到把我侄子推出来。

我领朋友到男医生这里看病，在需要做内诊时，如果她们有心理障碍，迟疑着不肯脱衣服，我往往喝斥道："脱！医生只看病看不到你这个人。"当我自己遇到问题时，也要到男医生这里来咨询。他经常是一边给我解答一边戴手套，要给我做内诊。我就问他，做内诊要诊查哪些情况？当他一一告诉我之后，我就说"好，请你等一会。"然后就跑去找女医生做内诊，告诉女医生需要诊查的内容，检查完了再跑回来告诉男医生检查结果。男医生从没有为我的这一举动而生气，总是尽力帮助我。可朋友们却指责我，对人对己不一样。我也的确说不清，我为什么不能把医生和他的性别分开，不能做到让自己没有性别感。

我曾好奇地问过男医生是怎么当上妇科医生的。他说当兵后任连卫生员，后来有了分科进修当医生的机会，有几个科是大家抢着去的，他太老实抢不过别人，就被分到没人愿意去的妇科了。我听了有些感慨，如果医生真能做到眼里无性别就不会出现妇产科男医生少这种现象了。

在医患纠纷中，有些是涉嫌性骚扰的。我倒并不认为这完全是由患者心理障碍导致的精神过敏引起的，因为我就遇到过做腹诊的男医生摸起来没完的事。所以，我也曾怀疑让一个有性别的人做到没性别，即便是为了科学是否完全可能？即使做到了，这对医生本人的人性有没有影响？我给人做媒时，几次遇到有人提出不要医院工作的，说他们的羞耻心淡薄，作风比较随便。对此，我们可以笑世人愚昧，但科学让搞科学的人有些异化却是不争的事实。

我奶奶给我讲过她见到的一个笑话。20 世纪初，有一天，我奶奶到她朋友家做客。朋友的丈夫是中国的早期西医，婆婆却会旧式的接生。来一个人急急地要找老太太去接生。不巧，老太太没在家。西医拿起药箱对来人说："走吧，我去接生。"来人一楞，看着医生说："大夫啊，生孩子的是个女的！"医生说："哦？生孩子的原来是个女的呀！"放下药箱又坐下了。这个医生我小时候见过，我叫他金姨爷，他具有很强的科学性。奶奶说，那时中医比西医多，他开一家西医诊所，要想让西医能在中国立足，他必须有过硬的医术和非常好的医德才行。诊所旁一家姑娘痴情于他，日日站在诊所的窗下看他，把自己看成了一个病恹恹的身。金姨爷是西医，对科学宗教般的情感使他能做到有定力，却不可能像我母亲那样动员姑娘妈给姑娘找婆家，害得情窦初开的姑娘无以释放，竟自己到红灯区做妓女去了。我奶说这事我完全相信，因为我金姨爷长得比他弟弟还帅，他弟弟是中国最早的影帝——金焰。

金姨爷的父亲是一百多年前朝鲜最早的西医，据说现在汉城医科大学校园内还矗立着他的铜像。金姨爷的母亲曾向我奶奶描述丈夫当了医学博士后骑着高头大马，官府的人鸣锣开道，用轿子抬着博士夫人游街三天的情景，感到十分荣耀。从中我知道，一百多年前朝鲜对西医有多么重视，而那时的中国无论是对中医还是西医好像都没有给予过这般重视过。

我毫不怀疑对科学怀有宗教情感的人，可以让自己超越性别。可让一个把医生作为普通职业、为了谋碗饭吃的人，超越性别是不是不太现实？如果能够超越是不是也就超越了人性？对于一个超越了人性的人，我们指责他对生命淡漠是不是指责不当？

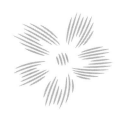

在危急时刻，有时有技术比没技术糟糕

　　年轻时认为"淹死会水的"这个论断不能成立，因为不合乎逻辑。真要是会水，怎么会被淹死？既然被淹死了，又怎么能称得上是会水？于是，凡是被淹死的，我就否定其游泳技术。我认为这个逻辑像铁三角一样牢不可破。可后来我看到这样一个事实，好多泳者正是死于有比较好的游泳技术，如果不坚持其游泳技术不至于送命。从而验证了"淹死会水的"这一说法。

　　我研究有人拍的游泳者淹死过程的照片。通过分析，我认为有的泳者技术相当好，姿势没问题，力度也很强，之所以淹死，问题不是出在技术上而是出在游泳观念上，他们自始至终不肯放弃技术依赖。最让人痛心的是，即使是救人的英雄到最后也没有意识到自己的游泳观念有问题。如果他们在最后一刻改变认识就都能完成自救，他们成了自己思想认识的牺牲品。

　　长期以来，人们凭借技术走到自然的对立面，技术成为人们战胜自然、征服自然的武器。我们不仅形成技术依赖，而且还形成了技术思维定式，那就是依赖技术而不是依赖自己。这就造成了在危急时刻，有时有技术比没技术糟糕的情况。靠技术游泳，尤其以竞技状态渡江是很鲁莽的做法。如果泳者在生死存亡的紧要关头能意识到人的技术和体力是有限的，能收敛技术或干脆放弃游泳技术，顺应水性，不与风浪搏击，把自己当成水的组成部分，你就会发现水并不是与你敌对的，不是想置你于死地的。当你不是拼命地想要掌控身体的主动权时，你会发现你并没有失去这一主动权。

　　那么多的泳者不是死于游泳技术不佳而是死于不放弃游泳技术的思想观念，这是一件多么令人痛心的事情。让一个技术高超的人在关键时刻能丢弃技术是件很不容易的事情。一味拼搏，到最后也不另辟道路是大多数人的做法。有谁认识到靠技术过江是个危险的思维定势？

有一个四十多岁的老贼在牢里伤心地对我说："我真不应该在这里，我已经发誓再也不偷了。可是，唉！我知道你不会相信我。"我说我理解他，他儿子长大了，他是真的不想让儿子瞧不起他，可他没有办法处理他身怀的"绝技"，无法改变技术依赖的心理定式。我说，除非砍掉右手，否则他不可能不偷。

看毛泽东畅游长江的录像，我颇吃惊。他老人家没有泳姿，他游泳就是在水里翻滚，无技术可言。从这一点上，可以说他不会游泳。我怀疑毛主席要是渡江的话速度一定很慢，但我得承认毛主席识水性。他为什么号召人们到江、河、湖、海里去游泳，到大风大浪中去锻炼？因为在游泳池里没有多少水性可识，在游泳池中学到的游泳技术很可能让人送命。

学游泳，技术不是一切，有很多东西是在技术之外，不知道这一点，就算是会游泳，但不能算是识水性，而不识水性就有送命的危险。

中医有时候看上去是那样地缺少技术含量，是那样地无技可用、无技可依，即使有技，这个技也是藏在自然的状态之中，那样地不显、不露，这在科技时代真是有点让干中医这行的人蒙羞。可是，正像一个走进原始森林的现代人，他的信心和勇气不是来自于内心，而是来自于他手中的枪。一旦失去这支枪，一旦子弹打光，他就失去所有的价值。西医将人的所有价值都外化了，从内在上看不到人。中医看上去落后，可是我们是不是也应看到中医在技术与医学关系的统一上确有独到之处呢？

母亲没有教给我技术，没有传给我绝招，迫使我无技可依，只能向内挖掘。这时，你很可能发现，你想外求的东西内在已经具有。如果一个人把握了内在的具有后再获取技术，技术才真正是为人所用，而不是人去做技术的奴隶，甚至被技术所害。

我对一群孩子说，水对人本是亲善的，托扶你的，而人本来天生就会浮水的……我让一个孩子闭上眼睛，把他托放在水面上，然后抽出手，对其他孩子说：瞧，我们还用学游泳吗？我们本来是可以浮在水里的。躺着的孩子睁开眼，见我手在上，他身子没敢动，可已直线下沉，我一手拎起他道：看，只要我们心里不自信，这水就不再托扶你。

如今的医院离不开设备，医生离不开仪器，医院和医生共同组成一个严密的大机器。医务人员的身心紧紧依附着技术、依附着医院，离开医院，医生就什么也不是。他们不是个体的人、健全的人和完整的人，谈不上心灵的自由和解放……大学生们为什么往大城市挤？为什么到大城市求职？因为学校给予他们的书本"技术"就像卖身契一样，将他们依附在具有机器性质的社会技术团体中了。

这种依附关系是如此折磨人，以至人们的心理普遍不适，产生种种心理问题。对此，人们多从社会角度进行分析，少有从科技角度着眼；所找的多是单一原因，少有复合因素。出于技术观念，有病就得治，不治就是错误，不具有技术含量的治、不治而愈的医就要受到指责、嘲笑。社会进步的标志表现在治病上就是有病必治、小病大治、大病动用全院甚至全国的医疗手段治。想要满足人们这一欲望，我们的钱再多十倍也不够，因为我们穷的是心。

被淹死的会水者至死不明白自己的死因，活着的人以一句简单的"技术不高"就把责任还给了死者。正如北京大学用"抑郁症"一词就把大学生的死因还给了死者，使这所当年盛产疯狂天才的学校淘汰了疯狂，也淘汰了天才。"淹死会水的"是一句什么样的咒语？

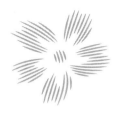

中医消亡之日就是人类完成机器人转变之时

自从"深蓝"打败国际象棋大师后，人类就在他自己造出的机器面前产生了恐惧、自卑和困惑。随着机器越来越无所不能，人类是越来越羡慕机器。不知有多少人在机器面前甘拜下风，想当"深蓝"而不可得。机器将称雄未来世界。

但问题是人的位置在哪里？国际象棋大师在"深蓝"面前如何寻找自身价值？我们人类在不久的将来会沦为机器的奴隶，在自己制造的机器面前毫无尊严吗？当有一天，我们人类被机器人彻底打败时，我们只能以机器是我们创造的自慰了吧？正像上帝以创造了我们人类而自慰一样。

在逻辑智慧领域内，机器战胜人类就是不久将来的现实，不知科学想到过要如何解决这一问题没有？

种种迹象表明，我们人类想用把我们自己也变成机器来与人造机器抗衡，起码也要争个与机器人平起平坐的地位。当人类被自己创造的科学牵着鼻子朝着让自身也成为机器的方向发展时，我们是应该为机器的智慧而欢呼，还是为人类的智慧而悲哀？不仅是身体，如今的教育也是把人的头脑弄成电脑。人与人头脑的不同成了电脑功能的不同。人的头脑成了被逻辑分析、分类、分等级的对象，当然也是可以为电脑所替代的。当我们从身体到头脑都完全机器化时，我们就不难承认人就是机器，承认我们不比机器强，人类也将不难放下自尊。

我之所以说中医会消亡，就是因为科学的发展是不可阻挡的。当人类使地球气候日益变暖，节气失常，人体所体现的五运六气就失效了。当气候紊乱，环境污染，植物失去以往的生长环境，自身性质开始改变，中药也就无所谓中药了。当手术越来越频繁地使用，人的气血、经络就改变了，针灸等中医疗法也就废了。

当硅胶、塑料、金属等人造器官大量填充人体时，阴阳也就不显了……中医没有了所依的"天"，没有本来的药，没有了可调的气血和阴阳，当然就消亡了。当今中医的衰微已有这些因素在起作用。而人类对外失去了外在的身体，对内失去血肉之身，不变机器又能怎样？所以，中医不用取缔自会消亡，中医消亡之日就是人类完成机器人转变之时。

人类会坦然接受自己变成机器这一事实的。我们现在对身体就有点不耐烦，视身体为累赘了。身体让我们越来越少有留恋，连那点口腹之欲，也成为减肥的负担。身体能让我们体会的心里感觉越来越少，也越来越受到蔑视，如爱、艺术等。等到纵欲的结果毁了欲、废了欲，身体还有什么用？现代生活使身体除了找麻烦，越来越难以为我们提供什么了。我们有点迫不及待地想让自己变成机器以解决我们的生存恐惧，如果机器能让我们活到150岁，你不当机器人？当地球上的生物已全都污染成毒物，生态环境越来越恶劣，人体已完全不能抵御外界环境，你不选择当机器又能如何？这时挣脱身体难道不是一种解脱、解放？

人们最终会视硅胶、塑料、金属等填充的人体为累赘，也会最终抛弃基因工程带给我们的身体，今天还没有发展起来的基因工程也会被人类像对待中医一样被抛弃。人类最终会以一种"虚"的方式，也就是能量的方式存在，彻底走向唯物的反面。到那时，虚幻存在着的人类会不会怀念中医思维的实实在在？

那些要求取缔中医的口号，在我听来就是要取缔我们的身体。我想要说的不过是在没有完成机器人转变之时先不要取缔中医，总不能在磨上就杀驴吧？

取缔中医也不是不可以，但加之那么多莫须有之罪有些多余。我们可以为科学的进步而欢呼，但没必要斥责中医是落后的、愚昧的。如按这个逻辑发展，我想人类在取缔身体的那天，是不是还要开个庆祝会，表演唾弃、践踏身体的歌舞呢？

科学的证伪性在自我否定中获得前进动力值得尊敬，但扩大否定就有点越过真理了。

对比"深蓝"和国际象棋大师的思维，人类智慧的尊严问题现已摆在面前，科学赋予人的骄傲正面临一个逻辑上的二律背反，我们这样培养的头脑再被这样地打败？科学的最终目的是戏弄人类？

国际象棋是西方的逻辑智慧。逻辑检索的"深蓝"打败了人类的逻辑智慧，宣告人类的逻辑智慧是可以被机器战胜的。那么人类有没有不能被机器战胜的智慧？我们那颗在科学的打击下也没有丧失的东方人的自尊心，也不想在未来机器人面前丧失。这时，人们的眼光自然地会落到当今还没有被计算机打败的唯一棋种——围棋。

在计算机围歼围棋的战役中，人们首先分析围棋与国际象棋的区别，而这两者的区别正如东西方文化的区别，用逻辑智慧难以逾越。

看似简单的围棋蕴含着逻辑智慧不能战胜的意象智慧。围棋中，每落一子，格局为之一变，每一子的价值都不能从对他自身的分析中得出，而是由它与其他子的关系决定。围棋中有许多虚性成分，虚怀若谷才能运筹帷幄。虚是空间，是进行时与位的对应变易组合的辩证空间，它不在逻辑智慧范畴。对中医主张废医存药的一派眼盯着中药的功能、药性、成分，自以为取了中医的精华，殊不知每一味中药在中医的不同方剂里的作用都不一样，药性会因不同的配伍而发生变化，一味药会因与其他药的生克制化关系而呈现与它在实验室里被测定的完全不同的性能，就像一个社会中的人所发挥的作用受客观环境和与其他人的关系制约一样。围棋中的全局观念，发展观念，在变化中把握时机、扭转乾坤的机智有时为科学所容纳不了，但我想如果将来机器人的来路是科学的，那么东方智慧被定性为非科学就没什么不好，因为我们得用机器人不会使用的武器战胜它。

中医是个容器，原装地储藏着一份人类智慧品种。而这份智慧是人类战胜机器智慧的最有力的武器。可我们现在却一个劲地叫喊要砸破这个罐子，什么历史财产都不留，用我奶奶的话说，这是不过日子了。

乳房如今不是给婴儿准备的，而是给婴儿的爸爸留着的

女儿对我说，婴儿不喜欢剖腹产。

我笑了。

女儿说，真的，从刀口中取出的婴儿一脸愁苦，很不高兴。

我说，顺产生的孩子也是哭着来到这个世界上的，没见有谁是笑着来的。

女儿说，可是你过一会儿到病房再看他们，顺产的孩子眉头舒展，那剖腹产的婴儿却还在生气。

我没有这一观察，自然没法反驳女儿。但按我的笨想法，还是尽量自然分娩的好。

关于剖腹产的许多弊病我且不说，单说分娩是个母婴互动、协调一致的过程，母亲选择了剖腹产，可胎儿不知这一新办法，他还是要按千百万年来的老规矩出生，手术干预了他人生第一个计划，这就难怪他被从肚子里掏出时一脸的不高兴了。

大自然赐给母亲的幸福是用先苦后甜取得的。不要这个苦，也难以得到甜。做母亲的在分娩时先用剖腹产逃避了一次检验她坚强、勇敢的考验，接下来又顺理成章地逃避了给孩子哺母乳的责任。

来自上海市妇女保健所统计的一项数据称，本市医院妇产科近年的剖腹产率平均已升至60％左右，个别医院竟达到80％，非母乳喂养也达到50％。我看到一再逃避责任的母亲，最后有些还会逃避教育的责任。有些年轻的母亲宁可和爱犬在一起，也不愿意和自己的孩子在一起，早早把孩子送到长托或寄宿学校。面对我的质疑，她们说："我用钱养着他，这难道不是尽母亲的责任吗？"

我知道剖腹产救了许多难产妇女的命，但把救命的小路当大路走，正如把激素当常用药来用，就是走极端了。分娩、哺乳、养育，都是开启母性大门的钥匙。把钥匙丢掉了，母性怎么走得出来？女人没有启动母性，孩子没有得到母爱，并不被现代人计入人生损失中。

女儿说，没有得到母爱的孩子并不知道自己的人生损失是什么，而只有得到过母爱的人才知道那些孩子的损失是什么。所以，让抑郁症人自己找抑郁的原因是不可能的。

最毒莫若写了一篇《既然不哺乳，要那么大乳房做什么？》的文章。她明知故问，大乳房如今不是给婴儿准备的，而是给婴儿的爸爸留着的。我想，中国男人是从什么时候起喜欢乳房了？历史上的中国男人并没有这一癖好，这是跟西方人学的。爱好乳房看似高雅，而其引发的潮流已显病态。西方男人的这一爱好，反映的是他们的恋母情结，其原因正是由于他们孩童时缺乏母爱所致。看看查尔斯王子的恋母情结吧。我二十多年前买的那本西方人写的《育儿百科》，现在回头来看，按着这本书的方法育儿就足可以造就具有恋母情结的男人。四个小时喂一次牛奶，独处一室，任他哭，不抱他……

如今80%的剖腹产，50%非母乳喂养，会让未来中国男人真正地迷恋乳房，而这个乳房不是自己母亲的，而是儿子母亲的，抢来不是为了吃奶的，是为了治疗儿童期心理创伤的。创伤越大，要求乳房的体积越大，所以隆胸术就会普及。而真正需要乳房的儿子只有等待再抢自己儿子的。这又会产生多少心理方面的变种心态？

如今有的专家在为一些有特殊心理需求的人争取权益，专家们想方设法证实这一群体的存在。我知道，这不用证实，即便现在少有，以后也肯定会多起来的。只是到了那时，人们会以为这些人原本就是一直存在着的，而且原来就数量庞大。

别说下一代人，便是我这一代人，受西方思维的影响都是不自觉的。比如，不肯让儿子充分享有母亲的乳房，总是把乳房和性联系起来，以为乳房会给儿子带来不适当的性刺激。

有一天，一位老年妇女对我说，她十年未见的儿子领着老婆、带着孩子回来了。儿子要求抚摸母亲的乳房，儿子捧着母亲的乳房说："我是真的见到母亲了！"听了这个老年妇女的讲叙，我很吃惊。同样吃惊的还有这个男人的妻子和孩子，孩子当场就耻笑父亲了。

乳房本来就是属于孩子的，本应是母亲的代名词，可却让现代人把事情弄颠倒了，成了性器官。小时候得不到，大了去抢本来属于孩子的，于是，乳房的自然功能让位于现代人的心理需求了。

我真的不是从道德角度看不惯现在的事，而是认为道德的产生是在与自然磨合中完成的，有许多合理性在其中，轻易打破，就会付出代价的。当代女性不肯分娩是怕阴道松弛，不肯哺乳是怕乳房下垂，不肯育儿是怕影响夫妻感情。当代女人对男人的爱不可谓不尽心竭力，只是弄颠倒了，违反自然了。如果我们真爱男人，还是从他是个胎儿时做起，把这个世界能给予他的尽量不要克扣地给予他，不要让他终生躁动不安地寻求填补，把个世界搅得不得安宁。

剖腹产的副作用很大，现在连西医也认识到了，剖腹产的副作用恰恰是阴道松弛、乳房下垂、性冷淡和更年期提前。女儿的西医老师就再三告诫学生，不到万不得已，不要做剖腹产。

爱，在哲学层面就是心理空间，空间大才能含、能容；爱，还有顺序要求。下围棋的人都知道，如果下子的顺序乱了一两步，就能使满盘棋都乱了。中国人讲究时与位的对应，不光种庄稼不能误了春时，养孩子中间如果母爱空档两个月都可能出大问题。如果母爱被填充不当的话，我们就可能得到狼孩。如果爱和被爱的要求没有大路可走，逼得它走狭隘、扭曲的道路，当人数少时心理学家就说这是变态，人数多了时又让人们调整心态以平常心去看待。于是，20年前心理学书上的好多变态现在都是常态了。心理学家还会逐步指导我们接受许许多多我们现在觉得难以接受的事物，而这一切都是在科学的名义下。到那时，我们想要探索事物的本源也是不可能的了。科学成了与自己绕着捉迷藏了。

西方的科学真是能开玩笑。

在新的顺序里，我惊奇地发现 2+3 等于蜡烛

作为男人，你是否希望女人像男人一样理性？如果不希望，那么女人应该是什么样？现在的女人是否真正具有女性？

生女儿前，通过劳动、上学、读书、进入社会、与男人共事等，我在语言、思维、做事等方面基本符合社会标准——与男人一样。我当时没有意识到这个社会是男人建立的，所谓社会要求人的标准，实质上是要求男人的标准。我那时以为这个标准是不分性别的、所有人的共有标准。

社会是由男人创建的，在科学、文化等各方面女人好像没有什么特殊贡献。男人在理性上是否定女人的。一个哲人说：如果一个女人说 2+3=8，那么她犯的还是数学错误，可女人常常会说等于蜡烛。我父亲就认为女人不可理喻。

如果一个女人还有自尊，她将如何面对这一社会现实？于是，许多女人通过达到种种社会要求来证实女人与男人一样。

当我觉得在社会上我和男人一样了时，有一次我为妇联写材料，妇联主席对我说，我写的东西和男人一样，没有"妇女味"。我感到很奇怪，什么是妇女味？是婆婆妈妈？儿女情长？不是，那是什么？总不能是 2+3 等于蜡烛吧？

我年轻时的世界观，是一个我称之为等边三角形的稳定结构。唯物、客观、理性，外加科学，与男人并无二致。对此，我感到满意。

照理说我不可能有什么质的变化了吧？或者说，想不出我会怎样变化吧？如果这个变化不是发生在我身上，我也不会相信。如果没有这个变化，那么，今天我也还是像个男人。

说来非常简单，我的变化来自分娩。

生女儿，我折腾了一天两夜，在处于体能耗尽介于弥留状态时，听到一声婴儿的哭声，睁开眼，我看见了女儿。就这一眼，伴着眩晕，乾坤倒置，我感到我的等边三角形翻倒了，翻倒了的三角形看上去还是原来的三角形，可里面原来按顺序摆放的概念全颠倒了，在新的顺序里，我惊奇地发现2+3等于蜡烛！

一刹那，我明白了什么是生，什么是死，困扰了我很长时间的死亡恐惧烟消云散，我知道从此之后我能够坦然面对死亡，而且乐于接受死亡。

如果没有这个生产过程，那么我的一生就是一世。我可能会有出息、会精英了，但肯定会刚愎自用、狂妄自大、自以为是，是一个在大地上爬行的蛹，没有逻辑的石块垫脚就过不去沟，没有道理的树枝搭桥就过不去河，我就不会获得第二世——化蝶。

女人可以一生两世，如同蝴蝶的一生。

国外的研究表明，剖腹产阻碍了催产素的产生，减低了生产的幸福感，会影响母子之情。我内心认可这一研究。父亲和母亲都爱孩子，但爱法不一样。父亲爱孩子，但三角形不会翻倒，他不会因孩子而改变世界观。

我们都知道后娘狠毒的故事，也知道"有后娘就有后爹"这一说法。其实，很多后娘并没做什么坏事，她只是对孩子比较客观而已。而本来就客观的亲爹理所当然地认同后娘的客观，认为后娘说的有"理"。当一个家通行"理"的时候，情况就不妙了。一个被客观看待的孩子会像失去了阳光和雨露的小苗一样枯萎，而这一事实又反过来印证了后娘的客观。

现在的人们觉得孩子不需要特殊的爱，一般性的爱和喜欢对孩子来说就足够了，所以给孩子找个喜欢她的后娘也不是亏待他。如今有些母亲对自己的孩子也是停留在喜欢的层面，她们谈自己的孩子，口气像老师，像保姆，就是不像母亲。她们总是用社会标准衡量孩子，不知道母亲的特殊作用是什么。

被家人和社会客观看待，恐怕是大学生跳楼的一个原因。有谁希望妻子客观看待自己？是否觉得现在女人看待男人越来越客观了？

生产的痛苦剥去覆盖在女人身上的层层社会外壳，掘出人性的原始地基，把母子关系建立在最原始的人性基础上。

没有这一乾坤倒置就没有到位的母爱，孩子心灵得到的就不是充足的阳光。讨饭的娘能给予孩子的往往是当官的爹给予不了的，就是这个道理。后娘之所以"狠毒"，就是因为其母爱没有大路可走，被逼上了崎岖山路。

男人也可以化蝶。我注意到男人的这一思维飞跃是"悟"出来的。"觉悟"了的男人也像女人一样超越社会，"觉悟"过程通常会伴随生活的艰辛和肉体的痛苦。我想，在痛苦中可能蕴含了一种推动力量，痛苦的价值没有被人充分认识。痛苦与幸福之间的关系我们还没有搞清。

我前面说过，一对不孕夫妇打仗，打得女的肋骨都断了。我很气愤，而我母亲说，这就好了，要生儿子了。我当时根本不理解母亲这话的意思，后来我逐渐明白了其中的含义。

我们都知道，在不孕症中，心理因素起很大作用，但这个作用究竟是怎么起的，我们并不清楚。有一对夫妻是我朋友，他俩的婚姻亮起了红灯，除了我，他们没有什么朋友，亲人也离得远。我不主张他俩友好分手，而是把他俩关在一个小黑屋子里，让他们进行沟通交流。这个交流过程十分艰难，不吃不喝就不说了，血与泪也不说了，暴力与自杀也不说了，最后两个人精疲力竭，消耗殆尽，这时，他们触到了最原始、最本质的爱情，和好了。如果他们是一对不孕夫妇，这时就有可能受孕。在动物界，发情期普遍具有的消耗状态是不是也说明这种状态有利受孕？在西方的虐恋行为中，人们是不是在用扭曲的方式寻找人的原始本质？

一位在野生动物养殖场工作的朋友有一天抱着脑袋叫喊，说他要精神崩溃了。原来他是搞育种工作的，为了防止野生动物退化，他的任务就是为野生动物两性结合制造障碍，是真正的"棒打鸳鸯"，把凑到一起的异性动物打开。随着受到阻碍的异性动物结合意念的加强，他的工作就要求他越来越狠毒，所以，当两个异性动物最终迎着他的皮鞭，不顾死活地抱在一起完成结合时，他就会丢下皮鞭哭了起来。

自然中有比人的头脑更大的智慧。中医就来自这种智慧。

用脑去接受西医，用心去接受中医

　　我之所以不主张丢弃中医，是不想丢了"心"，确切地说是中国心。

　　有个叫文怀沙的中国文人近百岁了，他早年当过北京中医学院的教授。他说，他用脑去接受西医，用心去接受中医。我觉得他这个说法说到了点子上。一个人活着不仅要有脑，还要有心，有魂。

　　打着西方的旗号，把自己当作西方代表的人，头脑是西式的了，但有几个人具有西方人的心和魂呢？

　　人不光是靠脑袋活着的，所以中国人在劝人时要"晓之以理，动之以情"。再好的道理如果与人情相悖，人们也接受不了，这就像诸多道理对爱情不起作用一样。

　　相对西医，中医的重心的确偏重于心，许多人不承认"心"，觉得有脑就可以了，就像认为有幸福的理由就应该幸福一样。

　　学中医重"心"，重直感、灵气和境界，这让讲科学的人嘲笑。这个嘲笑有道理，正因为心性的东西不好把握，所以不容易也不宜大力提倡和推广。

　　文怀沙在"文革"期间受迫害，心志郁结，腹部鼓胀，疼痛不止，被医院确诊为肝癌晚期。听到造反派幸灾乐祸地向他宣布这一消息时，他惊愕了几分钟，然后放声大笑。他说，内心不要养个汉奸跟客观世界的不幸里应外合。在随后的三个月里，他躺在床上背诗、背诵古文，三个月后，他的肝腹水下去了，癌没有了。他对此解释说："医者，意也。"这个时候他背的这些诗和文章都是药。他说："我用的是心疗法，外面疾风暴雨，我内心一片祥和。"

　　中国文人通医的例子很多，瞿秋白在狱中给狱卒们看病开方，恐怕也不是为了骗人。看一篇文人杂记，说一个人骨折了，朋友给推荐接骨高手，病人问这高手有名么？回答说很有名气的。于是去了，一见之后，原来这高手是著名作家萧军，有的是文名。萧军三下五除二地把骨接上了，然后大家坐下来谈文学。

能让晚期肝癌消失、能接骨，这是不是相当有水平的医生？可是，对这些文人来说，竟是雕虫小技。

在中国，身怀这般"绝技"的人真的不少。我四姨奶经常被找去给人看病。看她给人治病，我母亲竟看傻眼了。高热、抽搐之人，她让人把病人肛门扒开，露出一条白色的硬质病灶。她用小刀划开，挑出一丝丝的白线，白线挑尽了，人就好了。外伤感染引起的高热，咱们看就是败血症，可她老人家"截红线"，顺着伤口找"红线"，在红线端点挑开，放出毒来……还有一种急症，她是用一个大麻针点一下咽喉处，据说有一个小白点。

与我四姨奶相比，我母亲反倒像一个西医，因为她治这些病是当大病治的。她认为我四姨奶这么治病"没道理"，后来她下结论说："这是土办法，治的是地方病。"但我四姨奶很得意，她说这些病交给医院或我母亲就是大病，而对她来说，治这些病就是小事一桩。但她治不了自己的风湿，时不常地要住到我家，让我母亲给她针灸、吃药。

好多对西医说来是大病、没办法的病，对中医来说是小病、好治的病。同样，对中医来说束手无策的病，对西医来说也可能是小事一桩。而对中西医来讲都是疑难的病，可能土办法对付起来又游刃有余。所以，什么事情都不能弄绝对了。我奶奶就不迷信我母亲，她几次用土办法给我们几个孩子治病，把我母亲气得哭着离去。有一次，我母亲不在家，我3岁的小弟弟生了一身黄水疮。我一看全身都烂了，就要去找我母亲想办法。我奶奶把我拦住，让我蒸了一锅土豆，蒸熟后放到罐中捣烂，趁热敷到小弟身上，再用布条缠住。敷了几次，疮就好了，一点疤痕都没留，我感到奇怪。奶奶说，有什么可奇怪的，土豆解毒。

人，能给自己治点病很正常，不是非得医生不可。丹顶鹤腿断了，它会像打石膏那样用草裹着泥敷在腿上。狼有病了，也会自己找草药吃。有句老话说"久病成医"，说的就是自己多体会，也能琢磨明白好些医理，何况中医是不停顿地琢磨了几千年呢。

这个琢磨不仅靠脑，还要用心，用心去体会、去感受。中医的感受性是比较强的。女儿现在看人就是从医生的角度，从人的脸色上观察好几个脏器的问题，甚至从人呼吸的轻重、身上的气味等进行推理判断。虽然我知道这很原始，但也大加赞赏："好，咱女儿真行，既会看化验单，也会看脸色，离开医院也能当医生！"

我估摸，历史上好多大医自己的身体就不太好，他们从自身得到许多真实体会后才可能认可中医理论。他们的身体就是自然的温度仪、湿度仪和其他方面的检测仪。试想，李时珍的身体如果不是非常敏感的话，他怎么通过尝草药来测定药性？他如果是个彪形大汉，得吃进多大量的药才能感觉出药物反应？常年尝百草还不把自己害死了？

现在仪器的定量分析能力已相当强了，但是品茶和品酒在很大程度上还要请品茶师和品酒师，好香水还要靠闻来鉴定。这就是说质量不是仪器测量就能确认的，灵敏的感官还是不可少的。我们承认仪器是检测仪，却不承认我们的身体也是检测仪，而且是更好的检测仪。

如果我们不是把眼睛蒙上，不让眼睛只盯着眼前的那点教材，别把心屏蔽，那么，我们的感觉自己就会挑选我们的精神食粮。这样不仅眼看耳听是学习，动手动脑是学习，同时心领神会也是学习，我们身体的各种感觉器官都会参与到学习中来，才会体会到学习的快乐，体会到生命存在的意义和价值。因此，真正的学习也是需要用身体去检测的，当身体被这样全面地调动起来时，我们怎么会认为身体是累赘呢？怎么会体验不到生命的快乐呢？这时，认真观察生活就能得到我们想要的知识和智慧。

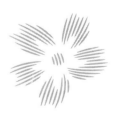

中医看病，有点治病治不了命的漠然态度

与一个朋友喝酒，庆祝她"出舱"五周年。"出舱"是出无菌舱，她做了干细胞移植，按当下的医学理论，干细胞移植五年后，存活率就大了，所以我们庆祝。

回顾与她一起"出舱"的九个人，如今只剩两个了。另一个排异反应很剧烈，很痛苦。

我陪朋友复查时，见过她的主治医，我很佩服他。当我和朋友感谢他的救命之恩时，他说我的朋友之所以活命，有三个因素："一个好的医生遇到了一个好的病人，再加上好的运气。"

我听了不由得点头称是。此人是咱们国内的权威人士了，却把医的作用定的这么低，看来大医的体会就是到位啊。顶尖级的西医同中医的医学观反倒是相通的。为此，我不由得想起另外一个专治绝症的权威医生。他说他给人治病就是摸索："我知道我的病人是怎么死的，可我不知道他们是怎么活的。"所以在这个医生手中活了的病人，这个医生从不敢认为是自己医治的结果，总要寻找病人没死的原因是什么。从这一点上看，西医不也是在从客观存在中寻找治病的途径吗？

中医对医的作用从不给予过高强调，这相对一般西医显得不够理直气壮。中医看病，有点治病治不了命的漠然态度。20岁的病人好治，80岁的病人任谁也难以妙手回春，因为他本身已是秋了，无春可回。中医在医的过程中强调病人的作用，淡化医的作用。女儿的师傅就从不承认自己能给人治好病，每当有病人来感谢他时，他都说真正治好病的是病人自己，是病人自身的正气在起作用，医生不过是扶正，帮助一下而已。

中医不包打天下、大包大揽，目的是不让人形成对医的依赖。这虽然使中医

遭到人们的指责和贬损，但除了魔鬼，谁能承诺为人类的违反自然的生活方式保驾护航？

我不是说西医是魔鬼，但承诺替人担负不可能由他人替代的人生负担是很不明智的。西医不仅不拒绝人们要求替其背负健康负担，还以科学为后盾支持人类偏离自然越走越远。人们对西医形成依赖的危险性在于人们根本就不接受生命是自己的，应由自己负担这一简单道理了。正像得到父母宠爱的孩子，要求父母承担他一辈子一样。西医带给人的好处那么多，可看看人们现在对待医生的态度，不像对待魔鬼吗？不像西医上辈子欠我们似的吗？西医还能继续承诺多久？西医的发展速度能否赶得上人类欲望膨胀的速度？

有了"伟哥"的支持，纵欲就不是什么不良生活方式了。"伟哥"可以让人暴亡，西医会不会让人类暴亡？人类与科学的关系在这一点上是不是有点像浮士德与魔鬼的关系？

有的病人在听过女儿诊脉后兴奋地说："你说得太对了，那你给我开方吃药吧！"女儿拒绝开方："如果你不能改变你的生活方式和脾气，那么吃药就不是治病而是害你。你服中药时喝大酒，这药起什么样作用？你服药过程中发怒，气血妄行，这药会走哪一经？这和杀你有什么区别？"自己的身体健康不仅仅是医生的事，更是自己的事。在中医诊断中，"我"的成分很重，不仅强调医生的"我"，也强调病人的"我"。这就是上面说到的那个西医的"好的医生和好的病人"的关系，可这在一般西医是难以接受的。西医的 CT 片中几乎不含"我"的成分，于是，西医的仪器和医生之间的区别是不明显的，医生的个性色彩也是很淡的。我曾见过一个医疗官司，最后做鉴定时追究责任到一台诊断仪器的质量上。我注意到，在心理治疗中，医生与病人是一对一的，可即便是这样，医生也无"我"，也很难诱出病人的"我"，所以西方的心理治疗效果并不理想。人要自觉地与医生和药性保持一致，这药才能起到治病作用。如果让药违反你的身体运行规律而仅为你膨胀的欲望服务，那么药就是魔鬼，我们为此付出的不是生命代价就是精神代价。

母亲治病的效果好，与她和病人间情感密切不无关系。病人爱戴她、信任她、听她的话，这样一来，医生、病人、药三者一致，保持高度统一，医疗效果怎会不好呢？而现在的病人，进了医院偷偷录音、录像，抱着找错、留证据的心态，而医生处处提防，时时想着自保，这病怎么治，效果怎么保证？

正因为西医能讲清楚人是怎么死的，所以他们总是在讲人怎么会死，手术告知单上写满了种种死亡可能，这一长处造成了人们对死亡的过度恐慌。便是一个小手术，这个告知单也有好几页，其恐怖性足以把病人的精神摧毁。这份告知单的法律保护作用我认为倒在其次，真正的好作用是让医生上手术台时保持一个良好心态，没有后顾之忧。而中医就没有这一法律保护，中医对病人的所有诊断都会被西医鉴定为是误诊，因为医学鉴定委员会中没有一个中医。因此，中医行医首先考虑的问题也是自我保护。

随着西医把死的道理说得清清楚楚，患者于是一拿到癌症诊断书，就如接到死刑判决书，一半的人先吓得没魂了。我总是劝人，其实西医不知人是怎么活的，何苦向西医自首？

西医能说明死因的长处在法医学中表现得淋漓尽致。所以在西方就有发明新毒药将人杀死而因科学无法解释其机理逃脱法律制裁的事。我想，中医用阴阳五行的理论杀人，法医也鉴定不出。

我岂不知道发展是硬道理？我也认为科学是好东西，但它也要在自己的"时"上，不在其"时"就是毒药！

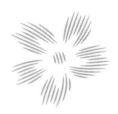

传染病来时，母亲给我吃一匙紫河车，我就躲过传染病了

　　我姥姥三十几岁就死了，死于体力渐衰，没什么痛苦，就是无力，最后连呼吸的力量也没有，就死了。死的那天夜里还对两个姑婆说："你们去睡一会儿吧，我头半夜死不了，得是后半夜的事。"姥姥的死也刺激了我母亲学医，母亲跟我说，姥姥死时她才十几岁，不懂医，如果给我姥姥服用补养药，我姥姥就不会死。

　　在我母亲死后，我意识到姥姥极可能也是死于心脏病。我母亲的心脏一生都呈弱势，她17岁时不敢过马路，因为随时都能昏倒。这种与生俱来的弱，怎么是后天的药能补的呢？

　　因为我家三代单传，体弱的母亲在我奶奶的强烈要求下接连生了四个孩子。我的弟弟只比我小一岁，挨天的生日。这个跨"三年自然灾害"和"文革"的生育期，使母亲生下我最小的弟弟后就倒下了，三年没起来。现在想来，母亲得的应该是类风湿病，全身疼痛，动弹不得，又赶上"文革"，父亲逃跑生死不明。母亲躺在床上，给自己针灸、拔罐。有意思的是，母亲还用注射器给自己打些维生素类药。三年后母亲起来了，全身骨头却都变形了。十年后，母亲死于心力衰竭。

　　生我之后母亲没有奶，紧接着又是"三年自然灾害"时期，先天不足、后天亏损的我在这一生中多次体验濒临死亡的感觉。每当有传染病流行时，母亲就看着我发愁。母亲分别让我的三个弟弟都染上麻疹、水痘等病以获得终生免疫，却不敢让我患上这些病。她说我要是得了非死不可。每当传染病来时，母亲就给我吃一匙紫河车，我就躲过传染病了，可母亲又一直为我没有获得免疫力而忧虑。

　　当人到中年的我心脏也越来越无力时，我意识到我的心脏与我姥姥和我母亲

的心脏是同质的。后来，我也出现了我姥姥的症状，越来越无力，不能起身活动，心脏不堪重负，疲劳至极，服药效果甚微，我知道不是药不好，不是治法不对，而是我的心脏连与药配合的力量也极为微弱了。心脏的衰弱引发其他脏器功能衰退，骨刺丛生，行走不仅无力，更是困难。很明显，我姥姥和我母亲的路已摆在我面前了。

养病和治病都不是一条逃生之路，当年给我姥姥看病的医生能不给开补药吗？我母亲一生给自己吃药，把她极弱的身体维持到尽可能长，可最终无力的心脏还是使她过早地离开了人世。当我躺在床上一动不动还累得不得了时，我知道自己也逃不脱我姥姥和我母亲的命运了。不懂医学的我姥姥和懂医学的我母亲都走了同一条路，还有第三条路供我选择吗？

我选择了第三条路。我在郊外买了一块土地，坐在这块地上，有时是趴伏在这块地上，从春到夏、到秋、到冬，我盖了一所小房子，房子盖好了，我的心脏不再无力，骨刺消失，衰竭症状得到遏制。

小时候不理解老年人为什么喜欢晒太阳。现在知道，太阳、大地、春风一定含有赋予人生命力的力量，回归自然应是超越休养和治疗的更大的医学。可惜我姥姥和我母亲毕竟随人类整体偏离自然太久了，体会和意识不到这一点。为此，我怀疑我姥姥和我母亲的心脏病归根到底还是一种生活方式病，长期与自然隔离，人为的生活环境和工作方式是不是激起了心脏反抗呢？心脏以消极怠工来反抗，可我们宁可用药物，用心脏起搏器、用支架来维持心脏，也不肯顺应自然。

我有一个朋友在工作中晕倒了，我力劝他辞去这份工作干自由职业，因为我知道他是一个心灵敏感的人，晕倒是一个信号——身体反抗生活方式的信号。如果他选择与身体对着干，那么，身体下一次的反抗方式可能就不是晕倒而是心脏病突发了。

有时，仅仅用阳光就可以治愈抑郁症，而仅仅因为缺少阳光就可以令人患上抑郁症。患抑郁症的人比心脏病人更能说明脱离自然对人的危害。那些贫穷而身心健康的人，心理学家从心理上给予许多解释，依我看来，贫穷使他们更接近自然，这应是他们快乐健康的主要原因。如果失去自然这一动力来源，便是中医、中药也难以赋予人以生命动力。所以，不迷信西医，而对中医也不能迷信，因为中药再好也不能代替自然的作用。

在自然中许多病可以自愈，许多病可以不算病。我对女儿说，将来我要是得了老年痴呆病，她就可以给我实施安乐死，因为这病会给别人带来很大的麻烦。女儿笑说给我穿一身兽皮，每天放入后山，"你就在山中闲逛，能给别人造成什么麻烦？我派一条牧羊犬看着你好了。"我觉得女儿这办法甚好，痴呆者在室内会造成许多破坏，在山中会破坏什么？如果恢复一种野生的生活，说不定痴呆会得到改善。一位老先生跟我说，他老伴的更年期表现是爬树，每天到城外，一看四周没人就爬树，"噌"、"噌"、"噌"，一棵大松树就爬到了顶。老先生说："这不是返祖了么？"我听了还挺羡慕，不是谁都有这两下子的。

看到在美国的疗养院，坐在轮椅中的痴呆病人一排排地静坐着感到有些可怕。我想，他们眼前要是有些猫、狗在跑动，有小孩子在玩耍，这些病人的心智情况会不会好些？有时在农村，看到九十几岁的老人坐在炕上，手里牵着绳，绳的另一头拴着幼儿，像放羊似的，不断收绳、放绳。这种天伦之乐、自然环境对人的重要性大过人们现在的估计。即便不是从天人合一、阴阳五行来谈中医，只从人是生于自然，需要与自然相互作用以保持健康来说，也足以使人再造一个与中医相差无几的学说了。非要人为地压制这一学说就显得太不近情理，让人十分怀疑动机了。

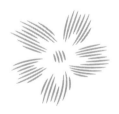

父亲批评母亲的一大缺点就是做事不长脑袋而凭感觉

有朋友问我，你毕竟摸不出喜脉吧？那你还承认脉么？我开玩笑说，你怀孕了我摸不出来，但你要是得了癌了我就能摸出来。有一次，母亲摸了一个人的脉后叹口气，让我摸，问我关脉感觉如何？让母亲这么一提醒，我才发觉关脉如豆。母亲让患者躺在床上摸他的胃部，然后让我摸，我便摸到香皂大小的一块肿块。过后母亲告诉我这是胃癌，我一听，吓了一跳，便记住了这脉。

如今许多中医不会摸脉。我听到一个中医说，摸脉干什么啊？摸脉就相当于做 B 超和 CT，有摸脉的功夫不如让病人去做 B 超和 CT，又快、又准、又直接。我一听就知道他已不是中医了。摸脉怎么相当于做 B 超、做 CT 呢？中医摸脉虽然能说出哪里长了瘤，但目的是建立一个意象，用意象进行整体思维，用于辨证，这怎么可能是做 B 超、CT 检查能取代的呢？

有的人学中医真想把摸脉学好，可连摸几年还是不得要领，不得不怀疑脉象的科学性和规律性。女儿摸脉学得很快，弄得学了好多年的人都十分惊讶。我不惊讶。怀疑感觉的科学性，用科学做武器武装自己的头脑，把感觉压制得不说没有了也已失去其敏锐性，又怎能摸好脉呢？女儿用传统文化的自然观使心性清净，感觉不蒙尘，自然体会得又快又到位。她不觉得学中医难，而是很喜欢学。她摸脉不是摸脏腑，而是辨阴阳五行，甚至体会八卦运气。如果把摸脉理解为是 B 超和 CT，当然就想用仪器取代了。

中医之所以是中医，就是在于用什么仪器也难以取代它的意象思维。便是将来建立起一个类似"深蓝"的智慧电脑，它和人的大脑不可比的一个最关键性的东西就是感觉。它的智慧不能飞跃到感觉境界，这正是中医不可超越之处。

中国人还是习惯对事物用形象化方式把握而不习惯线性思维。比如，对一个人困境的形容是"旧房偏遇连阴雨，漏船又遇顶头风"。于是，不用具体陈述和数字说明，一切艰难困苦尽在其中了。这里是用少量语言调用形象，而像是视觉的，可以使大量信息"一目了然"，形成一个"意"，这个"意"可为我们做判断提供全部资料。这不是线性的、单摆浮搁的思维方式能够做到的。我对意象的情有独钟，还在于意象储存的信息不走样。比如"漏船又遇顶头风"这个意象所含有的艰难险阻，不仅是一篇困难报告说不尽的，而且这一困难与"旧房偏遇连阴雨"的困难还有所不同。而且这个意象内还可以灵活装卸许多信息，比如风向变了，漏洞大了……都不妨碍你马上做出判断。意象给判断提供的便利正如一根打狗棍，不管遇到多少条狗，这一根棍子全能对付。而线性思维有如背一篓石头打狗，遇到一条狗就得扔一块石头。

意象的建立被人指责为不科学。其实感觉这东西既是初级的也是高级的，各行各业都需要感觉，机器人不能替代人的是，再多的信息也不能整合出感觉来，大脑这台高级微机能产生的一种高级产物就是感觉。重逻辑使我们的感觉退化了，反过来我们却认为是感觉不行，可能正是因为我们越来越少使用感觉，我们才会认为使用了感觉的中医是低级的。

父亲批评母亲的一大缺点就是做事不长脑袋而凭感觉。比如，仅凭感觉就离开了大医院回家开中医作坊了。可我现在看到的却是母亲的感觉恰恰比一般理性更高瞻远瞩。如果母亲当年不离开大医院，我如今也就无法窥探到传统中医的影子了。

让女儿摸脉的人不少，有时女儿摸了一个人的脉后，就慢慢地搓着手，告诉我这人的病很重，病情复杂不好治。她说，我摸这样人的脉，我的手就从手指尖往上慢慢发凉。

我告诉女儿要有意识地保护自己的感觉，有意识地把知识转化成智慧，把智慧磨砺成感觉。这就像一把菜刀，知识是铁，智慧是钢，感觉就是刀刃，是锋。

我不仅相信造物者没有偷懒，我还相信进化不拖泥带水。我们所忽略的所谓感性层面的东西，所谓低级的，我们力图摒弃的东西很可能是极其重要的东西。

本能反应代理智做出的抉择有时可能是更明智的抉择。好些被科学否定，被理性唾弃的所谓低级的东西，往往含有耐人寻味的大智慧，它们都在一而再、再而三地向我们揭示比我们据有的科学要大得多的逻辑。

中国人为什么谦虚？孔子为什么说"三人行必有我师？"因为前人所知道的东西，我们现代人并没有生而知之，当代科技水平是由科学家们代表的，可大多数人认为科学家也代表了他们，对古人嗤之以鼻。我们把科学主义变成强盗作风用来对待古人、对待他人。

中医一摸脉，一个有医学意义的意象就活灵活现地浮现在脑海中了。如果这个医生有能力把握这个意象，他就能知道疾病的动向。当我们熟悉、了解一种事物的运行规律后，往往能预知这一事物的发展，这不是很正常的吗？根据一个人的性格，可以推断在什么环境下他会说出什么样的话，做出什么样的事，能描绘出他的命运大致轨迹。同理，根据一个人的体质和他的生活方式，也可以预知他会生什么样的病。

美国现在常搞电子模拟战争，就是想要克服线性思维的不足，多考虑诸多因素间的关系。但是，这种电子模拟还是检索式的，终究合成不出人的感觉来，不可能出锋。

我让电脑房将一副书法输出来要刻在石头上，可电脑对字进行了加工，美化了。我要求重输，工作人员不解，美化了不好么？我说，神韵没了，气脉断了，这字还有什么价值？人问，你说的神韵在哪儿，气脉在哪儿？我一时无语，我和他们谈艺术？

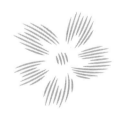

母亲在世时，每个季节重点吃些什么，都是有说法的

朋友来我家玩，手中拎一方便袋，从中拿出一盒盒的"龟灵膏"让我吃，说是美容养颜。她自己先开了一盒吃起来，说是每天都得吃三盒。

我拿起一盒，看了上面写的成分说："这东西不适合你吃。"她说："你看功效啊，功效写的是排毒养颜、美容护肤啊。"我一时语塞，和现代人说话是真费劲啊！想起女儿说她师傅遇到这类情况时往往不多做解释，当人们把中药像西药一样理解成功效固定时，她觉得你看成分就是多此一举。

朋友是个身体很弱的人，每年都要吃上几剂"生脉饮"，可你一眼照看不到，她就吃什么"珍珠粉"，喝"苦丁茶"，这又冒出了"龟灵膏"，真是让你防不胜防。

我说："你老要排什么毒？你身上有什么毒？你所说的毒是什么？一般人所说的毒是指毒火，你有火吗？中国人有几个是阳亢的？你一派寒凉，全指望夏养阳，你可倒好，用这些寒凉的东西把这点阳气全压下去了，搞得脾胃虚寒。真奇怪，你吃这些东西竟然不肚子疼？"

她捂着肚子说："我肚子疼，要上卫生间。"我被她气得哭笑不得："你这人的心理暗示性也太强了，我没说你时，你一天吃三盒也不肚子疼，我一说，你马上就肚子疼。"她说："不是的，这之前吃了也肚子疼，可我没往这上想，让你这么一说，就挺不住了。"

我曾谈过中药的毒性问题，明确反对"是药三分毒"的说法，因为这个说法成立，那么治病就是三分害了。砒霜是人所共知的大毒，健康人吃了会死的，但用它来治病时，用的人不仅不会死，反倒会起死复生。从这个意义上说，即便说

砒霜是毒药也是有前提的。而对一些普通食品，我们有谁会认为它有毒呢？可我却总是提醒这个或那个朋友不要吃这个，少吃那个的，这又是为什么呢？比如我的这位朋友我就劝她不要喝绿茶，不要喝凉茶。她不肯，说绿茶美容。我说你阳气总是升不上来，脸色晦暗，何谈美？我反对她开空调，反对她吃冷饮，甚至反对她吃苦瓜。如此看来，我不是把一些食品当成有害的东西么？的确是这样，用得不正确，别说药，就是食品也有"毒"。从这个意义上讲，凡是入口的东西皆有利弊之说，中医也讲"病从口入"，这个当然不是指细菌，而是指寒热。

慈禧太后的御医虽然给"老佛爷"弄的不是营养配餐，但却是按中医的养生观配餐。从她的食谱不难看出御医的用心，连用的盘碗也是很讲究的，需要保温的用砂锅，需要凉的用薄瓷碗等。五谷杂粮搭配，应季的蔬菜……

不仅是食品，我对现代的一些生活方式也反抗着。当家用冰箱刚上市不久我就买了一台，我以为我会喜欢，因为我喜欢烹调。可只用了一年，我就把冰箱淘汰了，此后再就没有用过冰箱。现在我宁可天天到市场上去买菜，而不用冰箱储存；宁可给家人吃温热的东西，而不让他们吃什么冰镇西瓜之类的。空调、冰箱，让人阳不得升，脾胃虚寒，夏不能养阳。

对我的这些做法，许多人是难以接受的，他们认为这是不会享受现代文明。他们暴饮暴食，贪食生冷，从外面一进来马上就把空调开到最大，觉得夏天不让自己热着、冬天不让自己冷着才是高级生活。吃反季节的食物……千百万年与自然协调一致的身体不再和自然协调了，内在紊乱了，许多现代病出现了。

女儿说，一提到医，人们就一定要想到药，其实医生不用药也可以给人治病。好多病，比如高血压、胃病、脂肪肝等不吃药，仅改变饮食结构就能达到比吃药更好的效果。所以，中医有"药补不如食补"之说。据西方植物学者的调查，中国人吃的菜蔬种类，比西方多六倍。所有食物在五味上都有归类，进行调剂、配伍，也是药用。中国人对于吃的讲究，还有五味的追求和药用作用，这绝不是仅仅追求美味所能达到和概括的。如今的一些现代病，往往是追求美味造成的。对中医来说，防病也要把住"病从口入"关。女儿号脉时会对病人说："你是朝鲜民族。"病人感到很惊讶。女儿说，朝鲜族人长年吃辣，在脉上有表现，治病时不能不考虑到这一点。

母亲在世时，每个季节重点吃些什么，都是有说法的。这不独是一个医生会这样做，我奶奶也有此讲究。一般的中国人都知道些比如冬季进补、春季吃野菜、夏天在菜里拌点芥末、秋天吃萝卜等常识。吃菜和水果要吃当季的，这不仅合阴阳五行，更合自然规律，反其道而行之就会"病从口入"。如今的现代病哪个不是吃出来的呢？把我们吃的学问抛弃得只剩下美味这一条，能不致病？

我的季节感是奶奶培养出来的。如果不用季节食品定位，我就会怀疑这个春天或秋天我有没有过。春日的阳光是和采菜联系起来的，秋日又是晒菜的好日子，不用晒菜把阳光储藏起来，就会对不起阳光。日子、阳光、劳作，这些是一体的，不可分的，这使一个个日子都是具体的，不一样的，而不像现代人的日子全是一样的，空泛的。

每每看到一桌子菜，我就会对朋友说，我们可能不是在享受而是在做时代试验品。冰箱、养殖、温室都是当今产物，所以我们面前这一桌子食物才能超越以往的时空限制集南北大菜、陆海空动物、冬夏季食品于一桌。我们之前的人类从未这么吃过，这些食物同时进到胃里会产生什么样的冲突，就得由我们这一代人来亲身试验了。

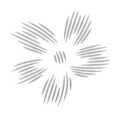

如果犯人真的被改造好了，出来看我们外面人
会不会觉得我们是野蛮人呢

　　小时候总是吃陈粮，国家把新粮存起来留到第二年吃，怕的是第二年如果粮食无收的话会闹饥荒。那时是反华包围圈，没处去弄粮食。陈粮总是多少有些发霉的，有两年天天吃发霉的玉米面。玉米面霉的很严重，发红，入口是辣的，很难吃，但家家吃的都是这个。前些年看有资料说，发霉的玉米有一种黄曲霉菌，是毒性很强的致癌物，加热处理也不能杀死霉菌，一旦发现应立即销毁。后怕之后慢慢回想当年的邻居们有谁死于癌症，想了半天也没有想出，于是怀疑这霉菌可能没那么厉害。如今看人们把稍稍有点发霉的粮食扔了还是觉得可惜。

　　中国人是挨过饿的民族，饥不择食的生活经历使中国人现在的餐桌上也摆有腐乳、大酱、酸菜、腊肉、霉干菜、风干肠、松花蛋等食品，确切地说，都是变质食品。小时候跟着奶奶做酱，把豆块做好了放在搁架上阴干，几个月后再拿下来掰开，洗刷……酱块里面不仅霉变，还有蛆壳，我就很反感，一度拒绝吃酱。可邻居们却端着碗纷纷来讨新酱吃，吃起来还赞不绝口。我想，吃变质食品，开始时应该是出于无奈，后来才成为习惯。变质的食品不管怎么说，也没有新鲜食品有利健康，我很怀疑霉变了的食物是否还有营养。

　　随着改革开放，人们的饮食观念也在变化，不仅吃得好，也要吃得新鲜，变质食品吃得少了。30多年过去了，不吃变质食品的中国人恶性肿瘤患病率却成倍增长。今天看电视报道说，肺癌患病率上升了465%。对此，大家一致认为是环境污染的结果。这么说，环境污染致癌比黄曲霉菌要厉害得多？报道还说，心脑血管疾病已占中国人死亡原因的第一位，高血压人群有1.8亿人。我想，这肯定不

是吃霉变食物的原因了。食品的质量高弄得人血压也高，与之相比，变质食品怎么也缺少把人血压弄上去的力量。

营养高的食品热量也高，由于运动的不够，高营养带给人的就不是健康，而是"虚火"。"虚火"积蓄久了，就会闹事。我一个朋友对此就很紧张，她说："我儿子咽炎又犯了！"我说："犯了又怎样？"她说："犯了就会引发肾炎。"她说得很准，她儿子真就照她说的来病了。孩子青霉素过敏，到省医院，一边吊着抗过敏药，一边打着青霉素。打了两周，医生说不能打了，回去卧床静养。朋友说："化验尿里还有血啦！"医生说，治好了半年内化验也还是有血。然后开药让带回去吃。开了一堆药，全是中药，西医开的，清热解毒。朋友认准罪过全在咽炎，就不断用清热解毒药，可尿里的血只增不减。她每天紧张得像强迫症似的，两天一化验，每天早晨对着阳光看她儿子的尿瓶，到后来她都能看着她儿子的尿说出蛋白和红细胞的指数来，去化验保准能对上。我知道他儿子的体质，根本没有实热，不能清热不止，建议她找中医看看。可女儿的师傅出门了，联系不上。她便先后找了两位中医，可这两位中医也主张清热。联系另一城市的一位中医，在电话里他很赞成我的观点，于是带孩子去开药。药拿回来我一看，又全是凉药。我说这医生也没同意我的意见啊？朋友说医生认为还是火大，有实热，得清。这么多医生，又是中医又是西医的全用凉药，朋友也就认准了她儿子有实热，又把凉药用上了。可化验结果让朋友如热锅上的蚂蚁。女儿师傅回来了，朋友急忙去找，回来告诉我："郝大夫也是清热解毒！"解开药袋一看，我不禁笑了，说："这是清热解毒么？一味凉药没有，还有红参，这是温补。"朋友说："我跟他说我儿子有火，总犯咽炎引发肾炎。郝大夫就说："好，好，清热，清热。"我说，他一天看五六十个病人，累得要死，哪有空说服教育你？嘴上顺着你说，但药是该怎么开就怎么开。朋友给儿子用了20多天药后化验结果就完全正常了。朋友奇怪说："省医院的大夫说这血半年内都得有，可现在怎么一点也没有了呢？"我说，病好了为什么还有血呢？朋友现在就比较注意全家的饮食了，考虑的不光是营养，还有寒热的问题。

我到监狱去很注意看犯人的食谱，那才叫讲究科学，粗细搭配，荤素平衡，如推广开来心脑血管疾病定会大幅下降。犯人每天出操，搞活动，运动量也适当，还修身养性，绣花编织，学习孔子。有时我开玩笑说，如今科学的生活方式在监狱。我担心，如果犯人真的被改造好了，出来看我们外面人会不会觉得我们是野蛮人呢?

心脑血管疾病本可以不是第一杀手，如果我们注意生活方式的话。同事的母亲死了，脑出血。她很伤心，哭泣着说:"我母亲没福啊，她最喜欢看电视，我刚给她装上有线电视，才看上三天就走了。"像祥林嫂似的，她每天都叨唠这番话。一个月后我说:"你要是不给你母亲装这个有线电视，她不连坐着三天不挪窝地熬夜看，也不会脑出血。"同事楞了，半晌说:"是我害死了母亲，我不该让母亲享这样的福!"如果按照先前的生活方式，她母亲再活上十几年不成问题，可连坐三天结果却使她脑出血死亡。平时总是不停地做体力劳动的人，身体气血的运行方式已按体力劳动所需能量运行，三天不动，能量施放不出去，血压升高，毕竟是老人，血管硬化，出事是很必然的。

前天去爬山，一个二十几岁的年轻人只爬了几分钟就坐下不爬了。他说:"爬不了，发热，身上热散不出去，要炸了似的。"大家笑他，有人鼓励他坚持。我没有要求他硬挺。我知道他平时吃的好，身体热量足，稍一运动，热量就超，不能及时排出的话，也怕出问题。

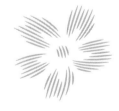

我觉得我的病很具观赏价值，我还是留着不给医生看的好

有专家分析，美国孩子之所以抑郁是由于大人换工作和住所比较频繁所致，许多孩子的童年都是在搬迁中度过的，致使他们从小就缺少固定的玩伴，加上美国家庭的离婚率比较高，孩子有个心理适应的问题。这个问题的实质，在我看来就是建立不起来稳定的社会关系。

儒家文化作为一门社会学，对这类问题的确有比较好的处理方式。真正的社会学不是建立一套独立在人心之外的所谓正确的理论，而是协调种种关系。

总有人找我倾诉些什么，求我帮拿个主意。女儿观察久了说："你帮人出的主意并不是正确的和最好的，也不是你的主意，你实质上是告诉了人家内心最想做的。你不是帮人出了你的主意，而是帮人明确了人家自己的主意。"我说对，算你看明白了。因为我认为是正确的和好的主意对当事人本身并没有多大意义。一个违逆当事人内心情感的主意再好，也不是好主意。大学生为什么抑郁？他们难道不是按父母、按老师的要求考上大学了吗？他们不是成功了吗？可他们为什么还要抑郁，还要跳楼？

当一个道理是十分明白的时候，我们头脑能够理解，可这不代表我们的心能够接受。归根到底，我们不光是用头脑活着，更是用心活着。再明白的道理，头脑压制着心去接受，一天两天可以，天长日久，这心就要疲惫，就要病。我常说，所说人生选择其实是无可选择，人选择的只能是自己的本质。

当治病有了中西医的选择，有的人愿意找中医，有的人愿意找西医，非要从中做出一个对与错的分别来是没有多大意义的。急于下的结论往往失之公道，很

多意义不是当时就能显现出来的。

仅仅讨论是中医好还是西医好，我认为并没有多大的意义。就算西医是100%的好，可它在中国占有全部医疗经费，却只给20%的人服务，这不是贵族医学？我估计，反对中医的人也是20%。医院总是盖更大的楼，进更好的设备，给更贵族化的人服务。科学在不停地发展，为了追上科学发展的脚步，医院只能一再投资高科技，在贵族化的路上越走越远。

目前，我国卫生总费用只覆盖20%人口的卫生服务。在这种现状下要取缔中医，如同让中国人一天不是吃三顿粗粮而只吃一顿细粮。

中国人现在有近一半的病人应就诊而未就诊。有官员说："中国的经济能力不可能满足所有医疗卫生需求。"说到底，还是一个"穷"字。如果我奶奶还活着她会说："穷有穷的过法，穷就不过日子啦？穷就让一半中国人不治病？从什么时候开始只会过富日子，不会过穷日子了？"

看病和治病在西医这里是分开的，如果治病需要十元钱的话，"看"这个病可能得需要九十元。只要你有钱，把各种检验做一遍，虽然你不是医生，你也看到了你的病。如果全部检查完了，你没看到你的病，那么对不起，医生也没法看到。

记得刚有核磁共振时，医生让我做个检查，价格是我月工资的两倍。我问，这机器能治病吗？回答说不能，只能让医生看到我的"病"而已。医生要看我的"病"却让我花钱，难道医生要是近视，我还要给他配副眼镜？他要是耳朵不好使，我还得送他助听器？

上医院看病，我的感觉就是我一会儿掏钱给医生戴上X镜，一会儿戴上超声镜，还有什么CT，什么核磁共振等。如果我不投币给医生戴眼镜，医生就无法工作。我觉得我的病很具观赏价值，我还是留着不给医生看的好。

我问医生，如果瞧见"病"了怎么治呢？医生说目前没法治。我问，那做这个检查有何意义？医生说可以弄个明白。这让我想起了死后的解剖，对医生和医学有意义，对死人没意义。我不掏自己的解剖费。

"五四"时期的一些中国人，曾为终能看到"病"而欣喜，便是治不了，心里也透亮高兴。可现在，花了很多钱，却只是看到"病"，让许多国人不甘。他们希望把钱花在刀刃上，也就是治病上。所以，医院中的检验费是很让人望而生畏的。

西医的贵族性表现在离开大医院、离开设备，医生就很难说是个医生，医院中许多有高级职称的医生是只会操纵一种仪器的技术人员。让他们到没有仪器的乡镇医院，到社区门诊，他们就不是医生了。光说医生们拼命往大医院挤，没有可调动的仪器，光杆医生还叫医生？光说百姓趋高，现在医生这个名字不再是个体意义的，而是整体的，是一个大医院中的人和仪器的总称。在西医院，人们尊崇的不是医生，而是科技和检测仪器。

可这个占有全部医疗经费的大"医生"只能给 20% 的人治病，这 20% 的人还必须是有钱人，因为这个大"医生"的新陈代谢功能特别强，消耗量很大。于是，恶性循环，大医院之外无医生，百姓进不去大医院就只有等死。我一个同事最近做了胃贲门癌手术回来，他花了近 30 万元。他说，病人可以分三类：三分之一的人治不起，三五万元钱几天就没了，也就不治了；三分之一的人忍受不了治疗的痛苦，或不治了，或被治死了；只有三分之一的人能完成治疗。他求我写篇稿子"表扬"一下他妻子。看到我奇怪，他告诉我说，看到许多病人被配偶抛弃了他很感慨，觉得很感谢妻子。他一再感慨治病难，他说"难于上青天"。他还是这能得到医治的 20% 的人。

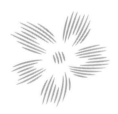

我问："这么说，这甘草有点像我？在不同的
群体中所起作用不同？"

　　女儿走过一片园林，见其中一位打太极拳的人，看了一会儿，女儿过去与他
攀谈。果然，此人的太极拳是家传。女儿与他切磋，打了一套太极拳给他看。他
说，你这是太极操，不是太极拳。女儿不服，要知道，女儿的太极拳打得在一般
人看来那是有模有样的，是受到老师们一致认可的。此人说，你如此这般打太极
拳，定会做下病来，四肢厥冷……女儿跟我叙述到这一节时，我惊了，近两年女
儿的确四肢发凉，回家总是先上床，把手脚插在我怀里。我俩探讨几次，我怀她
时并没有受寒，她小时候四肢常温，这寒是怎么来的呢？没想到竟是为参加比赛
练太极拳坐下的病。我不解，打的就算不是太极拳，是太极操，也不至不健身反
坐下病来，我们做广播体操会坐下病吗？女儿说她也是这么问的。此人道，太极
拳是以意带形，形意一致，二者统一，如果只取其形而不得其意，那么有害无益。
我听了反驳道，形是形式，为空，取个空壳何至有害？已经解惑的女儿说，为什
么太极拳偏偏是这个形而不是体操那个形？形，难道是空吗？何况还有程式、程
序，敢说程序本身没内容？把太极拳的形式一比划起来，这经络就要做相应的反
应，这不受控制的反应不给身体造成伤害？
　　女儿想把身体调整过来，向这人请教拳法。这人说他宁可教一点不会的人打
太极拳，也不愿教我女儿这样走反路的人。女儿说试一段时间看看，后来这人对
其他学员感慨道："你们有一个算一个，没有这女孩悟性高，学得快。"
　　由此我想，别说中医，就是一个太极拳，看上去很简单的像体操一样的东西，
怎么在中国就这么玄呢？自从女儿在体育老师的指导下以竞技方式练太极拳后，

用她的话说对体育就有点伤了，这使她意识到运动猝死是否也是一种"伤"的后果？现在搞体育人的伤是如此普遍，包括写《慢跑大全》的美国作者自己也死于运动猝死，这不有违体育健身的初衷？如何运动适度，如何在运动中保护自己，这是不是也应是科学研究的内容？

我年轻时练长跑，曾对一个问题不解，那就是教练告诉我们要坚持度过"疲劳期"——在感到没有体力时再坚持，这时会感到身体又一点点有了力量。我当时奇怪，这力量是从哪来的？后来我意识到，这是调用了人体潜能，这种调用可能成"伤"。

西式的太极拳会对人造成伤害，推而广之，用西医的方式运行中医，是不是中医体衰的一个原因？中医的意要求中医的形不能是脱离大地的、脱离民众的，不能离开中医的传统。当中医被送进医院，赋予西医的形式时，中医的内质就改变了，形成内伤。于是，中医就不再是医，走到了被废弃的边缘。

女儿用功用心学习太极拳。我说，不用下那么大功夫吧？女儿说，功夫，功夫，要的就是功夫。她说在做太极拳中体会中国文化，很多东西都能对上，不仅是医学，还有军事，比如可以细细体会 36 计。我说一个健身的东西跟 36 计有什么关系呢？女儿说，这是拳啊，拳是武，武不是军事？太极拳讲的是绵软，绵要绵里藏针，软要软中有硬，太极拳是可以直接交手打仗的。这是有心法，无定法的。女儿说，她由太极拳体会到用药，比如说甘草，93 个经方中方方有甘草，这甘草起什么作用？现在的书上说是调和药性。其实，它在每个方中起的作用都不同，它的药性随与不同的药配伍而不同。我问："这么说，这甘草有点像我？在不同的群体中所起作用不同？"女儿说："嗯，有点像。所以，中医的工作不枯燥，总有新体会，总有自己独到的体会，这是用自己的心体会来的，要想教给别人，别人的心和自己的不一样，就不易传给别人，因为这是不可替代的，所以总是用诱导、启发，总要因人施教……"

为什么有的人无论主观怎样努力也学不好中医？为什么中医的弟子跟师傅学习的过程如切、如磋、如琢、如磨，整个像一个艺术学习过程？女儿下决心说："我要做大医，要做上工。"我没有听到一个西医院的医生有这么说的，倒是听过不少搞艺术的人讲，要做艺术家，不做工匠。女儿说，仅仅为济世救人她还不能学中医，为混碗饭吃或其他功利目的都不足以使她学中医，她是在中医里面找到了一种感觉。她这么说的时候我能理解她。我认为即便是在专业领域内找到感觉对人也是很重要的，人的一生往往是寻求属于自己的感觉，比如数学家寻找和谐之美、物理学家寻找统一场论、艺术家寻找意境等。就是外科医生在做手术中也能找到与艺术大师同样的创作感受，更不要说艺术感是各领域的创作动力了。

人的感觉有排"错"法，不属于它的东西它不要，感觉有引领作用，它的超越性不能不引起人的重视。中医的艺术性连民众也能感觉到，不然为什么给中医送的匾要写"妙手回春"呢？

喜爱艺术的女儿在学了中医后还不想放弃她的音乐爱好，假期她还时常拎着琴去找她原来的老师练琴。有一天，她的老师说："你原先拉琴时很有感觉，为什么你现在这种感觉没有了呢？"女儿沉吟了一会儿说："我明白了，我的感觉转移了，全转移到中医上去了。"女儿拎着琴回家来说："一心不可二用说的就是我现在这种情况，我的艺术感觉也不能二用，所以我暂时不能学琴了。"

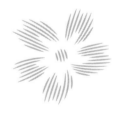

正因为中医有理论，所以他才能在用药时是医，不用药时也是医

中国人明白偏方治大病、四两拨千斤的道理，知道人不可貌相，知道人外有人、天外有天，知道有藏龙卧虎的事和一物降一物的道理，所以并不因中医从门前拔两把草药治病而小瞧它，也不像有的人那样认为这是欺骗而悲哀。我对女儿说，世界上并不需要那么多的聪明人。在侦查破案中，聪明人的工作效果并不好，并不是罪犯魔高一尺，侦查人员就要道高一丈。那些看上去笨笨的，用笨办法在一个个细节上下功夫的侦查员才是破案率最高的人。我相信，中医如果回归到传统轨道，脚踏实地去做一桩桩具体工作，就能在医疗工作中发挥很大作用。

中医的可贵之处还在于为我们提供了一个可以审视西医的立脚点，中国文化对世界文化的作用也是如此，这是很难得的。为什么非要把我们研究传统文化的行为理解为是光大国粹呢？难道医生研究病毒是为了传播病毒？如果我说，我研究中国文化的目的是为了用中国之石攻西方科学之玉行不行？我打磨一个中国金刚钻想揽点西方的瓷器活可不可以？捍卫科学可以，但不是把对手消灭这么个捍卫法。把西医的人体纯净思维方式用在捍卫科学上就会把中医理论当成是与科学理论尖锐对立的敌人。都知道我们学习的目的是为了多获得一双看世界的眼睛，多获得一个思考问题的大脑，而中医作为东方思维的代表就没有现代科学需要借鉴的东西吗？

以科学名义对中医赶尽杀绝是陷科学于不仁不义之地，非真正热爱科学之士所为。批判的逻辑把人分成对和错、智和愚、好和坏、贵和贱，其功能不是知识和理论的互补，而是排除异己，外带价值评判。所以经常会看到，在学术之争中

充满了讽刺、讥笑、污辱和谩骂。一开始我还认为这是修养问题，后来认识到这是逻辑问题。这个逻辑所犯的最大错误是不尊重人，否定别人的生命价值和人生意义。难道一个理论是正确的就可以是反人类的？

对中医持废医存药观点之偏，可以从治国之理上看出。百年来中国的社会问题正是一段时间以来过于用药，头疼医头，脚疼医脚，形成了药物迷信和药物依赖的治疗结果。在我们的潜意识中总认为世上存在一种灵丹妙药，只要找到这种药，就能把中国的诸多毛病治好。很多人相信自己找到了包治百病的灵丹妙药，结果全用上了，效果却不理想。如果这时有人说，停药，休息养生，恢复阳气，只用点健脾胃的药调养，你是不是认为这人不是医生，不科学？如果我们把医就理解为药，那么就会药外无医、治外无医，我们就将陷于药和治中不能自拔。

正因为中医有理论，所以他才能在用药时是医，不用药时也是医。古人为什么把医生和宰相相提并论，这是有道理的。

西式思维的最大特点就是把离自己最近的前位当原因，后位当结果。用这种思维下围棋，围棋就是天下最简单的棋了。亲朋好友有个头疼脑热，我总劝他们不要急于采取治疗措施，而是先"观察三天"。我们现在做事往往不给事物发展变化留有余地，判断事物时也不给事物自身规律留有空间，总是在第一时间介入，而许多问题恰恰出在这一介入上。

一个熟人说他最近做了手术而身体虚弱。他叙述了手术经过后，我一声没吱。他是一个上进心很强的人，单位搞竞聘上岗，他的群众信任票没过半数。他没想到会是这一结果，接受不了现实，顿时感到胃痉挛，吃不下东西，连口水也喝不下去。到医院诊断为贲门狭窄，开刀做了手术，术后身体就一直不好。我心里暗暗骂医生心实，其实只在他胸口划个小刀口，骗他说做手术了他就能好，何苦真给他做大手术？

中医的合理性是随人类的发展走向而变化的。可以说，人类让它合理它就是合理的，让它不合理它就不合理，这要看人类向哪个方向发展。人类顺应自然，就会认可中医；违反自然，别说要铲除中医，就是毁了地球也在所不惜。所以，人们要取缔中医不是中医的悲哀而是人类自身的悲哀。

当科学有一天基本取缔人的身体时，中医也真就没有什么用武之地了。女儿有时摸脉会感到困惑，看到她迷惑不解的表情，她师傅就接过手来摸，问病人："做过手术？""出过车祸？"师傅告诉我女儿，手术和车祸都可以改变人原有的气血运行方式，遇到这种情况就给以脉诊病带来很大困难。如今手术使用得如此频繁，最终会使气运学说在人体上失效，当人的身体器官被摘除太多，移植太多，放置塑料、金属太多时，中医还如何诊断？还调什么气血？那时中医还不灭亡？

可以说，我对阴阳五行的认祖归宗是从西方绕了一圈转回来的。中国人讲"根"，根是历史，是传统，埋在土里的历史是无枝无叶的，必须要得到当代的阳光和雨露才有枝有叶，枝繁叶茂时我们只觉得与当代有关系而不觉得与根有什么关系，只有当这一代的枝叶凋零时，我们才会在叶落的过程中认识到什么是归根。

西方不是把阴阳的内在动力解析为五行，而是直接把矛盾的两个方面转化为"水""火"两行。"水"与"火"没有"木"来"通关"就只有克而没有生，只有斗争而没有调和，只有否定之否定而没有肯定之肯定。只讲两行不讲五行，"水""火"就只有你死我活的冲突、对立和斗争；而没有通过"木"的生和助，通过"金"和"土"的宣泄和抑制，没有五行周转这一"永动机"形成的"生生不息"就不会有"水火相济"的景象。用阴阳学说容纳矛盾论，把对立的两方面作为两行再加上三行成五行，会使理论更丰满。

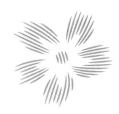

当把发烧视为火时，不同的药对付火的方式不一样

我认为人往往是无可选择，所选择的不过是自己的本质。好多数学家在解题时不是解题不开，而是想寻找一种自己认为是美的解法。从这个意义上说，解法已存在于他的头脑中，他不是在寻找外在的解法，而是在挖掘内在的已有。阴阳五行也是这样一种已有，所以在我们寻求对这个世界的解释时，不仅要寻求对的，还要可心的，不然"纵然是齐眉举案，到底意难平"。

在中医理论中，不是中医拒绝使用逻辑，而是使用逻辑的效果与目的南辕北辙。

比如用现代方式编写中药教材，在讲药性时，把退烧药归为一类，这石膏、地龙等退烧药有好多种，但只能有一个共同的药性——退烧。至于它们有什么不同，现代教材无法用逻辑区分，学生也无从领会。所以用这样的教材学习中药的药性并不能达到会使用中药的目的。

女儿说，这样编教材让学生怎么记呢？她学教材的方式是与古药书对照着看。她说，记住了教材与古书的说法不同才能记住现代教材的内容。我问，不同之处在哪里？女儿说，古书说得形象。

比如，按中医的表述方法，这退烧药各有各的作用，区别是很大的。当把发烧视为火时，不同的药对付火的方式不一样，有的是浇水，有的是抽薪，有的是止沸，有的是吹息，要因情况的不同选用不同的药物。如果柴多火大，用吹的方法岂不吹得更旺了？如果是草地上的野火，又怎么抽薪？所以，是中医使用中药的方法决定了中医的表述方式。

如果论述象棋，可以从车的作用、马的特点、炮的功能进行论述，逻辑可有

用武之地。如果论围棋，单拿出一个棋子怎么论？拿出所有棋子怎么论？只有在棋局中，在上下左右的关系中，棋子才有它确定真正的意义。所以象棋和围棋运用的思维方式不一样。

我从来不说中医"深奥""博大"和"神奇"。正如中国没有大哲学家一样，中医也是一个灰姑娘。它想要被人推崇，得需要一些外在条件，如城堡、臣民和仆人，还得有一个王后的头衔。如果在灰姑娘挎着篮子买菜时，我就称赞她高贵、美丽、典雅，怎么能不遭到人们的嘲笑呢？

人们嘲笑中医的一个方法是举原始人的治病经验和一些动物比如大猩猩能自己找草药吃的例子来说明中医的原始性和经验性。这种嘲笑我觉得反映了人的狂妄自大。电视节目《动物世界》为什么受欢迎？不正是我们发现动物的确有我们没有认识的神奇之处吗？我们的科技进步很多还没有超出仿生学的范围。动物与人同样经历了千百万年的进化，身上沉淀着造化神功，它们比我们更接近自然，中医与动物的自然性如果有所交叉，这是中医的耻辱吗？寻找离自己最近的原因可以，但否掉稍远的因素不是熊瞎子掰苞米吗？

中医不存在于人之外，不存在于自然之外，中医不把自己客观化，它不定义对象，也不定义自身，它在治病的过程中阐释自己。当你理解了它，它就是你的思想，你也就可以用自己的方式阐释它。中医在现代环境中阐释自己是对其现代价值的实现，也是对自己现代存在的表述。人本身就是医，人与医是一体的，人与外在自然是一体的，人向自然学习。而人一旦变成物，中医就失去立身之本。阴阳五行理论可能不够理想，但它却是仅有的将人与物统一而不是分离的理论。中医的珍贵之处就在于它是作为人的医学而不是对于人的医学。能把事物客观化固然是好，但客观化的前提应该是有意义，意义是对人讲的，从人的观点解释世界高于从物的观点解释世界，世界因被人解释而有意义。

我曾经在北京向一位西医专家求教：为什么一个看似很简单的医学问题就没有一个普遍适用的解决办法呢？比如：感冒、避孕……专家告诉我说，任何一种医疗方法也不可能适宜所有人群，总有"漏网之鱼"，所以还要不断发明新方法，这样一来，西医治一种病的方法也越来越多。但西医目前的问题是不能一开始就知道究竟哪种方法有效，得一个方法一个方法地挨个儿试一遍。很可能是九种方法失败之后，才能找到第十种有效方法。我说，这样说来我们患者岂不是试验品？专家说，从某种意义上说是这样的。我问，如果我试验了所有方法都失败了，我岂不是试验的牺牲品？专家笑说，正因为有"牺牲品"的存在才使西医不断去发明新方法。

西医曾给过我们医疗上一劳永逸的希望，比如青霉素当年的杀菌效力，可很快人就有了抗药性，一劳永逸的希望破灭了。如今西医对治病也是苦于在众多方法中不知哪种方法能有效，那么西医下一步是不是得想法子学会中医的"辨证施治"呢？对各种抗生素的使用，是不是也得做中医式的"浇水""抽薪""止沸""吹息"的药性分类呢？不然，我的一个同事发烧，前后用了二十多种抗生素也没退下烧来。现在的办法是做细菌培养，把细菌从你身上取点，不在你身上试了，在实验室里试，用各种抗生素喷它，看它怕谁。这个实验有个过程，病人通常要等上两三天，不通过实验室，医生自己是无法判断什么抗生素是对症的。

当西医担当起全人类的医疗重任时，我们看到，它不以人的意志为转移地趋同中医的方法了，不管人们嘴上是否承认这一点。当西医面对十个病人而有十个办法却不知怎样避免每个人身上用十种方法共一百次的话，中医的个体性的治疗思想是不是有可借鉴之处？将来的西医是不是也得辨证施治？抗生素是不是也得做中医那种形象的分类？

科学在发展，西医在发展，中医也在发展，发展的前景必然要有趋同之处。

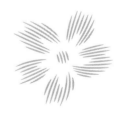

有时把自己交给命运并不是消极行为

　　有一次我置身于洪水中，游了两个小时还无着陆希望，不得不科学地计算我的体能，打算接受葬身江底的现实。这时，我看到一个硕大的暗红色的球体从上游滚到我面前——这是一团蚂蚁，一团抱在一起的蚂蚁。为了不致让水一面的蚂蚁淹死，这个球体在不停地滚动，从里到外地翻腾，顺时针地翻腾……我惊呆了，蚂蚁的个体寿命并不长，别说是一代的蚂蚁，就是十代、百代的蚂蚁也未必能遇到一次大洪水，它们是从何得知这一自救方法的？如果我从这团蚂蚁中拎出一只来问它，它可自知？你可以说它们这么做是出于本能，出于偶然，但他们用这种方式保存种群，其做法是不是很科学？这智慧是如此超越蚂蚁，以至蚂蚁凭着本能把自己交给命运，反倒成为蚂蚁最明智的做法。所以，有时把自己交给命运并不是消极行为。当我在洪水中，意识到我身后有一个大过个体、大过科学的大逻辑时，我顿感力量无穷，这个力量使我得救。

　　有人说中医没有什么内容，其知识量与西医没法比。我承认这一点。每学期女儿拿回的西医教材本本都像砖一样厚。中医书的确没有西医的多，所以学中医看不出是在学什么。

　　西医的知识要求学习者大脑的储存量和检索能力要相当于"深蓝"电脑。一旦医生的大脑检索能力不及，就可能出现医疗事故。

　　我曾经仔细研究过一桩医疗事故案的卷宗。这是一个很不错的医生，可由于知识的欠缺和检索能力的限制，判断失误，造成医疗事故。在医疗鉴定委员会召开的会议上，他被一大群专家质问、指责，甚至讽刺、嘲笑。我想，专家们的学历比他高，年龄比他大，见识比他广，而且他们是一群，做的又是事后诸葛亮。

他们怎么对基层的医生没有一点理解之意呢？

在大医院，常常是一大群医生给一个病人会诊，这还不算众多的仪器和操作机器的人员。这不正说明西医的知识不是一个人的脑袋能记完全的吗？所以，西医的知识性要求西医要聚堆，要聚在大医院，要依赖尖端技术。人们为什么要往城市涌，要到北京的医院看病才甘心，能得到什么条件的医疗成了划分人的社会等级的一个标准，实在是技术逻辑决定了人们的思维逻辑。我想，医改之后要设立社区门诊，要求单个西医是全科医生，我想知道社区门诊的医生得有什么样检索能力的大脑？其出现误诊的概率是多少？这个医疗责任怎么负？西医捆住中医手脚的绳索如今也要捆住自己的手脚。

大学学医的学制是五年，比一般的专业要长。随着医学的发展，将来医学知识成倍增长时，我们怎么学医？我们知道，西方国家学医至少要学 10 年才可以看病，将来这学制是不是得延长到 20 年、30 年？出现 50 岁时走出校门，然后六七个人给一个人看病的情况？抑或是干脆就造看病的机器人？

我承认，西医的知识是很"实"的。相比之下，中医的知识和技术要少得多，学问要"虚"得多。我们如今只会用"实"不会用"虚"，以为虚就是假，就是骗。活到了年近半百，我才理解"虚"的作用。年轻时努力学习技术，尽可能地占有知识。老了时，却有意地淡化技术和知识。我的专业是法律，可我现在尽量不用法律，也就是不用我的专业知识去解决问题，有意让自己的内心"虚空"，让我所面临的事物尽量不受我的知识和我所掌握的技术去肢解，整体地进入我的内在。古人把"虚"比作寒潭，云和雁飞过时潭中有影，用来喻人事来而心始现，事去而心随空。

我母亲的第三个师傅，我的田姥爷就很讲究"虚"。他有一次给我母亲专讲这"虚"时，正好我父亲也在座。后来父亲跟我说起这事，他说，这足以证明中医没有什么实在东西，这虚就是糊人、就是忽悠、就是见机行事，没有原则……我那时是全盘接受父亲的观点。现在我知道，要学技术、学知识并不难，难的是把知识和技术用得了无痕迹。对现代人来说，要把握这个"虚"真就是很难，我们的内心已被填得太实，以至我们本来具有的与其他动物一样灵敏的听觉、嗅觉和感知能力都退化了。

有一次，我和两个同事去寻找另一个同事。我远远看见这个同事来了，我就很高兴。两位同事就笑我近视得可以，能把一个陌生人认作是同事。这人走近了，我一看脸，真的不是。可我不甘心，因为我近视，识人不是靠认脸而是认形体，这人的形体分明就是我那同事。于是我上前问他认不认识我那同事，这人说："他是我哥啊。"

前年，我25年没见过面的舅舅来看我。我带着侄子到站台上去接。我告诉侄子我舅舅的相貌特征，并说，就算我认出他来的可能性是50%，可舅舅认出我来的可能性也是50%，加起来就是100%。可舅舅就从我眼前走过去，我们谁也没认出谁来。但舅舅一出站，却与后赶来的我女儿相认了，这让我感到十分奇怪。我女儿长得像她姑姑，而我长得像我奶奶，我女儿和我舅舅是凭什么相认的呢？舅舅一看见我女儿就说："怎么就你一个人来接我？"我女儿回答说："接你的人在站台里哪。"然后给我打电话说："你舅舅让我接到了。"

在一个知识爆炸的时代，如何不让知识把人掩埋了，如何在知识面前把握人的主观能动性，如何让知识真正为人所用，而不是用来充当批判和指责别人的武器。我想，这是西医面临的一个哲学性问题。

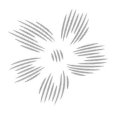

让女儿这么一说，我又坦然接受我的"爪子"变回了"玉手"

由于少年时挑水、担柴，过于负重，造成我脊柱侧弯，用 X 光看是 S 形的。我调侃说，歪脖树也能活，要是把歪脖树整直了，还会要它命呢。

十几年前走路时被迎面而来的一个彪形大汉猛地撞了一下，当即贴在墙上就不会动了，站着缓了好一会儿才慢慢蹭着回家去。至此，左半身就不灵便，尤其是左臂麻痹、无力，随之失去了疼痛感、温度感等。我认定是那一撞，把我本来就已改变生理曲线的颈椎给撞出毛病了。看别人治疗颈椎病效果也不好，加之没时间，这一拖就是六七年。

有一次体检抽血，护士是个新手，连扎三针没见回血，就有些慌。我劝她别急，说我这条胳膊不知道疼，让她不要有压力。一个从我们身边经过的医生就批评我说："你这人太缺德了，她给你扎不上，本来就慌，你用这种方式挖苦她，还不如直接批评她。"我大呼冤枉，申明我这条胳膊真的是没有疼痛感，跟木头胳膊差不多……医生奇怪了，问是什么病？我说是颈椎病。医生说："笑话！你们这些病人就能自己乱起病名，颈椎病怎么是这症状？"他便给我做了一番检查，断定我是脑袋里长瘤了，让我做 CT。那时做 CT 很贵，我不肯做，反驳他说："这瘤子是突然长在脑袋里，又六七年不再长大？"他觉得我这话有道理，于是说："这么着吧，你别在咱们这里检查了，我就是这儿的最高水平，你去找专家看看。"他给我写了一个人名，让我到另一个城市去找一位神经专家看，回来把诊断结果告诉他。

半年后，我出差时顺便找到这位专家，他的诊断是：脊髓空洞。陪我去看病的朋友问，能治么？专家笑说，听说好像有人能治。我一听医生这语气就知道没希望了。朋友又问，发展下去会怎么样？医生说，瘫痪呗。朋友还要问，我把她拉出了医院，说："你还问啥呀？没看出来这是没法治的病么？"

此后，我就常作瘫痪的生活打算。到了前年冬天，我的左臂出现皮肤溃烂，肌肉萎缩，指甲坏死，继而手指不能并拢、伸直，呈爪样手。朋友们看了无不惋惜地说："可惜你这漂亮手了，这下不能参加'玉手大赛'了。"女儿给我针灸，告诉我她们学校神经科的教授说，这种情况只能维持，不可逆转，这我心里也明白。看着我的"玉手"一天天变成了禽样的"爪"，我拿出一副接受科学真理的大无畏气概。

有一天因朋友有病，我领着去找女儿的师傅看病。女儿的师傅看到我的手问起，他便要求我服药医治，说着就给我诊脉、开方。我笑道："也行，我这也算是疑难杂症了，你就拿我做试验，探索一下这不治之症怎么治吧。"女儿的师傅当即就不高兴了："这怎么是拿你做试验呢？中医从不认为什么病就是绝症和不治之症，该怎么治就怎么治，对症了，没什么病是不可逆转的。"我虽不指望治好，但出于延缓病程的考虑，答应吃他的药。我把药用蜜做成了丸，一天吃两丸，心想这么大的病，一天吃这么两丸草药能解决啥问题？这药断断续续地吃了一年，手臂的萎缩不仅被遏制了，失去的肌肉又大多回来了，而且手指能伸直、并拢，现在我练着又能打响指了。

有人讽刺说，治疑难杂症是中医的最后一块遮羞布。我想，现代医学认为是不可逆转的病到中医手中能让其逆转，这能不让人有时觉得中医神奇吗？对此女儿解释说，这神奇本是不存在的。100 年前，不管中医治好了什么病，人们都觉得是应该的，没什么神奇的，倒是对比着觉得西医神奇得不得了。如今，是西医判定有些病是绝症和不治之症，可在中医的经典中对这些病可能早有论述，在治法上也是有章可循的，何难之有？我笑道："这么说中医的神奇还是西医给封的了？"女儿说："正是，没有中西医对比，哪方也不神奇。"让女儿这么一说，我又坦然接受我的"爪子"变回了"玉手"。

女儿的师傅每日钻研中医经典，在他眼里我的病就是"偏枯"，而不受脊髓空洞这个病名的影响，他开方给我调养气血、疏通经络，而不去想什么脊髓病变。虽说我的胳膊是受脊柱神经控制，但现在当我颇为自如地伸展左臂时不由地想，上级当然是领导下级的，可这下级的手臂活跃了，是不是也对脊髓上级产生积极影响？

女儿在给我针灸时，给我讲经络学说，说针灸时要讲"得气"，这是经脉打通的标志。我喜欢与女儿抬扛，问她，如何能看出是得气呢？她说，比如你有酸、麻、胀的感觉。我说，偌大个针扎进去，没感觉是不正常的，除了疼之外再产生些别的感觉也不足为奇。女儿说，可作为扎针的人是有感觉的，不得气时这针下去了感到虚滑，得气时这针就紧涩。我说这也牵强，如果扎到脂肪上肯定虚滑，扎到肌肉上那就紧涩了。女儿笑了，先在手上给我浅浅扎上一针，针是倒伏的。她说，我现在按经络从上到下打通你的经脉，看看这针怎么反应。几针下去后，女儿不停地捻针，保证每一针都得气，然后说，你看气至了。这时，再看先前那针自己站起来了，还微微颤动。我一时想不出再怎么抬扛了。

女儿在读西医教材时常读出声来给我听。每读一个病名，她说，你听，"病因未明"。西医这种"未明"很多，当然也就无所谓从根上治了。所以，往往写到治疗效果时，就是"目前尚无有效治疗方法"。这样一来，中医能说出原因来，拿出治疗办法来，再有效果，自然就会成为一条可行之路。有人指责中医的路总是小路，不能跑大车，这种指责纯属贵族逻辑，没有大路就不走路了？

女儿师傅性情的清高使他与主流思维拉开稍许距离，他不是来自学院的中医使他得以保持传统中医的一些特质。虽然他在给病人看病时，也常用西医的名词和病理解释，但那是在用科学武装自己，为了便于与病人沟通、交流，骨子里他还是个中医。

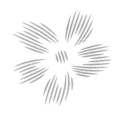

所以，这一纸检讨书就是泻肝火的药方

最近，一个朋友向我坦白压在她心头二十多年的一件愧疚事，告诉我她和她儿子都是乙肝患者。她这话是用短信发给我的，我没有回信。后来她又问我是不是生气了，不肯原谅她？我回信质问她，乙肝影响友谊么？万一我的孩子被染上了，她是不是这辈子就不告诉我了？要知道，他儿子小时候经常吃住在我家，就像是我家的孩子。她说在我面前一直压力很大，因为我的另一个有乙肝的朋友到我家吃饭时我分餐；请众多朋友到家聚餐时，我做自助餐。于是，她不仅绝口不提她的病，还装得和我一样防范。她还为自己辩护说，根据她的经验，乙肝不通过一般接触比如共餐而传染。她的证据是，她丈夫和我另一乙肝患者朋友的丈夫都没被传染。我为她的辩词气得发晕。

朋友这一做法让我觉得在女儿面前颇无面子，也就及时向女儿坦白了，还把朋友的辩词一并呈上。女儿倒很大度，也认可我朋友的辩护，并反问我："你知道她俩的丈夫为什么没有被传染上？"我是很糊涂与她们二十多年来一个锅里吃饭，一个床上睡觉的丈夫怎么没有被传染？女儿提示我："你想想你这两个朋友都是什么性格，她们的丈夫是什么性格？"我这两个朋友全是 A 型性格，执着、认真、强迫，要求严格，雷厉风行，追求完美，办事不折不扣。其中一个如果让我从市场上给她捎回一斤干豆腐，我就得把我的性格临时调整成 A 型，先把市场所有的干豆腐逐一考查一遍，然后选最薄的，颜色最正的，在小贩称时，我还要伸着脖子看称够不够，而我给自己买东西是绝不费这么大心神的。

有一年除夕，其中一个朋友的儿子跑到我家求助，说他违反了妈妈的规定上网吧了，怕受惩罚。我拍胸脯保证说绝不会的。除夕，就是过去最狠毒的地主这晚也要善待长工。可第二天这孩子就给我看他挨打的伤，把我气得和朋友大吵一场，没见过这么不宽容的。

但她们的丈夫却都是性情随和、宽以待人、无怨无悔的。女儿说，我这两个朋友总是着急、上火、不满，这肝能好么？而她俩的丈夫万事不往心里去，就是把肝病放在他俩身上，不出几天也让他们养好了。女儿这一说法让我笑了，这么说是啥人得啥病了？女儿说，可以这么说，比如你的病多是耗损性的，要是放在你的那些朋友身上就会养好了；而你的朋友们患的多是富贵病，他们的病要是放到你身上就会不治自愈。

由于工作性质决定，我们单位，尤其是身居领导岗位的人也多是 A 型性格。我知道要想做好我们的工作非这种性格不可。我的口号是："惯着他们，让他们 A 上加 A！"所以，我电脑里备有几套检讨书的样本。一旦有同事与领导冲突，我先劝架，然后替同事填写一篇检讨交上去。想想看，A 型性格的人对工作要求高，压力大，这肝负担就重，再和人生气就难以释怀，这身体损伤该有多大？所以，这一纸检讨书就是泻肝火的药方。

工作本是大家的，可却有一部分人比别人工作得更认真、更严肃，付出比别人更多的身体代价。我这辈子仅有的几次超常发挥全是在 A 型性格人的逼迫下干的。要想跟上 A 型人的工作节奏真的很难，所以多做检讨是十分必要的。有一天，我用电脑制作了一组幽默图片，大家看得笑声一片，可领导看了却气得不得了，以为我是在搞讽刺。我赶紧写了一份检讨递上去。这份检讨如果读出来那就是一个相声小品，可领导没笑，认真地看，觉得写得很深刻。他也有肝炎。

暑假时，女儿回来到单位去找我。一位男同事伸出胳膊让女儿号脉，女儿说这是一个伤了元气的脉，就一个劲地刨根问底要找出伤了元气的原因。同事说没做过手术，没得过结核，刚做过的体检没啥大毛病，每天跑步、做俯卧撑，身体很好。说着还给我们展示他胳膊上的肌肉。可女儿眉头紧锁，还是苦思原因。我劝女儿道，可能天下就有这种脉弱而身强的人。女儿急躁地说："不可能，找不到原因就等于没找到身体中埋藏着的地雷，那是一件十分危险的事。正是这样的人才容易发生猝死。"经女儿这么一说，我也重视起来了。我提示同事说："你是不是出去抓逃累着了？"同事说："出去抓逃犯 120 天，吃不好，睡不好，大脑的弦绷得紧紧的，真的是累坏了，但这是工作啊，有啥说的，大家不都这么干？"女儿说："这种殚精竭虑、呕心沥血的工作方式是很伤人的，过劳死就是这么来的。"女儿还说："找到原因了，事情就好办些了。"女儿建议我的同事注意休息，不要做剧烈运动……

　　指点迷津非智者不能做到，正像出生于动物园的老虎是不可能自己找出忧郁的原因是什么。再者，人的心性是不同的，如果把人的个体差异按五行分类的话，人的健康标准就不是一个，张飞的体质与诸葛亮就不一样，诸葛亮要是脸通红，声如洪钟，那就快脑出血了。因此，中医对同样的病治疗方式不一样，同样是感冒，对山东大汉和江南女子就不能一样地治疗，便是心理要求也不能一视同仁。比如，遇事，我劝水性和木性的人宽容，就不劝火性和金性的人宽容。如果劝火性的人宽容，他要是能做到的话就糟了，肚子里非长出癌不可。所以，在进行道德教育时，也不能要求所有人全一样。因此，好多人觉得我没有原则，关键就在这里。同样的事到我这里，有的人我劝其忍，有的人我劝其发泄，一切因人而定。道理是死的，人是活的，道理是为人服务的。这也正是当年我不理解母亲，认为她没有原则的地方。

他从耳针疗法和草药治病入手，鼓励两名女青年担当赤脚医生

争论不清的问题，把其还原成存在就不难看出问题所在。中医治病的互动性、预测性、简易性、自然性、廉价性、群众性、救济性、平等性等，都不完全是由中医的医学性质决定的，而是中医在几千年生存、发展道路上与现实磨合而形成的生存法则。因为中医在历史上不是官医，不是靠政府给予行政支持生存的。中医的生存之道，自有其现实合理性，这一合理性在今天的中国也没有消失。

一直嘲笑中医的父亲，在引导农村青年对医学发生兴趣时用的却是一只耳朵模型和一本从我母亲处偷来的草药书。他从耳针疗法和草药治病入手，鼓励两名女青年担当赤脚医生，先用最简单的办法治最简单的病。父亲这时怎么不提倡西医疗法呢？中国的西医为什么好多是从中医入门的？西医的门槛高，精英式培养与民间小路不互通，做医生在国外也不是一般青年能够实现的。所以，承认中医是医对西医来讲的确是很困难的。

中医不断修正与现实的关系，寻求与现实的最佳结合并获得自身的生命力的自生性为现代医学发展提供许多有价值的参考。

通过中医在我家三代人身上的体现，可看出中医衰落的原因是什么，西医与中医的差距在哪里。人生不仅仅是一个人的一生，还有如我母亲、我、我女儿这样连续中医的人生。当把一个人的人生放在这种连续的事业人生中时，许多个性色彩和偶然因素就呈现出共性特点和历史必然，许多细小的事件也能为现代人提供有价值的启示。

我有个朋友否认女人的智能。我笑问，你以为人类的智能是单独继承父亲的

基因，母亲只传个空壳？朋友问，男人靠社会和科学发展智能，女人靠什么？我说，女人靠观察和体验。

历史上表现出智慧的女人常被当作女巫看待。可我看这个"巫"字却感到很亲切、很哲学。这个"巫"字是人大脑的象形，有左脑和右脑，一边代表内在的人，一边代表外在的人……

母亲在世时，教过我气功。当出现身体功能紊乱时，她就说："含口气。"我小时候得过哮喘，因为喘不上来气，我只得用气功呼吸法，后来又因伤力和脊髓空洞等症造成巨大疼痛，在不可解时，我就做气功缓解疼痛。在这过程中，我发现气功还有一个理顺情绪的作用。当我遇到一些看似不可解的心理冲突时，我会含口气静坐一会儿。这时，感觉到气功能在我的心中辟出一间会议室，让心理冲突各方坐下来开会。这时你会发现人的自我成分比较复杂。女儿问我，怎么个复杂法？我举例说，女儿小时候有一次淘气，把我气得不行，我扯过她来想打，可举在空中的手突然痉挛，怎么也落不下来。本来恐惧的女儿见此情景竟然笑了。过后我对她解释说，我奶脾气暴烈，打孩子挺狠的。我母亲性格柔和，不打孩子。所以，一见女儿淘气，我奶的遗传就命令我举起了手臂，而我母亲的遗传又拉住我的手，不让我打她的外孙女。而在我内心，因没打成孩子，我奶的性格成分就冲着我母亲的性格成分咆哮，于是在强烈的内心冲突中我打了自己脑袋一拳。为了平息内心的矛盾，我只好坐下来，含一口气，开辟个心理空间，让我奶和我母亲进行对话。像我母亲活着时对我奶奶用以柔克刚法一样，在我内心中，我母亲的成分会劝我奶奶的成分息怒。如果我不给她俩开民主生活会，虽然她们早已去世多年，可她俩的矛盾冲突还会在我体内延续，如果无视她们的矛盾冲突，她们就会把我的身体作为战场。在战争中，除了交战双方伤亡，被破坏最大的恐怕就是战场了，何况这交战的双方如今也成了我呢？我的损失何其大也？所以，精神冲突给人造成的损伤是不容忽视的，中医十分强调情志的作用也在于此。我盼望基因学说能解开人的性格成因，但我也知道其解释不会超出中医解释的范围。

我一个朋友跟我说，她怀疑自己的母亲不是亲的。从她列举的事实看，我认为她的怀疑很有道理。后来我有机会认识了她母亲，我对朋友说，她母亲是她亲妈，都不用做DNA，一眼看上去就能认定，误差不会超过十万分之一。我认定这一点的是她们母女的思维方式，是极细微的性格特点，除了先天带来绝不是后天能学来的。所以，我说DNA并不神秘，用生活常识就可以理解。

如果我们对生命的理解是简单的，那么我们发射到火星上的飞船找不到水和氧就会无功而返。如果我们对生命的认识在不断加深中，我们就得不断发射飞船到火星上去。

中医不是当今主流医学也成为一些人否定中医的理由，这种结果论的否定法失之简单。中国人讲此一时、彼一时、时空对应，何况每个时代都有时代病，这病候就在主流上。比如大家普遍对当今主流教育不满，可在中国可有非主流教育？谁能开设第二种教育？我曾想在课堂上稍稍改变一下教学方式，可学生站起来告诉我，老师，课不是这样讲的。谁能像郑渊洁那样违反《教育法》不让孩子上学？

有人说，中医的衰落是西医冲击的结果，我认为这是给中医自身缺乏竞争力找借口。是的，中医人数不足解放初期的一半，可一百年前的中医算得上是昌盛的吗？中医从来就没有真正昌盛过，从前只是没有人和它竞争罢了。西医对中医的冲击是中医的历史劫数，也是它成长的内在需要。我很感谢西医的东进，虽然这使中医受压制，处于低谷，但这绝不是坏事。在上千年的发展过程中，中医一直缺乏挑战对手，一直没有参照、对比，这于中医发展不利。事物并非如火如荼就是有生命力，正因为有西医作对比，给了我们一个前所未有的审视中医的视点，才使我们得以总结中医特点。对比不是裁判眼里的比赛，目的是为了扬长避短而不是淘汰。

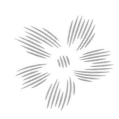

我不得不承认，在这里医术并不是第一重要的

星期天到农村去玩，啃着玉米、嚼着花生，和农民聊着今年收成、孩子上学、老人看病等话题。村民对村卫生所的赞扬让我感到奇怪，缺少仪器设备和高水平医生的村卫生所怎么可能受到农民的欢迎呢？村民骄傲地告诉我，诊所里的小大夫不仅能听诊、打针，还能针灸和配中药，所以受到认可。

这引起了我的兴趣，便请村民领我去卫生所参观。

这是一座近百平方米的平房，砖瓦结构，外贴瓷砖墙面，房前打了水泥地，挺像样的。

室内隔出五个空间，一间是有八张病床的病房，去时，三张床上有人打吊瓶；一间三平方米左右的配药室，是配注射用药的；一间是一床、一桌、一椅的诊室，桌上有一台联网的电脑；一间药房，放三架药品；最后一间较大，是中药的储藏和加工间，放着三个装满中药的药柜，柜门上满贴着写着药名的纸条，案子上有翻开的中药书，案边是药碾子……

卫生所只有一位大夫，是个年近三十的小伙子。

我注意到，卫生所的墙上贴着好多张有关针灸、出诊、医保、药价等事项的告示。其中一张针灸价格表，我看了又看，觉得颇能反映出小大夫的行医方针。告示注明，针灸的价格原则上是每日5元，但治不同的病，价格上下有所浮动。像治高血脂、脂肪肝这类的富贵病，收费达每日10元，而牙痛、气管炎这些痛苦程度比较大的病每日是2元。我知道，像治牙疼这样的病，一日针灸次数可达三次之多，算起来一次费用不到七角钱。看来，小大夫的收费原则与大医院正好相反，不是按自己付出劳动的多少而是按疾病的痛苦程度反比收费，这很有些我母

亲的收费特点。

我在卫生所的医保单上看到，这个村实行一种简单的医保，每人交费10元，保一年。我算了一下，小大夫管三个自然村，近千人口，总额近万元。村民说，交了这10元，一般情况下，感冒、发烧打吊瓶就不再另收费了。

在村民家电话旁，我看到贴有这个小大夫的手写"名片"。村民说，家家都有小大夫的这张"名片"，有事打电话，小大夫是随叫随到。我问村民，在卫生所墙上贴的告示中，我看到出诊费注明一次是10元，农民怎舍得花10元钱叫大夫到家中来看病呢？村民告诉我，这10元的规定也只有在冬天才执行，夏季出诊并不要出诊费。三个自然村相隔三四里地，冬天下大雪时，尤其是在夜里，出诊是很辛苦的。可这位医生不辞劳苦，服务态度非常好。村民对我说，村里有这么一个医生，真是大家的福气。

年轻医生正和村里的"小芳"谈恋爱，准备结婚。看来是要在农村扎根了。对这门婚事，农民们很赞成。

看到诊室门板上写着的诊脉歌诀，我知道小大夫对中医还不是很熟。村民说，小大夫只能给大人打吊瓶，小孩子一哭他就找不到血管了。村民们不知道小大夫的学历。见他紧张、警惕的样子，我也没敢问他毕业的学校，估计学历不高。

如果只单打中医或西医任一种，他的医疗手段都会稍嫌单薄。我想，乡村医生采用中西医结合的存在方式可以说是客观现实决定的。对此，西医和中医都有反对的。但我要说，反对无效。我同意中医和西医就像杨树和柳树一样是品种不同，让这两种树结合不太可能也无必要。但我认为，杨树和柳树是可以在盖同一所房子时结合，中医和西医可以在这个卫生所里由同一个医生同时用于治疗疾病。在这个卫生所里，中医疗法无疑占据了半壁江山并受到农民的欢迎。

有人会说，这个小大夫的所谓中医疗法算不上医学，顶多是一种安慰疗法。对此，我不反对。我甚至怀疑小大夫给村民挂吊瓶的必要性。因为按美国医生的观点，中国人所打的大多数吊瓶都没必要。如果美国医生说得对的话，这个小大夫施用的西医疗法也应属安慰疗法。

可这样一来，这个卫生所就没有什么存在价值了，而我们在社区搞诊所也同样没什么意义了。如此推论，这看病难、看病贵的问题还真不好解决了。

无论是按中医尺度还是按西医尺度衡量，这个乡村医生的医学水平都可质疑，对此，我无从辩护。但从村民对他的一致赞扬中，我不得不承认，在这里医术并不是第一重要的。在卫生所内，我看到了大大小小不下二十种登记管理册，小大夫在对近千人口实行着医疗管理。村民有病找到他，他能拿出治疗办法，能给病人和家属出主意，想办法，联系上级医院，请教更高明的医生……他采取的行动能给予村民以安全感、归属感，我想，这才是最重要的。现代人以为如今人们最需要的是自由、独立和有个性，不想被人"管理"。其实不然。如果你自由到没人知道你的存在，没有人在乎你的生老病死，我想，这种自由也是一种悲哀。我曾对年轻的同事说，别以为来上访的人就是来讨说法，要注意到讨说法背后的无所依托、找寻安全的失落感，如果能注意到这一点，那么在接待上我们无论怎样热情、耐心、细致都不多余。从这一点上讲，有人嘲笑"赤脚医生"的医术实在是只看到问题的表面。

其实，当我看到年轻医生那台质量很好的联网电脑时，我对他作为乡村医生的能力并不担心。一位朋友经血不止，不知再怎么治好。我随手在电脑上一搜索，看到一个简单办法：灸隐白穴，还配有照片，穴位用红色在人体上点出。于是，用一棵香烟试灸这个穴，竟真的好了。所以，乡村医生通过电脑使用"机器医生"也可以为他治病提供参考。如今中医也研制出"机器医生"，在网上使用起来也很方便。虽然"机器医生"不能当真医生用，但其提供的多种治疗方案的确能给年轻医生以启发，加之网上有许多中西医论坛，想请教学者也不难。

医学固然很伟大，但治病却不是非学完所有医学课程就无从下手。我对刚到手的手机、数码相机等物总是先研读说明书，学习使用方法。女儿每见到便觉多余："这还用看说明书吗？摆弄一遍不就知道了？"可对我来说，不看说明书根本就不敢动一个键子。我就是把一本电脑书看烂了，又跟了两期电脑班学习才会使用电脑的。而大多数年轻人既不看电脑书，也不上电脑班，这捅捅、那按按地摆弄一番，很快就会使用电脑了，其速度比我的正规学习快多了。

用读书、老师教授的方式固然是正规的学习，但事实证明，年轻人的"摆弄法"却往往是效果更好、效率更高的学习。乡村医生之治病正如青年人摆弄电脑，不能说非通过正规学习不能掌握。中国古人很可能就是今天的年轻人，他们对人体的把握虽然没有理论指导和老师讲授，但他们没有失去人类通过"摆弄"而了解事物的能力。正是人类的这一天赋产生了中医。

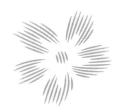

女儿的话给我指明了一个前途——做一个宠物

遇到从前的邻居，我打听他家的太奶奶。他说死了，春天死的，享年98岁。我纠正他，不是98，而是103岁。中国人不让自己满百，自称是98、99的人很可能过了百岁。这个老太太十年前到我邻居家来住亲戚，一早溜达到我家来串门。老太太看上去也就是七十来岁。她告诉我，老了，大牙掉了一颗，记性也不行了，上街要买三样东西，结果只买两样就回来了。我告诉她，40岁的我，大牙掉了两颗，上街只想买一样东西也能忘了。当老太太告诉我她93岁还给全家做饭时，我是惊讶不已。

今年"五一"时，到郊区参加义务劳动，遇到同事的奶奶，也是93岁。老太太一个人过，生火、做饭、洗衣，儿孙全住楼，谁接也不去。见我拿出相机要给她照相，老太太忙摆好姿势，笑容满面地对着镜头。

从长寿老人身上我学到很多东西。人老了，并不必然招人烦。九十多岁的老人不仅自己照顾自己还为家人服务，看着不让人赏心悦目？可我们好多人刚刚上了一点年纪就要求别人照顾，不仅要求儿女常回家看看，还在物质索求之外搞感情勒索，这不是给儿女当包袱？每当电视播出那条常回家看看的公益广告时，我就对女儿说，我足够坚强，你不用常来看我，而我时刻准备为你服务。

有个很自私、冷酷的同事，对父母、妻子、儿子都没什么感情。但是，接到奶奶病危的电话，他把私房钱全取出来往家乡赶。奶奶96岁，医生说没有治疗价值了。我这同事问医生，还有没有没用上的药？医生说还有一种德国进口的很贵的药没用，但这药也没有回天之力。同事问，这药用上有没有什么坏处？医生说那倒没有。同事说，好，只要没有坏处就用！他把钱掏出来给奶奶用进口药……

昏迷了几天的奶奶睁开眼，看见他就笑了："我大孙子回来了！你是不是没睡觉？看把你累的，快躺在奶奶身边睡一会……闭上眼睛。"奶奶摸索着拉过被子给他盖上。同事对我说，此时拉着奶奶的手躺在奶奶身边，对他来说是最幸福的时刻。而他母亲，在他面前诉说病痛，向他要点钱吃止痛药他都不给。近百岁的老人是我这位冷血同事的情感对象的确让我惊异。

我问女儿，等我老了，什么用也没有了，是不是我的价值就降为零了？她拍着我的肩说："不会，你还有对我的无限忠诚。"哦，我明白了，这就是同我的狗一样的价值。女儿说："妈妈，你老了坐在床上，一看见我下班回来，就咧着没牙的嘴冲我笑，你说，你是不是比什么宠物都好？"女儿话给我指明了一个前途——做个宠物。我想，如果我真的没出息，活个七老八十的，废物得像猫狗似的吃闲饭，我是不是起码得有宠物的价值？这使我不由地留心起宠物们的表现，狗的热情、猫的柔媚、鸟的乖巧……这都是我应综合学习的长处。在关于当一个什么样的老人才好的思考中，我还真没有想出比做一个宠物更好的角色。

街上一个八十多岁的老太太自己做荷包出来卖，虽不精致，但里面装的是她种的香草。女儿说，这才是真正的香包呐，女儿常年放这种香包在枕边。还有一位九旬的老人讨钱，听他编出的讨钱理由，我为他思维敏捷所折服，掏出钱给他，还指给他一家饺子馆，告诉他什么馅的饺子好吃。

我有一位老年朋友，她活到96岁。在84岁那年，她偷着到儿子盖房的工地帮着搬钢筋，结果从没有护栏的楼上跌下来摔断了三根肋骨。我想这下肯定完了，就买点礼品，跑去看她。看着她的惨状，我一时找不到安慰的话。她却告诉我两点：第一，84岁了，死了不算夭折；第二，断的三根肋骨已经好一根了，再好一根就可以干活了。果然没几天，老太太就挣扎起来给家人做饭。我佩服她的思维虽然简单，但却有力。之后的一天中午，老太太告诉我她病了。我看不出她怎么病了。她就表演给我看，喝了一口水，但这水顺着嘴角淌下来，她嘴合不上，老太太中风了！我冲出去给她儿媳打电话。儿媳带车回来要拉她上医院。她抱着门框不肯走。她儿媳对我说，老太太的儿子出差了，出了事可怎么交代？又给老太太的女儿打电话，老太太的女儿开车来把老太太接家去了。临上车时，儿媳妇塞给老太太一盒再造丸。一周后老太太自己走回来，病好了。她告诉我没上医院，只把那盒药吃了。

我观察这些长寿老人，也没有什么特别的养生之道。我四姨爷活了近百岁，他的生活方式为我奶奶所不齿。我奶说他不管什么死猫烂狗、瘟死的鸡、病死的猪，全从垃圾堆里捡回来吃了。邻居的三大爷也活到九十多岁，他喜欢钓鱼，却总钓不到鱼，每次都钓到一只甲鱼回来。我奶常拿这事开他的玩笑。小时候我经常蹲在他身边，想看他怎样对甲鱼做斩首行动，可我总是没耐性等到甲鱼把头伸出来。他喝甲鱼汤时，不仅没人讨要，还都笑他。现在我很后悔没要点汤喝。

据说长寿是遗传的，是有长寿基因。可我上面提到的这些长寿老人，他们的儿女五十几岁就死了的大有人在，可见这基因的作用还是有限的，关键的还是人的精神状态和生活方式。

女儿的艺术老师们都可惜女儿没有走艺术道路。有个老师说她："你要是搞艺术肯定能红。"女儿有时让我听摇滚乐，问我什么感觉，她说："你不觉得这种演唱方式就是啼血式的？"她说这种艺术方式就是用生命换取的，所以摇滚乐手多短命。西方的文明多灿烂辉煌，我们有时不由地被其吸引，但这些成就往往是用青春生命换取的，如果不顾惜人的生命而一味追求这一辉煌是否合适呢？

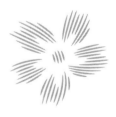

当中国人就是活在相声里，太有意思了

看到网上提议签名声言要废除中医的一位教授，他妻子就是一名中医。这让我想起了我父亲，我就是在父亲声讨中医声中长大的。所以现在人们对中医的攻击在我听来都是我父亲的老生常谈。小时候，我是站在父亲一边的，因为科学这东西太对年轻人胃口了，攻击别人能迅速建立自信，真是太简单、太痛快了。我想，要是没有年轻人和西式思维，这"文革"能不能搞起来？"文革"时的大批判、大辩论使当时的年轻人觉得大批判可以横扫世界。

父亲视我母亲的不反抗、不反驳为中医无理，常给我母亲"上课"，想要用真理改造她。母亲微笑地听着。多年之后，父亲向我承认他的改造工程失败，因为我母亲纹丝没动。但他总结出的失败原因是女人不可理喻，认为女人不能接受真理。

母亲给人看病时，如果我父亲在，他有时要跟着捣乱，鼓动母亲的病人接受西医新的科技疗法。他弄一些土霉素片给我，告诉我得了感冒不用喝桂枝汤，吃消炎片就行。不过母亲还是劝我喝点桂枝汤。母亲让我观察，经过西药治疗后的人阳气往往被压住了，脸色青白，食欲不振……她怕我的表证吃西药后变成里证了。

有一次来了一个病人，脸色黑乎乎的，难看极了。母亲感到奇怪，怎么也找不出原因。我父亲见了，就同病人聊了起来，问他是做什么工作的等。然后打来一盆热水，拿一块肥皂，让这人猛洗两遍脸。再看时，脸色就好多了。原来这人整天烧煤焦油，每天洗脸洗得不彻底，天长日久，这脸色就乌了，竟使母亲看他脸色时，以为有什么大病呢。为这件事，父亲很得意，大大嘲笑了一番中医，并向我吹嘘他的判断力。如今我看有些人反对中医的做法与我父亲当年就如出一辙。

现在我想，父亲对中医的怀疑、对女人的否定，说到底是他的眼光是向外而不是向内。男人需要让自己感觉无所不知、无所不能，感觉自己正义在胸、刀枪不入，武器在手、锐不可当。像对待自己的儿子一样，母亲维护父亲的这一感觉。这对一个家庭、一个家族、一个国家来说是必要的，因为我们面对的是深不可测的宇宙，只有让男人锐不可当，才能为人类开辟一条生路。所以，当我后来又站在母亲一边时，我像母亲一样维护父亲的男人自尊。我想，那位教授的中医妻子不驳斥他，很可能出于与我母亲同样的心理。

父亲当年向我描绘人类未来社会的物质和精神两个发展方向，现在看，物质这方面发展得十分迅猛，而精神方面却陷于停顿。比如，父亲预言，汉字不仅要简化，还要拼音化，然后是世界语——全世界同说一种最合理的语言。那时候，有些人专门致力于世界语的创造。父亲说，世界语也不理想，表达最完善的是数学语言，未来社会人人都是数学家。40年过去了，这个宏伟蓝图如今怎么不再被人提起了呢？所以，社会的发展不是同步的。有的人言必称科学时代，好像地球60亿人全生活在美国，好像医学的最高水平就是手术，是人得个感冒也应做手术一样。

那个教授读了33年中医书不得要领进而恼羞成怒反攻中医，这情感我能理解，也很同情，这不是那个教授个人的错，正像我走的弯路一样，是历史代价。女儿说："我姥姥没让你学中医是对的。你如果不是用心去学，而是用脑去学，这对中医、对你都没有好处。"估计我当年要是学中医，肯定也是从科学角度入手，那么很可能转不过弯来，不比那位教授好多少。这是一个中国式的错误。一个中医师开玩笑地对那位教授说："你说人参没有药效，就是个干萝卜条，还不如萝卜条有营养，那我请你吃人参，你敢不敢吃？"我想，那位教授要是西方人，这个赌他肯定就打了，可别看他这么疯狂地反对中医，可这人参他是绝对不敢吃的，这真是中国式的幽默。当中国人就是活在相声里，太有意思了。

我之所以从对母亲和女儿的感情入手谈中医，在于我认为情感是根。情感和理性相互为根，不可特立独行。仅有情感无以阐述，只有理性就是外星人。我有个朋友提出人类文化有母性与父性之分，表述在中国文化中就是天与地、乾与坤。不管承认与否，这是客观存在。

跟外星人说话也是一件很费劲的事，因为语言和文章的本质就是"断章取义"，留有很大空白。我们教孩子写作文时，简略的方法就是在这个时代大家都知道的"不言而喻"的事理可简写或略写。可这对外星人就不行了。它们"身在三界外，不在五行中"，不置身在人类任何一个历史时空中，因此，他们对人类的好多事理没有"不言而喻"的理解能力，而人类给外星人发送的金属板只有图。华罗庚主张把我国古代的"青朱出入图"送去，我主张把阴阳八卦图带上。为什么人类文明在这块金属板上要归于不言而喻的形象和意象？这是不是不够学术？

在地球上，在当今时代，我们自产了一批秉持着外星人客观的"地球外星人"。他们不调整自己的时空位置，不去打造时空"虫洞"，不以不言而喻和心领神会的方式进行学习，不仅不能理解传统文化，对当代好多事物也做不到不言而喻。他们坐等呈上来，持着一寸长的逻辑，判定这也不是、那也不是。与小孩子一寸长的逻辑相反，这些"地球外星人"的逻辑脱离地球实际。如果从中医角度看，这些人患的也是时空错乱病。

只有外星人可以要求人类割断情感与理性的联系。我认为，在目前理性偏执的情况下对情感回归，以便以情为根重新选择理性，这是中国人归本溯源的校验方式。回归，不仅是候鸟和一些鱼类的行为，人类在精神上也需要从根基上再长新枝。

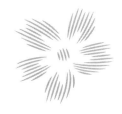

看来无法解释和说不清楚也是西医存在的问题

我不是医生，由我来谈中医有个负面效应，就是把中医降低到了一个非医生也可以谈的程度，使中医不像一门专门学科。

这就扯出另一个话题，专业分科问题。我们知道，西医分科很细，有专门研究脑的专家，有研究心的专家，有的专家就研究手而不管别处。于是，一个专门研究手的专家，可以有高级医生的职称，但很可能连个感冒也治不了。如果一个中国农民来到大医院，他很可能一时半会理解不了，为什么被称作主任医师的大夫却看不了他的病？为什么越是细枝末节就越高级？

中医难以分科，难以头疼医头、脚疼医脚，于是按西式思维中医就是不专门、不高级。中医能为一个外行人侃侃而谈，在一些人看来这本身就说明中医的专业技术含量很低。在有些人看来，中医的大众性就是它的低级性和无价值性。这是不是科技分泌出来的愚民思想呢？

这是一对矛盾，我们认为简单的就是低级的，于是就走向复杂和专业化。所谓专业就是不为专业之外的人理解，"外人"除了崇敬、敬畏，无权提出质疑。许多学者因在专业的堡垒中称王而洋洋自得。如果自己的专业能为普通人所理解，那就是专业人士的耻辱，因为专业性程度越高，它的大众性就越低。于是隔行如隔山，人们彼此越来越难以理解了，相互批评却没有批评权。

这样一来，有一个问题就必然性地被提出来了：作为人类社会，可不可以这样无止境地专业化下去？如果这样发展下去，在我们消灭了所有阶级性分歧实现大同世界之后，会不会因科学分歧而再次出现分裂？如今为什么医患关系紧张，有那么多医疗纠纷？为什么人们仇视执法人员，上访案件激增？对此，人们多从社会制度上找原因，而很少从专业隔阂上做考虑。其实，矛盾冲突往往起于非专业人员不接受专业人员的解释。我们这里的医院设立"委屈奖"，专门奖给向患方解释医理而没有被理解的医生。看来，无法解释，说不清楚是西医也存在的问题。如果一解释就能明白的话，那现在为什么不普法了？

人们有要求理解专业问题的愿望，这在中国尤甚。西方的医学名词都是专有名词。一个"高血压"除了医生普通人也不认识，所以难以满嘴专业名词地同医生进行辩论。可汉字的特点本身就是打破专业壁垒的。别说"高血压"，就是"脑血栓""肠梗阻"，也全是顾名思义，不用解释医理，就要求医生从字面上解释，这西医也得像中医千百年来做的那样不能拒绝。历史上的中医培养了要求解释的中国患者，中国患者习惯了当医生的考官，不把医生置于高高在上的位置。人们不因理解能力被否定和行业限制就放弃想理解的愿望。医生的逻辑挡住了患者，患者的逻辑就会把医生当成屠夫；法律的逻辑挡住了百姓，百姓就把执法者当恶棍。不能被理解的事物使人产生的不全是敬畏，还有反抗和怨恨。毛泽东当年总强调群众性，不想把各学科搞得过于专业化，恐怕也有这一考虑。

中医简单，拔一把门前草可以治病，用一根针可以行医，中医可以用"赤脚医生"的模式达到普及。可中医简单吗？你真钻研进去试试？围棋在所有棋类中看上去是最简单了，没有将，没有王，没有什么规则，3岁孩子也可以下，可围棋简单吗？你相信人类会造出一个计算机围棋大师吗？入门简单而出门难的学科还少吗？

下围棋的人很多，可下得好的人不多，但人们并不因平庸棋手太多而否定围棋；搞中医的人少，神奇的更少，人们却据此否定中医。人们相信棋力有高低之分，不因自己棋力不行而否定聂卫平、马晓春，然而却否认中医的能力，为了否定中医而说张仲景、李时珍是骗子。因为，如果承认中医有名医，就无法废除中医。

在现代意识中，身体是机器，我使用我的身体，可我没必要知道我身体的工作机理，也不用检修这台机器，因为那是专业人员的事。身体这台机器出毛病了，交给医生去处理。当医生工作时，我不知他们的技术水平如何，我只能用不安的眼睛看着医生，从他们的态度上作推测。如果他们的态度漫不经心，我的病情又恶化，我就会认定是他们出了错。既然生死是由医生和医院负责的事，当我接受不了死亡这一事实时，把我的恐惧和愤怒转嫁给医院和医生不是很自然的事吗？

我不是医生而谈医学是因为我拥有一个身体。作为一个有身体的人，我要求对身体有一定的医学认识，我想做自己的第一医生。正如我下围棋和爱好哲学，是因为我在生活，我首先是我自己的棋手和哲学家，不能因为有马晓春和李泽厚的存在，我就不能下围棋和思考哲学问题了，我不想除了为棋圣和哲学家欢呼外没有自己的棋道和哲学，我想要有自己的一元生活。

中医在建立之初就不想专业化到只让少数人能理解，中医为什么要与中国文化一致，为什么力图使治病之道与治国、治家、与天地自然之理统一起来？为什么说"不为良相便为良医？"只有与天、地、人一理，与其他学科事理相通，医理才可以被想要理解它的人理解和接受。中国统一的文字、上下一致的话语体系、仁义忠信等道德标准曾使皇帝与百姓对话也不会产生语言歧义。所以，中医能被会种庄稼的农民理解。在知识大爆炸的今天，专业分科越来越细，借鉴中国传统文化的统一性，是不是对提高整个社会的知识使用效率、合理使用人脑资源有益呢？

如今中医不被理解，是因为西方文化打破了这个我们原有的统一认识体系，是西医护卫着人类偏离了自然轨道，是中医所依托的传统文化不被人理解了。但是，这种认识上的分歧历时久了必然要提出弥合的要求。

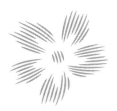

医生摸了我的脉说了四个字："魂收魄散。"

　　陪朋友看中医。朋友看完了还想与我做对比，就拉着我对中医说："你再给她看看。"医生摸了我的脉说了四个字："魂收魄散。"我听了，但笑不语。朋友却吓坏了，想要问医生个究竟。我拉朋友出来，朋友上下打量我，一脸奇怪："中医真是胡说，竟说你魄散了。"　我告诉她中医没胡说，我倒觉得"魄散"这词对我概括得挺准。朋友问："什么是魄散？"我说我也说不清，但我现在失去了时空感，我想这可能就是医生说的魄散了。朋友想不出失去时空感是什么感觉。我试着向朋友解释：你有过白天睡觉睡糊涂，醒来一时弄不清身处何处，不知是晚上还是早晨的情况么？朋友说有过。我说，这种情况一般只存在几秒种就过去了，可如果这种感觉一直持续下去，持续几天甚至十几天的话，你说这是不是魄散了？朋友说："难道你现在不知身处何处，不知是早晨还是晚上？"我说我知道，但我不敢确定，所以我总是看表、看周围的街牌，总得用亲人、朋友、同事来定标。朋友惊道："那你是不是看我也不真实了？"我说："我不但看你像隔了一道山，听你的声音像隔了一层膜，就是看我自己也像另一个人。"朋友说："哎呀，这可是挺严重的，可我看你是好好的呀？"我说："我当然是好好的，你没听医生说我魂收着么？"

　　朋友问怎么会出现这种情况？我说我要是知道了就不会让这种情况出现了。朋友说，那咱们得让医生看看是什么原因造成的。我说中医看了会说是过于劳累，耗伤精血所致，治法是补气血；西医看了会诊断为精神病，但不知病因和发病机理，且没有合适的药物。朋友有点慌，一想魂了、魄了的怪可怕的，再想想精神病也挺吓人的，不可不治，建议我先看中医。

我倒不急于求医问药。且不说疾病有自己的过程，可能的话应该让它走上两步，便是熟悉和感受一下疾病状态对人来说也不是没必要。为什么有人死到临头便发狂？可能就是被从未经历过的死前身体的异样感吓的。为什么有那么多人会自杀？可能也是接受不了身体出现的异样感。我们通常把感觉划分成"正常"和"非正常"的，而"正常"不但是我们的生存资格，更是批判"非正常"的武器。于是，比非正常感觉本身更可怕的是对这一精神状态的否定，这使人们不但不肯体会非正常的感觉，还不惜以舍弃生命方式对这一感觉加以拒绝。

从中医对魂魄的大量论述中我猜想，古人的生活境遇使他们出现"失魂落魄""魂飞魄散"的时候比较多。所以古人不仅能从容应对这一情况，还摸索出一套"安魂定魄"的方法。由于心理学的出现，我们把古人留下来的"心经"几乎都当成糟粕丢弃了。但心理学知识无助于我们体会自杀者的心境，也无助于阻止他们自杀。如今抑郁症也像癌症一样，发现了就是晚期，而心理学的作用发挥在能让我们心安理得地接受他人的自杀。我们的冷漠是不是反映出我们心灵缺项呢？

我之出现"魄散"这种情况，除了耗损过度之外，我感到还有我理性搜索不到、意识扫描不着的深层原因。"魄散"给了我一个探寻自身的机会和工具，我想趁机搜索身心的每一个角落，找到"断层"所在。

人，为什么需要孤独？因为人需要同自己相处、沟通，捕捉身体发出的信息，这是"探寻"工作的需要。为此，我知道有人构建丰富的内在精神生活并不是为了当圣人、做贤人，而是用于自我调节。所以，圣人超越自身不是想给世人当楷模，而是要摆脱自身困境，用从圣人身上找缺点的方法来否定他的努力和证明其虚伪没有什么意义。我对女儿说，这不是一种让人进步的方法。

令朋友感到不解的是："你有定力，是泰山崩于前而不变色的人，便是我们都得了精神病你也不会得，怎么会出现'魄散'的情况呢？"我说，太有定力不见得是件好事，过于坚定对一个建筑物来说都是危险的事，何况是人？事事不弯的最终结果就是折了。意志宁折，而"魄"不情愿。"魄散"虽说是身体症状，却很可能是我生活状况的反映，这正是我不急于治病而想探寻病源的原因。朋友笑说，如果你是市长，你"魄散"了难道还反映出这个城市的问题不成？我也笑了，说差不多吧。你不认为"文革"时期周总理的精神状态反映了社会状况吗？

当失去时空感时，我既需要孤独来与自我沟通，更需要用亲友来定标。

一位朋友对心理医生寄予很高期望，到北京花了八千元找心理医生进行"话疗"，回来后悔说，还不如用这钱请我们吃饭"群聊"的效果好。于是我想，这外国人注重隐私的习惯使他们需要心理医生，而中国人聚堆的"陋习"使我们十分方便"以人为镜"，这些镜子不仅照我们洗脸，还把光线投射到我们的心底。

和同事喝酒曾行过一个"酒令"：每人向你敬杯酒，同时说出你的一个缺点。如果你反驳，那么就罚酒一杯。至于所指出的缺点是否存在，由大家评判。我想，这敬酒得喝，这罚酒却都喝不到，谁还没点忍受批评的修养呢？但我看到同事一个接一个地全喝到罚酒了。所指出的缺点十分正确，可是个个不服，全忍不住反驳。到我时，听了同事指出我的毛病，我笑了，认为是不实之词，无须我反驳，群众的眼睛是雪亮的，大家会还我个公道。可大家全频频点头称是。我火了，觉得这是个阴谋，为了让人多喝酒也不能这么干啊？于是拍案而起……结果大家个个批判我，直说得我哑口无言，心服口服，喝了罚酒。这正是旁观者清，别人往往能看到你自己看不到的自身问题。医生的专业知识有时抵不过了解你的朋友对你更有帮助。

和我小时候见到的妇女相比，如今工作中的女人连耍脾气、使小性的现象都没有了。考试、录用、提拔的考核标尺把人规矩得标准、笔直。头疼医头的治疗方法更是加固了人所有可弯曲之处。没有"弯曲"的动作来分解外来冲击力，生命只有"折断"。于是，"解决"了"弯"这个问题的心理学，接下来要解决的课题是就是"折"了。为此，心理学也越来越深奥了。

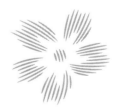

我就奇了怪了，这高血压比传染病扩散得都快

母亲给人看病时，不但说出病人的病症，还常常说出病人的生活方式、饮食习惯和性格特点。疾病在她看来，不是从天而降的灾难而是有其前因后果的。因而，母亲经常向病人指出，如果不肯改变其生活方式或者调整情绪而企图用药物来维持原有生活方式的话，那是不行的，她拒绝为其治疗。为此，一部分人转而向西医求治，因为西医能给他们的生活方式提供药物支持。

像如今有人用吃药来维持暴饮暴食、过量饮酒、日夜颠倒、寻欢作乐的生活方式，都是母亲所反对的，她认为这对身体危害极大。

如今我们都习惯把疾病看成是从天而降的灾祸，把寻找病因当成是医生的事而不是自己的事，其实大部分疾病我们都能自己顺藤摸瓜地找到原因的。而医生找的原因却是 CT 片上的和化验单上的。

我一个朋友的孩子在外地读书，有一天校方突然打来电话说孩子瘫痪了，当地医院无法确诊，正用救护车连夜送往省城医院。朋友两口子吓傻了，也乘火车往省城赶，半路上打电话告诉我这事。考虑他两口子没什么亲属，又慌了手脚，怕误了孩子的病，于是我乘下一班火车也赶去了。

动用了省医院各种高科技手段，什么检查都做了，就是找不到病因。校方说是因为军训淋了雨，孩子上床之后就全身瘫痪，不会动了。我看孩子不烧、不肿、不疼的，就问孩子和同学有没有过身体激烈碰撞？他想了想说有，他正跑着，和迎面跑来的一个同学撞到了一起，那个同学倒了，大家去扶倒下的同学，他被撞到一棵树上站住了没有倒，当时有全身麻木的感觉。我去找医生把这个情节告诉他们，他们又来详细询问一番，然后请来一位女博士为孩子针灸，针了二十多天

后孩子就痊愈出院了。

女儿说，在西医院的神经内科，中医出身的医生比纯西医有优势。

最近，两个熟人死了，一个 42 岁，一个不到 40 岁，两个人都很肥胖，得的同是高血压、脑出血类病。看到他们的亲人悲痛欲绝，我感到人的生命实在是很脆弱。

回忆小时候，很少看到胖子，患高血压病的人很少，偶尔遇到一个高血压病人，我母亲会很感兴趣。医院也很重视高血压，血压高一点就给开病假条。有想偷懒歇一天的人，就想办法把血压弄高点。我记得方法是：先跑上 800 米，再喝上一大杯热水，大夫给量血压时攥紧另一只拳头……这血压就高了，能得到休息一天的病假条。

如今每年的 10 月 8 日已被定为全国高血压日。我国高血压患病率为 18.8%，上海城乡高血压患病率为 29.2%。有数据说，超过一半的中学生血压偏高。而高血压病和与高血压病密切相关的心肌梗死、脑卒中等心血管疾病占人口死亡原因的一半。

我就奇了怪了，这高血压比传染病扩散得都快？要是按早年的标准，这一半的中学生和三分之一的上海人岂不是都得休病假？

对高血压的成因，医学界还说不清楚，有关专家认为，九成半的高血压病来自遗传。我想这高血压家族也和我们一样落实计划生育政策，专家估计的 1.6 亿多患者也不可能都是高血压家族人生的。

为什么高血压病在当今增长这么快呢？女儿说，当然是今人的生活方式使然了。中医认为饮食失节在高血压发病诸因素中占有重要位置。调查显示，目前中国成人超重率为 22.8%，大城市成人超重率高达 30.0%。这些人是高血压的易患人群。同时，精神紧张也是一个致病因素。20 世纪 50 年代，我国精神疾病的发病率大概是 2%，到了 2000 年，我国精神病发病率已经达到了 14%。有着这么多肥胖人和精神紧张的人作基础，社会怎么可能不流行高血压病呢？

我说，吃降压药啊。女儿说常用的降压药是扩张血管，血管粗了，一量血压，当然就不高了，可是造成血压升高的根本原因并没有解决，心脏还承担着血管扩张带给它的更大调节负担，照样还存在心脏和脑病隐患。其实，治疗高血压并不难，只要调整生活方式就可让高血压患病率大幅下降，可人们宁可服用降压药，也不肯改变生活方式，这是不是一种新式愚昧呢？

今年的体检过后，一同事举着心电图，大呼小叫地到我办公室说得心脏病了。我一听就紧张，不是紧张她得心脏病，而是怕她大动干戈地治病，她的身体维持着一种很脆弱的平衡，任何治疗措施都会打破这一平衡，使她真正致病。从心电图上分析她心脏供血不足，可她最近也没失血，怎么会突然不足了呢？如果这一气血不平衡现象不是因为血不足，那就是气相对足了。这让我联想到单位最近搞的文体活动对这个从不运动的人来说是有点吃不消了。但我不能说是这个原因，不然她更要拒绝运动了，我得再找原因，我问："你最近大量吃大枣了？"她说："是啊，每天半斤，吃了一箱了，是大枣吃多了？"我告诉她停吃大枣，注意休息，一周后再去做个心电图。另一个同事拿来化验单，说胆固醇升高了，我问他最近吃什么了，问出他吃了一箱鱼子罐头。我说，你的胆都摘除了，还吃那么多鱼子怎么能受得了？别吃了，停一周再去化验看看吧。后来两人去检查都趋于正常了。

改变生活方式，说着容易做起来难。如今人们住楼房，用空调，电器设备齐全，家务劳动少，食不厌精，尤其在提倡消费、主张享乐的时代，想要过一种自然些的生活也不可能。如今的孩子更会享受生活，没有吃过苦，缺乏毅力，指望他们自己改变生活方式是不现实的。他们现在的生活方式是他们一出生就在其中的方式，他们怎么能想到要改变？又怎么可能去改变呢？所以，宁可用药物维持现状，也不可能改变自身环境。

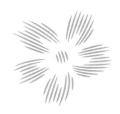

殊不知人是学习的动物，向内也能寻找到学习的途径

　　说到中医，反对者常与巫婆和算命先生相提并论。如果这个逻辑通行的话，说到领导人就应和贪官相提，说到法官就得和污吏并论。这也是一个制造"愤青"的逻辑。

　　但是，即便是说到命理学，自古也有"学术派"和"江湖派"之分，不能一概而论。学术派是由中国古代最聪明的人不断研究的，而"江湖派"又不断把研究成果应用到实际生活中去，这两派的关系也是相互作用的。看学术派的命理学，其本质就是哲学。我不但不小瞧古代的巫婆，对中国的鬼神文化也抱慎重的研究态度，就是对现代巫婆也不是简单否定。

　　多年前，我的一位朋友对我说，她有一个同学的妻子就是"大仙"，平时给人看个"虚病"什么的。朋友搞同学聚会时，这位男同学喝多了，他们送他回家。他的妻子不仅能说出聚会的男女人数，还能准确说出他们喝了几瓶啤酒。朋友说，让她百思不得其解的是，这个女人是地地道道的家庭妇女，但说起话来却不一般，认识问题不仅到位，而且还高人一筹。

　　朋友在和我说上面这段话时，我们正在街上行走。她指着路旁的一户人家说她要进去问候一个朋友，让我陪同。进去后，见屋里坐了好几个人。朋友指着其中一位妇女向我介绍说，这就是那位"大仙"。我这才明白，朋友把我弄来是想让我鉴定一下这位"大仙"。朋友对"大仙"介绍我说："这是我的朋友，你给她看看她有什么事。""大仙"说："我不给她看，她的事她自己都明白。"我笑说："我又不是仙，怎会明白？""大仙"说："你没感觉到你给别人支个招、解个事什么的效果很好么？"我叫起冤来，那是我学习的结果，和仙无关。"大仙"对我的朋友

说："她母亲也是给人看病的。"朋友惊讶地看着我说："你母亲也是大仙？"没等我说话，"大仙"说："她母亲是科班出身。"我说："既然我母亲是科班出身，那她看病就与仙没什么关系。"大仙笑道："是么？没有关系她的治疗效果会那么好，又不出医疗事故？"我一听，马上驳道："如果是'仙'在给人看病，有你这样的人就可以了，我母亲何苦要苦学多年？""大仙"说："苦学多年的人多了，可不是每个人都能学出来，也不是每个人都能像履行天职一样做好这项工作。"我笑道："如果你把人的灵性本质活化为仙这样一个意象，我倒是不反对你的这个仙了。可我想问你的是，你没有医术而只有救人济世之心，如何履行你的天职呢？""大仙"指着一屋子人说："我是什么也没有，可我在为人解事时又不是什么都没有。"我问："你不觉得你是在骗人？"她说："我不觉得是在骗你，你觉得我是在骗你么？"我笑了，我的确不觉得她是在骗我，而是觉得遇到一个听其一席话胜读几年书的智者。朋友说："你俩在说什么呀，我都听不懂了，说点现实的吧？"她问"大仙"："你说，我这朋友能红杏出墙么？""大仙"说："不会。"朋友问："为什么呢？"大仙说："因为她身上有条公蛇霸着她，不许别的男人靠近。"我和朋友全大笑了。虽然我笑她这一说法十分荒唐，但是她把复杂的心理因素用如此形象的方式概括出来，不能不说是别开生面。

其实朋友对一个普通妇女自发地说出不寻常的话来感到不理解，正是受现代思维模式的制约。想那中央电视台《半边天》节目主持人张越吃惊于陕西农村妇女刘小样与她交流毫无障碍也与我的朋友是一样的。我们总认为学习只能来自书本、学校、老师，殊不知人是学习的动物，向内也能寻找到学习的途径。因此，智慧像大地上的植物一样是可以在自然环境下自发地生长出来，这没什么好奇怪的。

现今的学习形式，使我们习惯于居高临下地看待民众。对比今天，人类的早期发展理所当然地被认为是卑微、原始、低级、被动、消极、简单的，何谈神性？我们现在力图摒弃我们身上残存的原始性的东西，却不知我们是人面蛇身，身下盘着长长的历史，我们不可能只要头，不要尾巴。我的一个朋友形象地描述我们今天的进步是一个下身瘫痪的人开电动车。我们的现存状态不过像一个成年人一样，只能说明他发展的现实性，而不能说明他婴儿时发展的可能性。我们成年人丢失了多少发展的可能性？可我们却高傲地看待孩子的天真、幼稚。

我不仅相信造物者没有偷懒，我还相信进化不拖泥带水。我们所忽略的所谓感性层面的东西、所谓低级的我们力图摒弃的东西，很可能是极其重要的东西。本能反应代替理智做出的抉择有时可能是更明智的抉择。好些被科学否定、被理性唾弃的所谓低级的东西，往往含有耐人寻味的大智慧，它们都在一而再、再而三地向我们揭示比我们据有的科学要大得多的逻辑。

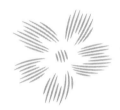

西方科学和中国传统文化在我家就是我的父亲和母亲

不管我怎样欣赏中医，可在医疗体制上我还是赞同以西医为主，因为西医更符合当下的时代要求。在人口大爆炸的时代，在战争频发的时代，中医显然不能满足批量处理和战地救护这样的医疗要求。西医的医生通过课堂教育和集体训练就可以造就，可以迅速地复制，而中医却不是想大力发展就能发展得起来的。

如果没有一个当中医的母亲，而只有一个狂热追求科学的父亲，我可能终生难以获得一个审视现代科学的视点。审视现代科学怎么能被理解为是抛弃科学观点呢？西方科学和中国传统文化在我家就是我的父亲、母亲。我很难把科学精神与我父亲分开，也不能把传统文化从我母亲身上分开。任谁对父母也不会做出存一去一的选择，更不会唆使他们离婚。

如果我失去父母的文化，那么我还有一个"求诸于野"的选择，那就是我奶奶的民间哲学。我奶奶认为婚姻大于一对男女。我父母的世界观虽然不一样，但在我奶的主持下也照样结了婚，生了四个孩子。那位签名要取缔中医的教授，怎么不先与当中医的老婆离婚？所以，还是我奶说得好，什么也不能大过过日子。中西医之争，中西方文化之争，都呼唤一种能对这两种文化进行整合的大文化产生。

我之所以拥护中医，既不是想否定西医，也不是要制止西医，甚至不是为把中医发扬光大，而是想通过中医控制一下历史车轮的速度，别因太快而翻车。

我承认中医是穷人的医学。我们都知道让全世界的人都过上美国人的生活是不可能的，因为仅有3亿人的美国，他们的生活方式已占有了全世界一多半的资源，没给其他国家留下多少发展空间。美国一年的卫生医疗费用是1.3万亿美元，而我国的国内生产总值才3.5万亿美元，把它全部用来解决中国13亿人吃药，我们吃药的总量也只是美国的五分之一。西医如何保障13亿人的医疗问题？既然西医只能给20%的人治病，为什么偏偏要在这时消灭穷人医学而只留贵族医学？如果一个彪悍、勇敢的猎人手里再有一把枪是不是效率更高？为什么有了技术就非得排斥技艺呢？

不是有钱就能生活得更好。我经常帮助年轻人搞家庭财务核算。他们的年家庭支出是我的好几倍，可他们天天喊穷，过的是穷日子。尤为可气的是，他们养的孩子竟然能营养不良。我对一个年轻人说，你只要把你家食品的食用季节调整一下，不仅支出会下降，营养也会充足。当我家吃春季蔬菜时，她家吃夏季蔬菜，而当我家吃夏季蔬菜时，她家吃秋季蔬菜。而反季蔬菜或是大棚菜，或是外地菜，不仅价格贵，而且营养和口味都不够好。我引导年轻人总结这种花大价钱过低质量生活的问题症结在哪里，年轻人居然一致认为还是缺钱，他们认为挣钱是硬道理，钱能解决一切问题。我奶奶认为从花钱方式上很能看出一个人的风度，花钱如流水地过日子方式为她所不齿。我奶奶这个围着锅台转了一辈子的家庭妇女，在过日子方式上很有君子之风。

女儿学中医之必然，是因我想要理顺她的思想，矫正她的生活方式，让她学会照顾自己，想让她精神独立，想让她有一技之长，想让她能够终生学习，想让她老有所为，想让她为人民服务，想让她沉稳，想让她有自己的事业，想让她的道德得到认可，想让她很中国。我对女儿有很多想法，非把她托付给中医事业才能实现。

推而广之，我希望中国能重拾失落的文明，跟着西方人后面走是走不通的。我们绕了好大一个弯路，我们不能白走这个弯路。就像我在中医这个问题上所走的弯路，要在我女儿这儿弯回来一样，是时候了。我们可以沉静下来，好好想一想，想一想我奶奶的过日子哲学。

十几年前，我曾介绍一对男女相亲，见过面后女方来找我，见我正在计算结婚和生孩子的日子，惊得她哇哇大叫："你这是在算我吗，这怎么可能？"我说："怎么不可能？你先谈着，这边准备结婚。"

前几天她请我吃饭，告诉我，她已经介绍好几对年轻人结婚了，她现在理解我当年为什么推着她向前走，她也在做当年的我。如果中国过日子的现实需要中西医联姻，那么中西观念不一致并不碍过日子，理论交合不了，那就在实践中统一好了。都是医学，怎么就不能磨合呢？

从我母亲到我女儿，中医在我家走了一段弯路又转了回来。作为一代中国人，我愧对先人。为了弥补我的过错，我只能把我对中医的少许记忆尽可能原样地描述出来，以供女儿参考。如果还能给其他人以启示的话，我的负罪感是不是更能减轻一些？

我之所以活到了50岁还觉得活着有意思，是因为总能品味到生活的神奇。我过了一个由母亲伴随的童年。女儿出生后，陪伴着她，我又过了一遍从母亲的角度重新审视的童年。这时我才发觉，自以为懂事的我当年并不那么懂事，本以为不懂教育的母亲其实并不那么简单。由此，我知道人的童年不是经历一次。

历史，为什么被反复推敲？原始，为什么令人割舍不下？人们为什么要回溯，要寻根？因为人类不是一次就能长大的，需要反复成长。我们现在力图摒弃我们身上残存的原始性的东西，却不知我们是人面蛇身，身下盘着长长的历史，任何历史上的今天都是今天的历史，我们不可能只要头，不要尾。我的一个朋友形象地描述我们今天的进步是一个下身瘫痪的人开电动车。如果没有对不同时代、不同环境下知识的把握，何来融会贯通？所以，回溯不是返旧途而是走新路。是捡拾回本属于我的人生，是让自己完整无缺。在我陪伴女儿所过的童年中，母亲的形象的确高大起来，具有了神性。由此我也理解了中国人为什么讲做人，为什么敬祖先。

女儿说："妈妈，你死后，如果我想辩论，有谁能替代你呢？"我心中暗自得意，是女儿的不断否定，把我否到了一个无可替代的位置。我死之后，会不会在

200

女儿心中也获得几分神性呢?

　　由此我想，中医被否定也不是什么坏事。女儿打小就总批判我，好像不否定我就不能成长似的，我也甘于让女儿否定。从女儿身上我也悟出，历史不是被供奉的，神不是被推崇的，其鲜活的生命在于不断被否定和肯定的使用中。肯定和否定的本身没什么意义，有意义的是人在成长。中医在被否定和肯定中，这说明我们在成长。被否定也是存在价值，西方的理论能够被我们否定本身也说明我们在成长。

母亲的一生，既无社会经验，又不懂社会规则……
但她却生活得从容不迫、舒展大方

早年，我与父亲一样，对母亲的生活方式是持否定态度的，认为她不在主流社会，没有社会地位和社会名望，单纯、幼稚，不了解社会，缺乏社会经验……可当我在社会上走过大半生后，我却基本否定了自己的社会价值。

女儿小时候，每当我向她提出一条要求时，她就要问我为什么，每次我都回答她，不是我要求她非如此不可，而是社会要求它的每一个成员都必须如此。

近日，一个朋友把他大学刚毕业即将走上工作岗位的儿子领到我这里，让我给上"政治课"，告诉他社会的潜规则……

我们都在适应社会，并认为不管花多大的代价都是正常的、值得的，好像不如此就不能生活，不如此就不是一个社会的人。可装了一肚子社会经验的我，回过头来一看，这些世事通达真的是学问吗？如果没有母亲比照，我丝毫不会怀疑我的做人经验是学问。前几天在参加一个业务研讨会时，大家还专门谈到这些经验的价值并给予充分肯定。

可母亲的一生，既无社会经验，又不懂社会规则，甚至缺乏自我保护意识，但她却生活得从容不迫、舒展大方。

记得在"文革"最激烈的时候，父亲在单位被揪斗、被殴打，斗争无限升级。我们大杂院有死的，有逃的，有进大狱的，形势已完全失控。母亲家的成分是地主，她又开着个体诊所，也属于革命对象，我家处于生死存亡的紧要关头。

奶奶站在大院中央，进行了一场"气焰嚣张"的演说，三十多户人家，奶奶逐家地骂。对一个妇女骂道："你生孩子难产，三天三夜没生下来，最后还不是来找我家媳妇了？如果不是小宁她妈，你就得憋死！"然后踢一脚一个半大小子："还能轮到你今天来革奶奶的命？"对另一个又训道："你出麻疹，出不出来，四十多天下不了地，最后是谁救了你？今天你当革命小将了？你要革谁的命？""你们有一个算一个，都拍着良心想一想，我们家孩子妈，对你们哪一家没有恩……"

我奶奶这么干时，我真替她捏一把汗。那时的人性何等脆薄？一旦被激怒，后果不堪设想。可是全院的人都低下了头，听奶奶数落，大家都承认我母亲医术高、医德好，真找不出一个对我母亲有微词的人。奶奶的指责，瓦解了人们的革命激情，把我们家从困境中解救了出来。在我家的窗台上曾出现压着一张十元钱的事，这不是很奇怪么？

如今想来，母亲的生活也是社会化的，而且是真正的社会化。她行医，但不挂牌，也不做广告，靠的是"酒香不怕巷子深"。社会各个阶层、各个年龄段的人都来找她，母亲全一视同仁。母亲还相当于邻居们的家庭医生。远近邻居来问病，母亲有时脉也不瞧，就让我给包两包药，这给我留下看病这事挺简单的印象。如今我明白，这不是看病简单，而是对病人的熟悉，这正是西方施行的家庭医生的优点。母亲的诊所相当于现今的"社区服务站"，母亲与周围人的关系能说不是社会关系？母亲与人们所构成的社会关系能承受住"文革"这样风暴的冲击，而我们现在在社会中收获的却多是世态炎凉，对比母亲，我的社会经验又有多少价值，有多大必要呢？社会经验真是有用的、必须的么？

我之所以支持女儿学中医，也是不想让她像我一样学了很多社会经验，动用了许多聪明才智却只是为了能在社会上立足，其实人生完全可以不需要这一套，可我年轻时却把这作为一门学问来学，以为这是真知，却从未想到这是浪费生命。如今人们浪费在这方面的精力就更多了，其社会成本之大有目共睹。

母亲只致力于中医就可以在社会上立足，她不懂什么经营理念、什么人际关系，她没有被人骗过、被人讹诈过，没有经历过医疗纠纷等麻烦事。母亲所处的社会关系是真实、稳定、自然、安全的，她是真正植根于百姓。所以，母亲从未感到世界是复杂、危险的，从未感到人心是险恶的，这使她保持了天真、单纯。无论我父亲怎样为母亲分析社会复杂、人心叵测，母亲总是浑然无觉，毫无防范意识。而我当时却觉得父亲说得很对，热衷于不断武装自己，并活到老学到老，可到头来却发现，如果人与人的社会关系不是建立在人性的、自然的基础上，那么我们即使终生致力于防范也未必能获得安全感。

母亲终身用自己的医术帮助别人，而肩不能担担、手不能提篮的她也终身获得别人的帮助。她与人的关系不是建立在金钱关系上，有钱的人来看病是自觉交钱；没钱的人，有时是老人，有时是孩子自己来更没有要钱的理。便是听说谁病了，还要派我去探视，不仅送药上门，还要送些水果点心。

女儿的师傅也是一个十分单纯的人，农村妇女找他看病，市长也找他看病，在他眼里全是病人，一样看待，不卑不亢。许多人认为他清高、自傲，其实不是，这是中医的行医特点使然。市长到西医院看病可以有住高干间、用好药、做细致的检查等等高级待遇，而中医不管谁来也是用三个指头号脉，也是吃草药，没什么特殊和高级待遇，不能因为他是市长就给他药里多加人参。所以，中医本身具有平等性。

母亲告诉我，她的第一位和第三位师傅不贪财，但第二个师傅就有点重钱，也有一些钱，结果害得儿子抽大烟死了。母亲没有留下钱财，她的吃穿也不比别人好。经常有人给她送礼，那时的礼物多是水果、点心、罐头之类的，可母亲从不允许我和弟弟们动。记得因为母亲不允许大弟弟吃一块点心，奶奶心疼大孙子还骂了母亲，然后上街给我大弟弟买了一个烧饼。我总是替母亲把这些东西分送给各家各户的老人。在我成人之前，我没有吃过一个完整苹果，总是与人分享，一块四分之一的苹果，能被我用前门牙刮上好久，十分美味。

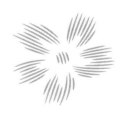

能研究明白中医如何害人都能是个好中医

　　女儿的父亲有一段时间天天醉归。他的一个朋友好喝酒，酒量又大，喜欢把他喝倒，而且是天天喝倒。我一看这么喝也不行啊，就宴请这位朋友进行规劝。谁料这位朋友不但不听劝，还宣称谁也不能阻止他的"残杀"行动。我一看劝不了，只好换招，于是给孩子爹扎上"神功元气带"，做上理疗，吃上药膳，采取了一系列强身健体措施。这一下，孩子爹的酒量上来了，不仅自己不倒，还能让他这位朋友倒。这位朋友不甘失败，奋力抵抗，终于有一天醉后在楼梯上滑倒，撞破玻璃掉下楼去，虽经全力抢救，还是成了植物人，一年后去世。

　　事出之后，我追悔莫及，自责不已。我的这点医药知识把他害了，这医学知识岂可强用？当我们在使用知识时，在挖掘自身潜能时，意识不到其中冒险成分，意识不到当一个变数开始变化时，会引发其他变化，而这个变化在整体中不一定就是和谐的、良性的，对身体、对社会来说都是如此。可我们人类的本性却是明知不可为而为，科学就是这样一个产物，这是人类的进步所在，也是人类的悲剧所在。

　　出于自责，我常去医院看他。他像个婴儿般躺着，他妻子问我怎么办？我说，重新开发智力吧。我到街上买了各式各样一大堆玩具回来给他。但他只喜欢一个玩具——布娃娃。这让我很奇怪，一个大男人，当所有社会意识被滤去之后，他喜欢的玩具竟是布娃娃。如果说他完全没有社会意识也不对，他妻子说他玩布娃娃时如果身旁有人看，他会害羞。

　　和他同病房的病友也是脑部出了问题，表述不清，他想说东时，表述出来的肯定是西，他为人们听不懂他的话而生气。有一天，我去时他正在砸东西，大家躲在一旁看他发泄。我看了一会儿后，把纸笔递给他，让他画，他画了一个杯子。大家松口气道："哦，他原来是要喝水啊。"后来我再去时，他给我看他的本夹子，已画了厚厚一叠，而且越画越好。他再也不发火了。看来，概念这东西在人的大脑中不是一种稳定的储存，它的调取容易出现问题。所以岩画多是图，少有文字。玛雅人倒是留下了文字，到现在也破译不出。

类似对不起朋友的错误最近我还犯了一次。一个非常有思想的朋友，研究中国文化，我认为他的观点相当有价值，急于想看他的理论成系统，可他却不着急，写诗作联，优哉游哉。看他这么不用功，我对他就没好态度，对他的诗作不断地讽刺、挖苦。渐渐地他就不写诗了，专心致志地搞研究，思想也越来越出锋。我为他的新作拍手叫好，赞扬他务正业、走正道。正当我满怀希望地看到他的思想大厦初具规模之时，建筑停工了，而且再也不可能建起来了——他死于突发心脏病，非常迅速。西医说他是心脏病，可我知道他是死于耗尽心血。

每当读他的遗作我都十分痛恨自己。他的文章思想密度非常高，得投入多少心力，耗费多少心神才能煅造？思想和艺术一样，是要用生命来换的，如果不懂得养精蓄锐而只是一味输出，那么生命就会戛然而止。他只是在高能量输出的过程中稍许分散点精力，调节一下节奏，我却打击他，不等他的思想慢慢溢出，而是杀鸡取蛋，压榨他的思想，致使他瞬间阳气消散，撒手人寰。他的建筑工作是无人能替代的，整个损失是无法挽回的，我怎么可能原谅自己呢？至此，我终于理解母亲顺其自然的心态和做法。干预和介入都是改变稳定系统中的常量，最后的结果不一定是你预期的，很可能是意外的，这也是西医既治病而又常常致病的原因。虽然我理解母亲不轻易给人用药的原理，可我在生活中却屡犯干预生活、改变常数、违背自然、刚愎自用的毛病。

朋友们劝我想开些，说哪有让人用功就把人累死的理？都说朋友之死与我无关，但我不能释怀。从法律上来讲，从楼上掉下来的朋友和突发心脏病朋友的死都与我无关，可我自己心里明白是我害了他们，我知道我是怎么害了他们的。

女儿说，人们不了解中医之理，也就不了解中医如何杀人。反对中医的人只能说中医骗人而不能说中医杀人，因为只说中医骗人还好说，要是说中医能害人，谁能说出中医怎么害人？哪个西医能说出中医害人的机理？女儿强调说，便是能研究明白中医如何害人都能是个好中医。

中西医的机理在我看来如同雕塑。中医是雕，西医是塑。西医是用现代科技材料一点点塑造出来的；中医是用天然材料一点点雕刻出来的。人们嘲笑中医所有的东西都是天然具有，没有自己的塑造，所以不承认中医是医。这个逻辑等于说一块石头本身就含有雕像，雕塑家不过是把雕像从石头中拿出来而已。于是，在有的人看来，塑像是本事，能从无到有；雕像不是本事，因为原来就是有，现有全是原有。

身为中国人，便是西医想问题时也还是要逐渐显露中国人特点，做手术本身就是对身体的干预。早年西医总是尽可能多地清除癌细胞，并为清除得彻底而骄傲。可是，当看到获得了生命的病人失去了家庭幸福甚至演绎悲剧人生时，有的医生对自己的治疗方式产生了怀疑。于是，切除的很少，开始冒险的医生就出现了。因为他们把治疗的侧重点不仅仅是放在"病"上，更是放在人上，也就是生存的质量上。这就是说，他们开始宁可冒病人可能死亡的险，也拒绝用手术刀开创悲剧人生。这种医疗观念是对眼里只见病不见人的医疗观念的反对，这种治疗方式增大了病人的危险系数，在理性上不是强势，可作为中国人好多能够理解和接受这种治疗方法。

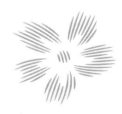

历史经常做出弃珠宝而留窝头的选择，
这是不需要讲什么道理的

从表面上看，母亲不适合在医院工作是她个人的行医方式与她所在医院的运作方式相冲突，父亲把这归于我母亲的个性原因。近半个世纪过去了，历史的显影作用如今呈现出来的却是这一事件中两种医疗方式的必然冲突。母亲当时不一定能意识到中西医矛盾的实质，她凭的是感觉，她考虑的不是工资、名利、地位，而是要让中医得到施展。她离开大医院的做法当时可以说无人理解，我小时同我父亲一样，认为我母亲幼稚、愚昧。

母亲脱离医院，远离社会主流的做法，使她相对保留了一些不曾被冲击的中医传统的行医方式。这使我今天对比母亲能看出现代中医与传统中医的差异来。严格说来，当今的许多中医已偏离中医轨道，不能称其为中医了。好多中医药大学毕业生，当他面对病人时，眼睛里反映出来的不再是阴阳五行的人，而是一个生物的、解剖的人。所以，他们是使用中药的西医，而不再是传统意义上的中医。

为振兴传统文化而振兴传统文化之路我认为是行不通的，必须得依托一些有实际用途的东西才行，比如中医。西方文化虽有弊病，但其眼前的实际用途是它得以存在的现实基础。人类的进化是要轻装上阵的，一块金子的价值对正在征途上的人类来讲可能就不如一个窝头，历史经常做出弃珠宝而留窝头的选择，这是不需要讲什么道理的。我告诉女儿，先不要把传统文化打制成珠宝，一定要做成窝头。

认为科学比阴阳五行强，认为珠宝比窝头有价值，这是目前人们普遍认可的价值观。连提倡儒学的人也是千方百计地证明儒学是珠宝，以为这个证明完成了，人们就必然会作出弃窝头而要珠宝的选择了。可我支持女儿首先学到手的技术是针灸和按摩。我说，当你和西医在一起时，当你们几乎是赤手空拳时，你还能称自己是医生，还能为人治病，这是对一个医生的起码要求。不要先去想当什么专家，专家离开大学、离开大医院就不是医生，连个一般的小病都不会治。医生不是搞航天飞机，大多数的医生还是要给千百万老百姓看病的。所以，先不要把自己弄成珠宝，不能让中国老百姓搂着一堆珠宝饿死，要尽最大可能变知识为窝头。

中医把自己用科学框住，用医院的模式限制住，用逻辑思维割裂开的退守政策并没有换来西医与科学的认可，反而使中医步步后退，走向萎靡。

我们现今头脑中所装的东西与古人不一样了，这不等于说我们脑袋这个容器也有了质变，而我们的肉体几千年来更没有发生突变。因此，在治病这个问题上，选用一些有效的、古老的办法可能比新办法更安全、更有效。

西医是伟大的，但这不是它称霸和搞垄断的理由，更不是其他人俯首称臣、放弃思维自主权的理由。在科学上没有一劳永逸，大家都脚步匆匆。

西方文化中一直有个至高无上的万能的上帝压着他们，人是有原罪的，是迷途的羔羊，人是卑微的、愚昧的。所以西方人对伟大的尊崇是毫无保留的。可东方人却始终有神人一体的情结，从未真正地把神性从自身中分离出来。所以，便是到庙上去烧香的老太太也有糊弄神仙的成分。事实上也是，生命本身就是神奇的，我们有什么理由藐视进化铸就的感觉和认知能力呢？我们为什么要轻易否定在我们这块土地上生长出来的中医呢？

缺少自信使20世纪50年代好多中医纷纷改学了西医，母亲的师兄对她说，这是一场历史淘汰，留存下来的中医是真正的精华。

缺乏自信使今天的中医无力去统纳西医，使他们不是结合了西医的中医，而是被西医结合过去了的用中药的西医。

没有自信使现代中医不能超越道德，超越我们的客观环境，超越我们的时代，不能有一个自然的人生观和世界观，不能对我们生存的这个世界有个整体把握，必然是无所适从、无从诊断，又怎么能成为一名真正的中医呢？

女儿倒是蛮有自信的，但也能感受到压力。她排解压力的方式把我逗笑了。她说，在不堪压力时，她会跑到校门口，往算命老头手中拍上五元钱说："你也不用给我批八字，也不用让我摇铜钱，你就说点好听的，让我精神振奋就行。"女儿对我说，这招效果很好，比找什么心理医生都强。这些坐在校门口的老头，每天阅人无数，能够把握当下人们的心理脉搏，他们的人生哲学十分顺应客观形势，为人提供的把握自己所在位置的心理参数颇有价值，是老师、家长和社会媒体所不能提供的。女儿的这种"算命"方式往往取得皆大欢喜的效果。

母亲的中医自信是来自师传，来自亲身行医感受，是真情实感。我想，母亲学医时如果不是师传，而是在课堂学的结果会怎么样？现代中医来自医科大学，来自接受了十几年"科学"洗脑而且是洗脑成功的年轻人。面对与以往所学完全不同的阴阳五行观念时，他们是抗拒、排斥和茫然的，他们会非常自然地将中医做西化处理，何况中医药大学分科、分类的课堂教学，把中医真正肢解了。

如今学中医不用背医古文了。我们现在的语言环境是现代汉语而不是古文，不同的语言环境有着思维方式的差别，这个差别对生活的影响还可以被吸纳，可在中医的学习上这个影响就是差之毫厘谬之千里了。现代人读古文必须借助注释和翻译，难以直接用古汉语思维。古人不用现代汉语说话不是古人的错，所以在读古文时感到烦躁而指责古人是没有道理的，否认古汉语思维方式的存在和一笔抹杀古汉语思维的方式也是不科学的。

中医院校使用的教材不是医古文，而是经过翻译的白话文，这一翻译，不仅把意思走样了，还经过了现代逻辑梳理。想想看，学生的学习效果会是什么样？所以，从某种程度上说，现如今已不具备学中医的条件了。今天的人要想走到中医的领域，中间隔着科学技术、哲学思想等众多的西式山峰，要走的弯路很可能是要付出一代人的代价，如同我一样。

我对年轻人说，如果真的想向西方学习，首先应该从吃饭学起

西医只要学，就能学到知识，就能学成。而中医没有"知识"，中医的知识没有阴阳五行这一精神内核统帅，就是一堆垃圾。学中医不可能像学西医那样一个术一个术地学。中医不是技术，所以你不能量化它，测试它。它大而无外，小而无内，你到哪去找它的对映体，用什么做它的参数呢？这正是母亲反对我不背经典，只想知道对症下药，坚决不肯教我绝招的原因。因为对症下药只是中医之里，而不是中医之里。可中医药大学的毕业生往往连对症下药也不得要领，更谈不上对中医的信仰，于是纷纷改行做西医去了。

和年轻人谈中医很难，便是谈传统文化，往往也没有切入点。年轻人习惯以现代的、科学的角度看问题，传统的东西在他们头脑中没有落脚点。

后来我总算找到同年轻人谈传统文化的突破口了。我问年轻人："喜欢吃饺子吗？"大多答道："喜欢！"我问："制作饺子的原料是什么？"都能举出面粉、肉、菜、油、盐等。又问制作饺子的工序，也知道和面、做馅、擀皮、包饺子等。

我问，包饺子麻烦不？年轻人承认是很麻烦。我说，既然做饺子麻烦，按照肉烂在锅里的理论，我们把制饺子的原材料放到锅里一起煮熟了吃不是一样的吗，何必费这事？年轻人说，还是饺子好吃啊！我笑了，这就是中国人。从中国人的吃饺子情结可以看出中国人的美味追求，即使是事事向西方看齐的年轻人在吃这个问题上也不肯放弃口腹之欲去以西餐为主。

我对年轻人说，如果真的想向西方学习，首先应该从吃饭学起，因为这不是一件小事情，要知道外国人就不费功夫包饺子。西方人吃饭，基本上是从营养的

角度理解饮食的，面前这盘西餐，色彩上对比鲜明，滋味上各不相干、绝不调和，简单明了，纵然有搭配，那也是在盘中进行的。西方这一饮食观念同他们的哲学观念是一致的。

而中国人做饭的过程叫烹调。烹是煮熟食物，调是调和五味，重内在而不刻意修饰外表，关键就在于它的味，而美味的产生在于调和，要调和食物之味，使之互相补充，水乳交融，你中有我，我中有你，互助渗透到一起，这正与中国传统的哲学思想吻合。

为什么饺子好吃？为什么平常的材料做成饺子就能产生一道特殊的美味？对此现代人用科学方法做出诸多解释，还说饺子很符合现代营养学观念等。可在科学和营养学没产生之前，我们中国人就吃饺子了。

讲究调和之美，讲究内在的味，好味道的意蕴是难以说清的，中国人对饮食追求的是一种难以言传的"意境"。意境是一切艺术的中心，饮食文化也不例外。

曾和一位在美国搞科学的中国人谈中国文化，怎么也谈不拢。中国所有的旧事物在他看来统统应该抛弃，一切向美国看齐。可唯有在吃这个问题上他持中国观念，他说他长了一个中国胃。我说，即使是西方人也接受中国的烹调，所以中餐馆开遍全世界。

而追求美味还算不上中国人对饮食的真讲究。中医更是要求美味首先要合乎时序，夏秋清淡，冬春浓郁；还要因时、因地、因人而异，更有"药补不如食补"之说。在选择食物时，必须五味调和，这样才有利于健康，若五味过偏，就会引起疾病的发生。中医看病总免不了要追究"你最近吃什么了"。五味调和得当是身体健康、延年益寿的重要条件。在中国的饮食文化中，中医思想是很重要的组成部分。

既然人们能接受中国的烹调，能品出中餐的"味"，那么同理的中国艺术的"神"、中国文化的"意"、中医的"气"等也是可以接受的，问题在于我们没有把这些做成"餐"。

说到"气"，这是最让讲科学的人反对的了。女儿说，气的存在本是很自然的，不同季节的不同脉象，就可以理解为是人对气的感应，经络就是气的通道，学针灸只知道刺穴位，不讲经络，不重气感，不懂配穴，那针灸就不是针灸了。

现代思维不仅给人们理解东方文化设置了障碍，也给中医在语言表达上造成了困难。病人要求中医像西医那样规范地、模式化地回答他们的疑问，这是现今中医难以做到的。

女儿说，如今人们有一个认识上的误区。不管什么理，以为说了人们就会懂，只要说得明白，就能成为人人可以接受的"真理"，以为如今人们之所以不接受中医是因为中医说得不够明白。那物理、化学、数学也是可以大众交流的吗？也是一说就懂的吗？中医本来不是专业化的东西，可在西方文化的包围、分割下，竟成了专业性的东西了，真为外行人难以理解的了，这无疑是堵了中医的一条生路。

女儿的师傅一上午要看五十多个病人，要想对每个病人进行详尽的中医学方面的解释几乎是不可能的。尤其是与受过现代教育的病人在这个问题上更是不好沟通。女儿回来说起师傅如何对付这种情况时，把我笑得肚子疼，同时也深刻感受到中医的无奈，站在现代角度理解中医当然很困难。在这种情况下，中医的杀手锏就是疗效，只有见效了，人们才肯用心去了解、体会中医原理。因此，女儿的师傅在治病上把中医用到了极致。比如，我说过在西医干预下的死亡有时是很痛苦的。女儿的师傅用中医方法去缓解这种痛苦，收到了很好的效果，这对减少患者和他们亲人的感情伤害意义很大。

许多扔了中医原理只抓住中药的"中医"在用药上深感自卑，因为中药不够新、奇、特，不能像西医那样总能合成新的横空出世、一鸣惊人的药来。因为这些"中医"不会在境界上用药，所以他们就像低段的围棋手，那些简单的黑白子在他们手中无法出奇制胜，不能产生出爆发力来。如果不从原理出发，女儿的师傅如何减轻绝症病人的痛苦？

药是重要的，技术也是重要的，然而能力却是更重要的。

如果世界上只有一种医学理论，他便死而无憾。
可中医却让他生而有惑

纵观当代思潮，人们总是从当代看历史，用今天的眼光看所有事物。人们用西医看中医，用科学看中医……为什么就不用中医看科学、西医和现代呢？现存的一切难道真的那么合理，不需要另一视角审视么？

每个时代、每个人都有自身的封闭性，每个职业也有其封闭性。当我步入社会时，为了纠职业之偏、抵御职业的封闭性，我总要开一个通往外界的窗口，比如做一项与本职工作反差很大的兼职工作。

在每一个封闭的体系内，都产生一些自身"合理"观念，比如教育、卫生、法律这些行业。这是专业壁垒，是自我保护，也是对社会的抗拒。所以不管外界批评如何激烈，这些行业都岿然不动。

而中医恰恰缺少这一保护，因为中医不是这么成长的，中国历史不允许中医自我封闭，它必须是开放的，无时无刻不在调整自身与现实的关系，总是与人民生活紧密结合，浑然一体。而这一特点正是中医今天难以立足的一个原因。中医人员来自民间的路被切断了，中医人员回归民间的路也不通了，中医失去了生命之源，中医没有自己的行业城堡。

中医是个测量表，在我们这个讲民主、讲以人为本、讲科学精神的高科技时代，却让中医举步维艰是很说明问题的。人们认为，这是中医的问题而不是社会的问题。

女儿放下紧张的考研准备去深山访一位八十多岁的采药人。她说采药人已经八十多岁了，没有人继承他的所知，你以为他还能等吗？采药人采用一些当今人长久不用的草药，用不符合现代人理念的方式配伍使用，虽有意想不到的效果，但不能用科学解释。女儿说，这些东西虽然她现在还不能理解，但先抢救性地传承下来，留待以后再研究也不能让它现在灭失。

现在社会上有很多人在做"抢救"工作。被抢救的本是自生自长的事物，为什么要抢救呢？不为其灭亡惋惜、甚至欢呼的人士说，这些濒临灭绝的"物种"不适应现代生存环境，是生存竞争的失败者，这是自然淘汰。对此，我持有异议。真的是"自然"淘汰吗？"自然"在大量毁灭自己的基因样本！"自然"在自杀！

多视角、全方位地审视我们的生存状态是多么的可贵，自然界本给人类的发展设置了多种可能性，这种设置不是用来给人类判断对错、追求真理的，而是用来应对各种可能情况以保证人类无论遇到什么情况都能延续下去的。从这个意义上说，人类不应致力于让自己的思想认识纯洁、统一，应保护文化遗传基因样本。从这个意义上说，那些主张取缔、铲除中医的人的确是有些糊涂。

推崇西医的父亲在 60 岁那年后背长了一个痈，打抗生素消炎、清洗创面都无效果，越烂越深。医生说这痈看来是恶性的了。父亲写好遗书，把存折账号和密码寄给我，准备着后事。这时我告诉他去找中医，一个朋友领他到中医处上点药，吃点药，治了几次就好了。父亲为此很困惑了一阵子。他想，西医的治法也是内外兼治，全身的抗生素已达饱和，创面也不断进行消毒杀菌的处理，怎么炎症和细菌消不了，杀不死啊？没有治不好的道理啊？除非是恶性的。

如果世界上只有一种医学理论，他便死而无憾。可中医却让他生而有惑。60 岁之后，父亲再没有批判过中医。

如果眼睛就盯在痈的细菌上，这个菌竟成赶不尽杀不绝的癌细胞，怪不得医生说是恶性的。但中医看这些病就是内病外发，治了内，炎症自然就消了。一个思维方式可以使简单的事情变复杂，也可以使复杂的事情变简单。父亲从前就相信科学是铁板钉钉。

如果能够在不同思维方式间自如转换，那么我们就可以找到最佳解决问题的方式，以提高效率。比如"依法治国"不等于事事用法来处理。在使用刑法与适用民法时，思维要有转换；使用审判方式和适用调解方式时，思维上也要有切换。

司法实践证明，这不是做不到的。如果法律不依托民间调解，去审判一般的家务事，总干一些杀鸡用牛刀的事，哪来的效率？何谈法律尊严？

女儿学的专业是中西医临床，这个专业本身就是一个思维转换的实验。中医课程、西医课程、英语、政治……不停地切换；摸脉、手术、针灸、听诊……走马灯般轮换。女儿开玩笑地说，大脑不停地这样旋转会不会分裂啊？

对思维已成定势的人来说，做女儿这样的思维转换是很困难的，甚至是不可能的。女儿小时候曾主动要求跟一位书法家学书法，学了一段时间后，有一天，我看女儿写的字感到很奇怪，是我从来没有见过的字体，我就去问书法家是怎么回事。书法家说，这是最新出土的一块石碑上的字，不属于已知的任何一种字体。但他非常喜欢，想要再现这种字体。我听了很惊讶，你竟让我女儿写一种连你都不会写的字？你是书法家，你喜欢，为什么你不练？他说他的思维已成定势，再改道很难，练不成还会把原来的风格丢了，那就毁了。而我女儿是一张白纸，一接触书法就写这种体，没有障碍，有可能练成。他承认是拿我女儿做试验，但他说，这是实在没有办法的事情，这是把这种字体传下去的唯一办法。

中西医结合的道路以前没有走好有着多方面原因，但这条路还是要走的，要由新人来走。也许书法家的做法是对的，没有思维定势的头脑可能更能整合我们有了思维定势人无法统一的思想。但愿女儿这一代能把这条路走通，但愿她和她的同学能得到社会更多人的支持和理解。

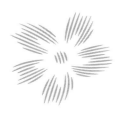

一直这样猜解下去，源源不断，永生不灭，这个字再不是简单的一个字

　　银屑病，俗称"牛皮癣"，曾是纠缠我多年的顽症，试过许多种药，或无效，或当时有效很快又复发。也曾到过一些专家门诊，挂了号，坐在诊室听，听上一阵子就离开了，因为那些治法我都不认可。我觉得这真是一种讽刺。我母亲治银屑病治得好，可我偏偏就得了这病，而我母亲治银屑病的药酒方我又没记下来，只好就带病生存了。

　　后来我偶然听我的一个精神病医生朋友说，银屑病可称为人类第二精神病。这使我开始注意这病的身心疾病特点。我知道 A 型性格在银屑病人中比例比较高，但我不属于 A 型性格，我这病怎么可能是身心疾病类的呢？

　　专家说银屑病是一种多基因的遗传疾病，其发病谈不上什么规律。我想，这病如果是来自基因方面问题的遗传性疾病，那么精神还能左右基因么？再说，我的精神挺好的，怎么惹着基因了呢？

　　但细心观察后我发现，我的病的确是随同我工作和生活方式的变化而变化的。当我以男性的、社会化的方式工作、生活和思考时，我得到人们的肯定和赞扬，我是愉快的，可这时我的病情却是最重的。而当我以感性的方式顺其自然地生活时，没有人赞扬和肯定我，但病情却相对稳定。这说明什么问题，难道我们的社会性需求和生理性需要是不一致的？

　　经过再三思考，我改变了我的工作和生活方式，中止了在别人看来发展很好的事业。很快，我的银屑病消失了。此后也有几次复发迹象，我只用调整生活的方式就控制了复发。其实，牺牲了自己的社会价值我还是很伤心的，甚至可以说

是悲痛的，可我的病竟在我的悲痛中痊愈了。于是我知道快乐并不是检验心理健康的标准。我的一个朋友最近因离婚而悲痛欲绝，大家让我劝劝她，我说不用劝，我知道伤心有时比快乐更符合人的心理逻辑。朋友表面美满的婚姻把她弄得七拧八裂，身患多种疾病，她的大哭让她把颠倒了很长时间的逻辑再颠倒回来不是坏事，我为什么要劝她呢？

我称我的癣为"心灵小窗口"，只要它们出现，我就静坐下来，深挖思想根源。这些根源有些真的是埋藏得很深很深，是没有疾病提示我无法认识到的。在日常生活中，人怎么可能认识到带给你荣誉、金钱和社会地位的工作和生活方式其实并不适合你呢？

有些人向我打听我的病是在哪儿治好的，我说这病是可以自己控制的，让它好就好，让它犯就犯。别人听了觉得不可能，以为我是在开玩笑。

由此我想到，男人的平均寿命比女人短，是不是过于社会化的生活方式对男人的身体也有损害呢？男人真的是社会动物？女人尚且还可以从社会生活中抽身，男人往哪躲？成功的喜悦是否真就是生命的喜悦呢？人们究竟需要什么样的社会？

女人大量地进入社会，接受社会理性，感性认识不再占人类的半壁江山。我的一个朋友说，人类的认识如树，女人的感性是树的地下部分，男人的理性是地上部分。男人的理性应是"读"女人感性的结果。当女人不再感性时，人类的认识之树就连根拔起，男人的理性就成了无本之木，人类的认识也就不再是树而是藤，藤虽然可以爬得很高、很长，但是它更会以攀附物为现实而不是以自身为现实。如今，我还能通过深挖思想根源查寻到自身的病因，将来呢？科学能够帮助人们追本溯源么？

许多慢性病都和顽癣一样是身心疾病，对此，科学在用高科技攻坚。

许多人批评说中医是在"猜病"。审视我探索自己病因的过程也可以看到个体的、偶然的、猜测的特点，其中难以找到对科学的应用。小时候因受父亲的影响，我对猜测性的东西是拒绝的，所以一直不猜谜语，不打扑克，不买彩票。感到"麻屋子，红帐子，里面坐个白胖子"这样的谜语是无聊透顶的游戏，为什么我们要对花生做这样一番曲解呢？中国人为什么这么喜欢"谜"呢？我从没有因猜"灯谜""字谜"而得过奖，我觉得动这种脑筋真是太没必要了。

可是，后来我逐渐注意到，中国的历史、哲学、医学、文学到处充斥着这种"谜"。一本《红楼梦》就是一个最大的谜，让人们猜个不亦乐乎。什么"道""气""阴阳五行"等我们认为不值得费脑筋的东西都在向我们叙说着"麻屋子，红帐子……"引我们去探寻与其对应的历史上真实的"花生"。

离我们最近的一个设迷者是鲁迅，可我们现在连猜解他的能力也在急速下滑。有人会说，鲁迅之所以设"迷"是因"白色恐怖"，我们古人有什么必要在文化上设迷呢？我想，这可能是因为我们的古人也感受到了一种文化建立上的毁灭性力量。"花生"这个词能顾名思义么？中国人造字、造词都追求顾名思义，这个"思义"不仅仅靠文字的"象形"更要"会义"，还要有连锁的、连绵不断的形和义。比如说个"南"字，如果这个南字背后有"神"的话，它在"时"中的形就是"午"，在物中的形就是"火"，在人体上就是"心"，在季节上就是"夏"，在……你可以一直这样猜解下去，源源不断，永生不灭，这个字再不是简单的一个字。所以我有朋友说，如果只把汉字当成是记言的表音文字那就错了。所以读中医的古文书是需要解字的，翻译成现代汉语后会失去很多重要的东西。

"麻屋子，红帐子……"可以摆脱"花生"这一"形"而存其"义"。当"花生"这个词因时过境迁而不能向我们传达它的本意是什么时，我们可以通过对"麻屋子，红帐子……"的猜解在我们这个空间里找到花生。我们也可以用这种方法，重拾、重建我们的文化。

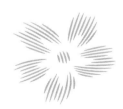

谋划医改的人如果能参考办鸡场模式，那么中医的存在价值自然就会体现出来

　　我在一个兽医院看到许多中药，感到有些奇怪。兽医告诉我，他在好几个养殖场当技术顾问，养殖场为了最大限度地调动他的积极性给他算了技术股份。这样一来，他的挣钱方式就发生了变化，由从前挣治病的零碎小钱，变现在挣股份大钱。工作重心也由原来的治病变为现在的防病。于是除了疫苗外，中药就成了他的首选，因为他要算经济账。

　　我问，虽说同是动物，可这鸡与人可相差太多了，这中药如何用呢？兽医说，怎么不能用？和人同理啊。入了秋，天一转凉，这鸡的肺子也会有不适，用点中药粉拌在食中喂也就不发大病了。春天，采些苦菜喂上，对防止春瘟也有很好的效果。如果等有了病再治，就算鸡不死也影响产蛋，经济上受损失不是？西医除了疫苗哪有防病的药？再说西药也太贵了。

　　听了他的话我不由地笑了，如果把社会比作养鸡场当然不合适，但谋划医改的人如果能参考办鸡场模式，那么中医的存在价值自然就会体现出来。所以中西医之争的产生与其说是学术冲突，我看不如说是经济模式的滞后。如果医院的经济效益我们不是按其挣钱而是按其给地方上省钱来分配的话，中医就不会受排挤了。

　　母亲之所以在大杂院内外致力于防病和治小病是因为一旦让小病酿成大病，不是中医不能治，而是在经济困难的情况下人们往往放弃治疗。仅仅 12 元钱，那个患再生障碍性贫血跟我同岁的女孩就因她妈妈没有给她抓药而死了。女孩死时母亲掉泪了，母亲说这付药贵在"羚羊角"上了，但治这病不能不用这味药。母

亲深为不能用更经济的方法治女孩的病而自责。中医一开始就没有发展成高成本、高风险医学的条件。华佗如果不想治大病，可能也不会掉脑袋。

中西医的结合在我看首先不要急于医术上的结合，而要在社会资源分配上结合，当然这要取决于经济学家和政治家们的治国方向了。在人类的前进方向上，古人说"顺天者昌，逆天者亡"，而我们说"改天换地"。事实上，我们没有亡，天地也没有换。但逆天的成本太大这一点却是明摆着的，难道我们就不能与天地搞好关系么？

天、地、人的关系铸就人的生理和心理规范，认识和把握这一规范并将其转化为医学就是中医。当然，我认为也可以转化为政治经济学。

中医是中国人的集体创作。母亲给人诊脉时，一屋子的病人在看、在听，病人是主考官，掌握着主动权，医生是参谋，医生得不到病人的认可就不成其为医生。母亲年轻时行医肯定是医术不高的，但在为病人当好参谋的过程中，与病人的良性互动使她的医术不断提高。因此，中医是人民的医学，如今我们却轻易地否定这一集体智慧。

人的存在不仅仅是意识层这么大的一"面"，之下还有厚厚的沉积层。"面"是脸，沉积层是身，脸是现代的，身却要求贴近天地。人类的身首异处来自现代的只要"脸"不要"身"的"斩首行动"，其结果是造成身和首的相互呼唤——焦虑。

相对西医来说，中医的"术"显得"空"些，可中医在"术"之外的学习内容却要比西医大得多，而掌握天、地、人的关系正是把握中医的前提。

中医的"空"，正是中医这个"器"的盛装作用。我们用"器"来盛装个人的东西。医院的规范排斥个性，母亲正因为有太多自己的东西，才不被医院所容。

相对于西医，中医看上去很简单，好像没有太多的技术含量，就像中国的长衫比之西服。我的业余爱好是制作服装，我对朋友们说，除了西服我几乎什么服装都能做。朋友们笑说，还是技术不行吧，不然怎么做不了西装呢？我说，西服的工序近四百道，每一道工序几乎都需要科技支持，西装的"型"不是手工制作出来的，而是在价值几十万甚至上百万的塑形机中高温、高压塑出来的，我手工怎么能办得到？

　　小时候，我家来了一位文质彬彬的病人，他微微一动，衣褶就依次展开，不动，周边也轻起微澜，整个人如同从一首诗中走出来，儒雅至极。我围着他转了好几圈，考察他的魅力来源。经过一番理性研究后，我认定他的魅力来自他穿的对襟中式便装。自小在大杂院以懂事著称的我，从不与人攀比吃穿。这次，我一反常态，向母亲郑重提出，要一件中式便装。母亲也没含糊，很快，一件平纹布做的蓝褂子就给我穿上了。虽然我穿上了蓝褂子，却没得到丝毫诗意。同学们说我像只灰老鼠。我也不知我这件做工颇精细的褂子为什么穿上了不好看。

　　许多年之后我才弄明白，我这件衣服用的是西式立体裁剪法和工艺，板整、合体，没有褶，穿起来不仅没有中式服装的飘逸，也没有西式服装的挺拔。而那位病人的衣服是他妈妈手工制作的，用的是平面剪裁、连袖，领口要向后深挖些，在装领子时，不能等份缝制，要确定三四个点缝深，这样一来，衣服前撅后翘，自身不平衡，又不停地在自己找平衡，人不动而衣也动，出来一种裙装效果。人们通常以为，用平面剪裁法剪裁的衣服肯定不能是立体的，而中国传统服装恰恰是用平面剪裁法剪裁出立体服装。而用西方立体剪裁法剪裁的中国古代服装不仅不合身还走光。许多人不相信在看似简单的平面剪裁中会蕴含什么奥秘。

　　所以，看着 2001 年在中国举办的亚太会议上各国领导人穿的"唐装"也和我当年穿的一样死板，我就很想与各国领导人解释说"唐装"不是他们穿的这样的。一个西式上袖就足以把中式服装的韵味搞没了，可是包括服装设计师在内，有人觉得亚太会议上各国领导人穿的"唐装"存在什么缺陷吗？

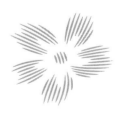

监狱的奖励机制让他找到了与贪污受贿一样直接的快乐

　　我的一个朋友，当他得知自己患了肝癌后，让妻子打电话要见我。我捧了一束花去医院，他向我提出两个问题：第一个问题，他是否还有必要与疾病抗争？看着他以每天掉三斤体重的速度刀削般瘦下去的身体和他胸前吐血留下的斑斑血迹，我狠下心来告诉他，不要争了。他听后吩咐家人，把朋友刚送来的一只甲鱼放生。他说，既然它不能救我，我何苦还要它的命。第二个问题，他问我："为什么好人不长寿？"我一时不好回答，只好反问道："这个世界不那么好吧？"当天夜里他就死了。

　　我这个朋友是个很有灵性的人。有一次说到跳舞，我说每一个与我跳舞的男士都变跳舞为给我上辅导课，可我最终还是没有学会跳舞。他听后笑了，邀请我跳了一次舞。那次我成了舞会的皇后，如同穿上了"红舞鞋"，跳舞成了我的天才表演。此后，我还是不会跳舞，但当男士们再给我上辅导课时，我的态度就不再是谦虚好学了，因为我已认定不是我不会而是对方不会。

　　他临死时所提出的问题不是没有价值的，我不能说人的好坏与寿命毫无关系。我没有真正回答他的问题，让他带着哀怨走了。

　　其实我承认好人不长寿的事实存在，知道这算得上是一个社会问题。

　　曾有一个罪犯，我们在审问他的犯罪动机时，他说当他得知自己患了癌症没有几天可活了时，他就决定犯罪"痛快"一回。调出他的病历一看，诊断的确是癌，按医生的诊断他应该活不到审判结束。为此，法医押着这名罪犯到医院复查，结果却没发现癌细胞。罪犯生气了，要求医生解释，医生说只能解释为误诊了。罪犯不因自己没了癌症而高兴，反为自己坐牢而怒骂医生。

我想，医院误诊的可能性不大，多半是罪犯的"痛快"化解了肿瘤。当好人让他得了癌，当坏人却治了他的病，这不是对好人无长寿的诠释？

当好人受压抑甚至损害健康，说明弱肉强食的丛林法则有市场。我朋友临死时提出的这一问题反映出他做人的困惑。当我们崇尚竞争、斗争等争强好胜行为时，像我朋友这样心性的人怎能不压抑？他能让一个不会跳舞的人感到自己是跳舞天才，说明他致力于让他人的能力得以发挥而不是表现自己，这是多么难得的品质？可他为此付出了生命的代价。

在同龄人中，我从事的职业算是比较多的，每当单位搞竞聘上岗、末位淘汰时，我就受不了同事们看我的眼神。我会对同事们说："我反对竞聘上岗，主张有能力的人离开，我还能找到饭碗，我走。"我不会在竞争的胜利中感到喜悦。前几天看了一篇文章，是反对计划生育的。文章说，中国人是多，可多的是孩子吗？然而我们计划掉的却是孩子。读罢，我感到很不好意思，感到我们这些上了岁数的人挤占了孩子的生存空间。如此说来母亲师傅的行为真是很自觉，没什么不可理解，也许好人本不应该长寿的。

可是，做坏人坏事能够让人心情舒畅本是不符合生活逻辑的，因为社会不是这么建立的。我对道德并不另眼相待，我对女儿说，道德不是什么美好的东西，谈不上虚伪与否，一群强盗想要在世上活过三天，也得建立和我们一样的道德。做不遵守道德的坏人却能痛快和长寿，支出的是他人的健康和生命成本，其受损的不仅是好人，还有社会，这个大医学账不能不算。

人类社会的奖励机制离人的自然本性越来越远，当人的本性要求回归时，往往走上的是犯罪道路。比如，盗窃和贪污可能比工作挣钱更能让人找到原始人采集的乐趣。有一个贪官，家里并不缺钱，可他却贪污受贿不止。蹲了监狱后，我以为他会精神崩溃。有一次我们搞法制教育，有人提议让他现身说法，讲讲他的犯罪心理，我说他不会做这种丢面子的事，没想到他却很痛快地答应了。在监狱里，我看到他还像从前做官时一样精神抖擞，他计算给我看他挣的分最多，减刑最快，监狱的奖励机制让他找到了与贪污受贿一样直接的快乐。

可是在社会中，我们却很难从工作中获得"采集"和"猎取"的原始快乐，往往只承受社会压力而不得舒展人的本性，身体怎么能不出问题？但是，如果让好人违背社会原则去做坏人的话，同样也会让好人付出身体代价，这样一来，不把人类生活规则理顺得使其与人的身心逻辑一致，好人想长寿是有些难了。

我在农村生活过，十分理解"小农意识"是怎么回事。这是让毛泽东都批判的一种积重难返的落后意识。可我从自身的体验中了解到，这种意识之所以难以铲除是因为非常容易再生。我在土地上就复活了许多原始意识。种植、采集、储藏，我像一只松鼠似的不停地忙碌着。我毫不怀疑让我继续这种生活能使我长命百岁。那些长寿的人或多或少总有些"小农意识"，这种"小农意识"在中医中也有所表现。

女儿跟我说，和尚们也看病，她摸了一些和尚的脉，皆诊断为虚证。女儿说，这说明出家当和尚的做法是违背自然的，人还是要正常饮食，适当吃些肉类才对。

我说，毛泽东在什么时候要红烧肉吃？多是在写完文章和打了胜仗之后。如今的出家人，难离红尘，好多和尚上网甚至炒股。一动心神就是消耗，这时再一味素食，身体怎能不虚？所以，不是和尚的生活方式违反自然，而是和尚的现代生活脱离了原来的的轨道。如果站在当代的时空点上判断和尚的生活是否合理，那么和尚不仅应该吃肉，还应该娶老婆，这样一来也就无所谓和尚了。

我们太需要站在其他时空点上审视一下当下的时空位置并对其做出必要的调整。也就是说我们不能事事用今天的眼光横看世界纵看历史，也需要从历史的角度看今天。正是从这个意义上，我们不仅要把握"今天的历史"，还要能够把握"历史的今天"，这正是历史在今天的价值。

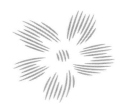

如果这瘾是先天的，是人自身的一部分，
禁烟、戒酒又怎么会成功

如果没有酒，我说，这住院的和蹲监狱的人可以少一半。

烟、酒没有营养成分，但吸烟、喝酒的社会成本却很大。据说，死于与吸烟相关疾病的人数将超过艾滋病、结核病、难产、车祸、自杀、凶杀所导致死亡人数的总和。可在中国，吸烟人数超过3亿，全球每10支香烟中就有3支是在中国消费的，每100个中国成年男性中就有67人吸烟，吸烟给中国带来的健康损失达到一年42.9亿美元。喝酒人数在中国超过了5亿。因酒后驾车引起的交通事故占所有交通事故的80%；"酒依赖"已被正式列入精神病的一大类别，这类精神病人已占到住院患者总数比例的近10%，酗酒已成为"社会第一公害"。

我父亲不吸烟、不喝酒。他说为瘾所制的人，容易失去自尊。对吸毒的，父亲认为那就不是人了。看外国影片，一个警长，英雄豪杰，被黑手党注射了毒品，结果就变成一个匍匐在地乞讨毒品的可怜虫。所以，英雄气概有时敌不过一针毒、半斤酒，从这个意义上说，人真是物质的，说物质是第一性的没错。

蹲监狱最难受的是什么？是烟瘾。我提审时，总是为每个犯人备一支烟。有一次先后提同案的两个人，先提的这人把一支烟抽完了，问我要留给他同伙的那支烟，说那人不吸烟，我就把烟给他了。提第二个人时，这人满怀希望地向我要烟，得知烟被同伙贪占了，他的眼泪直落下来，哭得十分委屈，接着就下决心揭发同伙的其他犯罪，说："他竟然狠心抢我这支烟。"就一支烟，把两人的"友谊"彻底瓦解了。

一个杀人犯恨酒，对我说："是酒害了我，执行前的那杯酒我不喝了。"开庭时

是从小号中把他提出来的，我问他违犯什么监规了？他说是因为喝酒。有人带进号里一小袋塑封的酒，"铺头"赏他喝两口，他不喝，让"铺头"一顿骂："看你是个死囚，没几天可活了才让你喝两口，不识抬举，这时后悔有屁用，想改好也没机会了……"他觉得骂的是，仰头便喝了两口，酒味让管教闻到了，他就蹲了小号。他问我："你说，我是不是让酒害苦了？"

害人的是酒，可法律惩治的是人，酒却逍遥法外。

小时候曾想当官，幻想能像林则徐那样禁烟、禁酒。可当戈尔巴乔夫在俄罗斯禁酒时我却笑了，戈尔巴乔夫就是一个找直接原因的人，他的思维方式为西方所欣赏。可看上去很简单的一件事，以他一国总书记之威，怎么就没禁成呢？当时有个笑话说，一人排队买酒，排得不耐烦就说去克里姆林宫杀戈尔巴乔夫去。走了一会儿后，这人又回来继续排队了，说要杀戈尔巴乔夫的人排的队比买酒的队还长。这笑话说明，禁酒是何等的不得人心。

小时候崇尚钢铁意志，虽不是党员，但也想把自己打造成特殊材料制成的人。父亲虽不动烟酒，却吃零食，而我连零食也不好，因为奶奶说，嘴馋也容易被人拉拢，尤其是女孩子。母亲劝我说："馋，是健康的表现。"而我自觉抵御母亲的"腐蚀"，整个生活就跟清教徒似的。

这种生活的直接后果是使我的感觉越来越敏锐。我清楚地感觉到自己骨子里就是个瘾君子，对烟、酒闻着就很向往，只是我没把烟、酒作为靶目标罢了。我先后爱好过咖啡、茶等饮品并成瘾，因造成失眠不得不戒，在戒的痛苦中我意识到这些东西其实也是毒品。李时珍在《本草纲目》中写道："嗜茶成癖者，时时咀嚼不止，久而伤营，伤精血，不华色，黄瘁痿弱，抱病不悔，大可叹惋。"至于咖啡的害处就更不用说了，都说巴尔扎克的早逝与此有关。我还戒过辣椒。女儿说心脏不好的人不能像我那样一片片嚼辣椒，犯了心脏病后我只好停了辣椒。在一次次戒"毒"的痛苦中，我理解了精神空虚的含义，那不是世界观出了问题，不是要思想来充实，而是直接需要物质填补。于是，我嚼槟榔，捡人家吃剩的什么"山楂丸""归脾丸""益母丸"来嚼着，还安慰自己说这比捡烟头要有自尊。女儿说，这何苦呢？不如直接开中药吃。我找医生开药说，我之吃中药，确切地说，

227

不是为治病，就是想吃草根树皮！至此，我意识到，所有瘾君子的靶目标归根到底不全都是"草根树皮"么？如果把我放归大自然，可能我自己就会找一些草来吃，说不定就成了又一个神农。都说毒品生理上的瘾不难戒而心理上的瘾难戒，我不禁要问，为什么会有心理上的瘾？这种瘾不是冥冥之中的呼唤？有一年冬天，女儿用书包带回来一只小兔子。小兔子吃饱了白菜、胡萝卜，就啃床垫、门框，弄得我只好到郊外扒开积雪弄回干草给它，看着它悠然自得地嚼着干草，我也抽一根嚼着。烟草、咖啡、罂粟、茶叶、大麻、辣椒等都是大地上的"草"，"草"瘾已沉淀在人的基因里，如果这瘾是先天的，是人自身的一部分，禁烟、戒酒又怎么会成功？

科学家会用化学解释毒瘾的机理，我承认这个世界是化学的，人是化学的，"百草"也是化学的，甚至人生也可以看作是一个化学反应过程，"瘾"呼唤着人的内在与外在化合。"瘾"时时需要满足，又时时都要戒，中医关于节制的思想就是化学中的配平要求。

提纯技术和人工合成制成的毒品变填充为压倒，使戒毒几乎成为不可能。西医戒毒，往往把毒瘾弄没了，人也没了，要不就是戒毒药又成了毒品的替代品。如今中医参与戒毒，同治疗癌症一样，不是直接杀癌和戒毒，中医所要做的是留人，是扶持正气、平衡身体各部分的失调。中医用的药是"草根树皮"，是"瘾"的本源，是打开与外在元素化合、配平的窗口，使人与自然在化学反应上取得一致。从这个意义上讲，真有必要好好研究一下中药——这一多种自然"元素"。

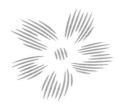

中医关于命、气血、精神等理论或许可以解答我对霍金这样人的生存疑问

　　人的生命之脆弱，往往瞬间就能消散；人的生命之顽强，又为现代科学解释不了。

　　我认识一个 18 岁卧床至今已四十载的全身瘫痪的类风湿病人。像霍金一样，他全身也只有三个手指能动，霍金还可以坐在轮椅上，他连坐也不能。

　　霍金在 22 岁时被医生判定只能活两年，而今他过了 65 岁生日。

　　霍金报名参加 2009 年的太空邀游，准备实现儿时的梦想。医生们断言，霍金要是上太空非死在飞船里不可。我同意医生的看法，但霍金要是活着从太空回来，就颠覆了生理学。

　　我那位因醉酒从楼上跌下来的朋友，卧床不到一年就死了。医生讲解说，只要卧床一周以上，人的肌肉力量就减少 20%。人体功能是用进废退，卧床使人呼吸运动、胃肠活动减弱，血液循环缓慢，免疫力降低，各系统退行性病变、继发性器官损伤不可避免，总之是条条道路通死亡。我们这位朋友就死于肺感染。

　　既然瘫痪病人从生理学上讲很难活，为什么我认识的这人瘫痪 40 年还活着？而且大有活过一些肢体健全人之势？为什么像霍金这样早就被西医宣判死刑的人，其生命还在令人不可思议地延续？他们身体的抵抗力真的像西医说的那么低吗？如果低，他们怎么会活这么久？如果不低，又是什么道理？

　　用生理学理论不好解释躺着不动也可以长寿。健康与长寿、生命与运动的关系，现代科学还不能完全阐释，这使我对进化两端的人类生命生出许多想象，生命到底是什么形态，可以是什么形态呢？

对霍金，我们还可以说他得到了世界上最好的照料——好几个专业护士24小时护理。而我认识的这人，幼年丧母，中年丧父，无学历，无工作，领低保，生活条件和医疗条件都很差，身边常常无人照料，他要能耐饥渴，忍不便……

我看他总是以一个姿势躺着，一双棉手套时不时在身下垫着。他的腿看上去与正常人差不多粗细，细看却没有肌肉，是腿骨疏松膨胀了，这样的骨质，一碰就碎。他身上曾烂出几个洞，露出骨头，没有药，贴几张纸，也自愈了。

他的生命，让人震撼，给人启示。

我曾跟他开玩笑说，上帝造他时只造了个脑袋，没造身子。只活一个脑袋的霍金几乎颠覆世界。而我认识的这个人，其精神力量也相当强大。

记得中学读书时，课本里有一篇古文《狱中杂记》，说的是监狱环境恶劣，有传染病，每天都死不少人。而令人奇怪的是，犯重罪的大盗却几乎不染病，便是染了病也很快就好。作者说，这是因为大盗气盛的缘故。当时我就想，看来气盛提高人的免疫力。

无论是霍金还是我认识的这人，都是身虽残而气不衰，不说是气贯长虹也是气冲霄汉。霍金的雄心自不必说，我认识这人的父亲在世时曾双手合十冲天说道，天啊，多亏老天让他躺下了，不然他还不把天捅漏啊？

从霍金这样瘫痪人身上，我们可知男人的雄心可能更具有精神特质。据说，霍金家里贴有多幅梦露的画片；他第二任妻子是他漂亮护士中的一个。我认识的这人也曾令几个女人动心，他从中选出的妻子让许多肢体健全的男人眼红。

书，是精神力量的代表。我们看到，失去了"身体"的男人无不用书来实现自我。霍金是这样；《钢铁是怎样炼成的》作者尼·奥斯特洛夫斯基是这样；我认识的这人也写了一部二百多万字的书。

尼·奥斯特洛夫斯基在做了九次大手术后凭直觉意识到治病与保命的关系。他对要给他做第十次手术的医生说："我已经为科学献出了一部分鲜血，剩下的，让我留着干点别的事吧。"然后他开始写书。

西医的着眼点是在"病"上，而中医的落脚点是在"命"上。有"命"，"病"尚可治；没"命"，便是华佗再世也回天无力。为了攻"病"便是攻了"命"也在所不惜的做法，中医当然是反对的，从这个意义上讲，我有时的确是反对治"病"的。

"治病治不了命"这句话是说病可治而命不可治，命只能保。便是治不了的病，病到让人全身瘫痪，也不一定要人命，而非要治这样的病很可能却要了人的命。我想，尼·奥斯特洛夫斯基如果不是做那九次大手术伤了元气的话，凭他的顽强意志，也许不至 32 岁就死。

作为科学，应该不仅能解释一般现象，还应能解释特殊现象。中医关于命、气血、精神等理论或许可以解答我对霍金这样人的生存疑问。中医的精神是指精血和神识。中医认为，人无形则神无以生，无神则形不可活。在物质与精神的关系上，中医是把物质作为第一性的。然而中医又认为，神为形之主，神统摄着人的身体。从这一点上看，中医又无比强调精神的重要作用。神以精血为基，精血为阳气之依归，阳气在人体中的升降运行才是人的生命，而"命"才是人的最本质特征。瘫痪人有病也有命，其"神"的统摄作用没放弃，精血还在为命所用，为神所用，还在为霍金思想的产生提供强大的物质支持。霍金思想的洞察力让全世界人都感受到了。我认识的这个人像霍金一样，他的最大运动就是头脑中的思想风暴。其思维之敏捷，反应之迅速令我惊叹。从命这个角度看，霍金等人的生命不仅是顽强的，甚至可以说是健康的，所以外邪不侵。霍金在身体瘫痪的过程中还生了三个孩子，而他对女人的兴趣也一直未减，这不是精血运行的作用？我认识的这人，气色红润、声音洪亮、目光如炬，他 38 岁结婚后生了一个孩子。

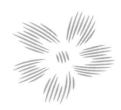

我感到惊奇："你们是学生，竟然知道课该怎么讲？"

　　有科学卫士很严厉地说，中医没有资格要求科学宽容，大学讲堂能给巫婆一席之地么？巫术有资格与科学讲平等吗？科学的一项重要使命就是与中医这样的伪科学做坚决斗争。

　　在我看来，让不让中医进科学殿堂就像让不让袁隆平当科学院院士一样，涉及的不是中医是不是医、袁隆平是不是科学家的问题，而是科学在表明自身是什么的问题。想中医产生之初本没有依托科学，袁隆平搞杂交水稻更是冲破科学，如果科学不积细流了，说明它无意大海，那中医归不归也就无所谓了。在蚊子也不能轻易消灭，怕破坏了生态平衡的今天，中医怎么就成了绝对有害，要科学放下身架冲出殿来消灭的呢？

　　有人用东方没有产生科学来反复论证中国人和西方人不在一个档次上，得出我们是劣等民族的结论，这已不是科学问题了。依我看，想要找一个理应被淘汰的理由，那得证明中国人是大猩猩才行。

　　可中国人的智能做起数学来可以是世界上最好的，这说明人类智能不是非通过科学不能保持。在以人为本和以科学为本之间，不管科学多么伟大，还是要以人为本才是。人类智能本身就是科学的。我们不是致力于研究人类思维的合理性而是全力地去改造人的思维，正好把事情弄得本末倒置。

　　女儿在幼儿园时，有一天老师很正式地找我谈，说我女儿的智能有问题。我颇感意外，我怎么没看出有问题呢？老师说，你女儿不会加法。回到家里，我拿出一盒火柴给女儿摆测，女儿真的不会加法！这让我吃了一惊。为了让自己镇静，我领女儿出去看了一会月亮。回来又换种方式测。这回我放心了，女儿的确是不会加法，但她会减法。古人采集了多少果子可能不知道，可有人偷去了却能发觉。老师要是先教减法就不会认为我女儿有问题了。女儿上小学时，老师又告诉我，她不会乘法。我告诉老师可以试着先教除法。

我们觉得现在的教学顺序很科学合理，很按部就班，顺理成章。其实不然。人的思维总是要时时回复本来面目，因而时常会与科学顺序发生冲突。邻居的孩子入学后，又被迫退学。老师客气地说，这孩子智能发育晚，建议下一年再上学。实质上是把这孩子给推出来了。邻居把孩子给我送来说："就你说这孩子不笨，瞧，学校不要，还不笨吗？"我让孩子天天来帮我做家务，指示他给我拿具体数目的碗筷等，都没问题。可一挪到作业本上，一切就全乱了。后来我终于弄明白了，这孩子记忆力好，当老师的教学方法与他的思维方式不能对接时，他对课堂内容就进行机械记忆，数字到他这里全转变成号码，这按他的逻辑是一点没乱，可旁人看这孩子可就不是一般的糊涂了。找到问题的原因后，我给他理顺了一下，让他妈妈再把孩子送回学校，老师就不说这孩子笨了。

如果孩子们都能按着自己的本性学习是最为理想的。可教育之所以是教育就是要形成一个统一模式。科学思维如此地深入老师之心，使老师的工作内容就是给孩子铸造固定的思维模式。女儿上小学第一天回来就告诉我，老师说："你们都是小树苗，得需要经常修理、打叉，不然你们就会长歪了。"没有几个孩子是天然符合科学思维要求的，于是老师们所要做的首先是否定孩子自己的思维，然后换上科学思维。孩子们是给修理直了，不仅自己的思维是直的，而且不允许别人"歪"。我当中学老师的时候学生就一致给我指出："老师，你课讲得不对，课不是这样上的。"我感到惊奇："你们是学生，竟然知道课该怎么讲？"所以，中医现在受攻击和打压是很正常的，我们的教育先否定自己又否定别人，认为只要秉持着科学就是正确的，就有修理别人的权力，甚至可以理直气壮地攻击和谩骂别人。这样一来，除了科学思维，哪里还有个性的、自由的思想存在？

讲课不应该是洗脑，而是引发思考。我读《论语》就是借鉴孔子的教学方式，循循善诱，引发学生"欲穷千里目，更上一层楼"的学习乐趣。如果人的天性是可以任人修理而不产生身心问题，那怎么教育倒也无妨。

朋友的孩子上小学，患了尿频的毛病，一节课上几次厕所，弄得老师不胜其烦，勒令家长给孩子看病。可几家医院走过了，却检查不出问题来。我说，是孩子精神太紧张所致，得让孩子放松。可如何让孩子放松呢？朋友想不出办法来。我告诉她，孩子的紧张源在老师这里。老师像凿子似的眼光看上孩子一眼就足可以令孩子紧张得上几次厕所了。但老师管理几十个孩子，想让她目光柔和、充满笑意也不太现实，毕竟工作太累了。我女儿上小学时，教室窗台上摆满了一盆盆盛开的花，讲台上摆的总是一盆开得最漂亮的，都是女儿上学时捧去的。老师上课前看看这些花，有时还要凑上去闻一闻。我对朋友说，要关心、体贴老师，让老师经常能从紧张的工作环境中超拔一下。比如，送她一些特殊的礼物，给一些及时的问候等。家长做老师的朋友可以柔化老师的目光。朋友说，这么给老师拍马屁，那不是太惯着孩子了吗？我说，这是对老师和你孩子的人文关怀。整个社会都在不断地给你孩子加压，而能保护他的人只有你一个，你不仅不能站到老师一边去，还应该把老师往你这边拉一拉。朋友按我说的去做了，孩子的毛病很快就好了，因为每当老师走过他身边时，总是情不自禁地摸摸他的头。

　　把科学学了几十年的人往往学不了中医，要么说中医是伪科学，要么就说中医难学。一些大学生、研究生，甚至是博士常常会问女儿的师傅："中医怎么学？"女儿奇怪道："他们这么一问，把中医弄得好像是很难学似的。其实中医是小孩子也可以学的东西，就像围棋，很小的孩子也可以下。一张《内经图》画得多么生动有趣，肾的部位画着一男一女两个小孩子在车水，多形象啊！"女儿说她之所以不觉得中医难学，并不是她有什么学习方法或天分，只是没有思维障碍罢了，这完全得益于从小我没有"教育"她。

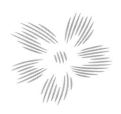

对舅舅来说，干中医是参加工作，工作才是他的衣食之源

现代社会为医生的多样性提供了现实性和可能性，医生不再有统一模式。

便是在古代，中医也有衣食医和传道医之分。

我舅舅不是传道医，也不能算是衣食医，我叫他"工作医"。

姥姥死时，舅舅才1岁。用他的话说，是我母亲承担了他母亲的角色。母亲年轻时走南闯北，一直领着她这个小弟弟，自然地，舅舅被母亲领进了中医门。舅舅被母亲送进中医院校学习，毕业后分到另一城市做医生，和一位针灸大夫结了婚。

作为医生，可以说我舅舅很称职，他工作认真、负责，业务考试成绩、学术研究成果，甚至外语水平都为同行称道和认可，他干到了院长的位置。

母亲和舅舅这对姐弟中医，一个治病治得好，一个工作干得好，是不是都应算是好医生？

但母亲认为我舅舅不会看病，说一眼就看出是实证的病人他还给人家开补药。

我曾就此质询过舅舅，舅舅说："虚证和实证我还看不出来？你妈太傻、太实在，她不了解病人的心理，我开的不过是人家想要的壮阳药而已。"我说，你这样做不是害人么？舅舅说，人是不撞南墙不回头，如果这些人的身体迟早要出问题，你认为是让他们早出问题好还是晚出问题好？早出问题能得救，晚出问题救不了，能说我是害他们？

虽是歪理邪说，但舅舅话让我一时无言以对。

着实说，中医越老越吃香，舅舅如今应该是个大忙人才对。可他每天下棋、

235

钓鱼、上网，过着优哉游哉的退休生活，根本不给人看病。倒是我那搞针灸的舅母一直没得闲，天天为人针灸不止。

过去的中医没有退休一说，没人给他们退休金，活到老干到老，母亲给人看病就到生命最后一息。

然而，对舅舅来说，干中医是参加工作，工作才是他的衣食之源。所以，在拿到退休金不用再工作时，他也就不再给人看病了。所以，他如今虽然老了，但不能称他为老中医。

母亲在医院工作时，除了担当医生职责外，还给新参加工作的年轻人开班当老师，我曾见过她与学生们的合影。这批与我舅舅同龄的新中国一代中医是在医院中成长起来的，他们首先学会的是怎样工作和适应医院。而这个"工作"有时候与治病是一回事，比如在强调"救死扶伤"时；有时不是一回事，如在强调医院利益时。

医院之所以是医院，就是用工作统一医生思想，用制度限制个人行为，保障医院的运行机制。因此，对工作负责有时不等于对病人负责而是对医院负责，即便是满腔热忱地投入工作也不等于是满腔热忱地对待病人。

人们从感情上接受不了北京朝阳医院发生的孕妇死亡事件。但从工作角度看，医生犯了什么错误么？是不认真，还是不负责？没有。那么，在医院中，我们能对医生提出大于工作的要求么？

正是工作与治病的细微差别产生了医患矛盾。我想，我舅舅这一代隔着"工作"搞中医是不是造成中医退化的原因之一呢？

我们是如此地习惯工作，以至对工作从不质疑。我小时候就认定工作是个光荣的字眼，认为母亲不参加工作是落后、愚昧的表现。看来，中国古代官府不办医院，使中医没有"工作"可寻，必须直面病人的做法，反倒保持了中医的生命力。

如果说母亲学医是为了救人救己，舅舅学医是为了参加工作，那么我女儿这一代孩子学中医则大多是为了上大学。虽说社会舆论反对中医的声浪挺高，可中医院校却没有招不上学生，或降分招生的情况发生。要进中医院校，高考成绩还需在中上游才有可能。所以，有中医院校可上，没有孩子会为此拒绝上大学。这样一来，学中医人离中医却越来越远了。因此，大学毕业后很多孩子改行不搞中医也就不足为奇了。

经常有亲友问我女儿毕业后的工作安排问题。我和女儿都不觉得这是个问题。工作也好，上大学也好，对女儿来说都不是目的而是手段。我不想让女儿对"工作"的理解比对病人的理解更透彻。中医可以不"工作"，只要有行医权就行。所以，当个游医或坐堂医都可以。女儿说，即便是办医院，她办的也会是一个松散的联合体。

女儿鼓动我侄子学中医，我不赞成，因为我侄子是个"手在脑前行"的人，我认为他不适合学中医。而女儿则认为中医现在天地广大，总会有适合他做的事情。可学了中医的侄子却在外科上显示出天赋，他非常擅长缝合血肉模糊的人体。看他网上日记，写得如同病历。手术的每一个步骤，怎么缝的肠，怎么接的筋，清楚得可当操作规程。我开玩笑说，到我侄子手里的人，便是死了也会被缝得整整齐齐。

虽说人死了缝好也没用了，可凡是活过来的人又必须是被缝合好的。从这个意义上讲，我侄子不管三七二十一有缝无类的做法也是有道理的。

当身体被创成开放伤，中医的理论也随之被创而破了。女儿面对血肉模糊的躯体就只能举着两手一脸茫然，她的头脑分析能力在这种情况下往往不如我侄子马上动手缝合来得实际。所以他姐弟俩相互配合，比各自独立行事更让我放心。

不过，侄子在外科上的擅长让我很为难，这表明他需要依附医院。我打听了一下，各级医院的医务人员都是人满为患，十几年内不想再进一人，侄子想要参加工作非常难。可是不进医院谁能为他建个手术室啊？这下我明白中医的外科为什么不发达了，因为手术需要依托医院，而历史上中医没有医院，这正是万事万物有一利必有一弊。

医生类型的多样化既是社会现实也是社会现实的需要。为此，一味反对西医或要求取缔中医都不利于医学的整体发展。为了我女儿和我侄子能各得其所，我希望中医和西医共同存在、共同发展。

我觉得这个把西医比作飞机，把中医比作火车的比喻很有智慧

对于我的中西医结合的主张，我听到了一些来自中西医两方面的反对意见。有个网友来信说，你的中西医结合主张如同让天上的飞机拉着地上的火车跑。我觉得这个把西医比作飞机，把中医比作火车的比喻比我的"牛刀""鸡刀"比喻好。我们有了飞机之后并没有取消火车，从发展前景看飞机也不能取代火车。这不是仅仅靠论述飞机和火车的功能就能成立的。还要考虑地球能源和大气污染的承受能力。再说，有的人不肯坐飞机纯就是害怕。我一看飞机乘务员演示救生方法就忍不住笑，这飞机要是往下一掉，啥救生法管用？

中西医结合不是我从理论上选择的主张，而是现实中的存在。百姓在看病的选择上，已进行中西医结合了。病人们看中医时，手里是拿着一叠片子和检验单来的。来找中医的病人身体或是浸透了西药，或是做过手术的，还有受过放化疗的，这些都是中医需要面对而无法回避的问题。中医已不可能在纯自然的环境下不考虑西医在人体中的作用，单纯给病人看病了。如果说我母亲的师傅可以不考虑西医因素给人治病，到了我母亲这一代中医就已经无法做到这一点了。经过西医治疗的病人，我母亲必须判断西药在人体内起了什么作用，便是一个感冒，用过西药后由表证变成里证，如果不考虑这一点中医也无法施治。等到了女儿师傅这一代中医，不仅治病时经常借用西医病名和医学术语，而且在治疗过程中也要面对病人通过检验单和扫描图像检测中医治疗效果并让你中医做出解释这一现象。我想，通过检验单上数据的变化，中医人对中药和中医疗法也多了一个思考角度，这对中医未必不是好事。

我先后得过几次急症，想找中医一时上哪找去？为此，我也用过激素，甚至用过进口的，激素量大到当地医生不敢用，还是北京专家叫喊着让成倍加量。但西药的副作用让人感到如同多得了几个病，苦不堪言。通过弟妹，我服用一个外地九十多岁老中医的药使我这些年得以控制病情。考虑到老中医年龄大了，他的方子又保密，怕他去世了没人救我，加之便是用快件邮药也得三天，根本来不及，我就把他给我配的药每次都存下来一些。服药时，我不用水，而是在口中嚼着猜测药的成分，竟然就让我把主要成分猜着了。我把猜到的药买来服用，效果也很好，自己颇为得意。上次犯急症，急服存下的药，又再次买来我猜出的药服用竟然无效。只好又用激素，又被副作用折腾得死去活来。后来老中医知道了，责问为什么不找他。弟妹就把我存了药吃了不好使的事告诉他。老中医听了哈哈大笑，笑我自作聪明，说我每次发病的起因和病症都不一样，我这次是连同心脏病一起发作，药借不上心力，所以发挥不了作用。他又给我配了新药，再次救了我。这次吃老中医的新药我就不猜是什么成分了，甚至不想知道他治病的药方了。因为我知道就是把药方告诉我也没用，他不是用方治我的病，而是用医理，这怎么是我能把握的呢？如果老中医死了，我再发病就只有用西药到死了。

人的认识进步说一千道一万，还是一个不断给人类添加眼睛，添加头脑，也就是添加新的感觉器官的过程。我曾说，什么是哲学？就是瞎子论颜色。一万篇瞎子论颜色的论文不如让瞎子睁开一只眼睛。西医的仪器锐化了我们的眼睛，可这是不够的。

我一个朋友说，三星堆出土的人物为什么会有柱形的眼睛？因为那时的人已经认识到人的眼睛是横目，只能见到空间而见不到时间。所以三星堆人用柱形的眼睛告诫人们要用历史的眼睛看事物，这就是纵目。中国人对纵目认识的追求便对当今科学也有很重要的借鉴作用。中医是时空医学，尤其是时间医学。所说医学的境界就是变肉眼为法眼、慧眼。爱因斯坦说，世界最神奇的事是这个世界是可以被认识的。我想，作为认识的主体，人是这个世界最高超的检测仪器。我们在开发机械和电子仪器的同时，不要忽略人这个由造化自然加工了亿万年的精密仪器。

作为中国人，我主张活一个完整的生命过程。我对女儿说，生命智慧有如池塘中的荷花，一天增一倍，20天满池。其实在27天时智慧才是半池，人生很可能在最后时段获得大满贯。所以我相信古人有智慧。时间不是任人表演的平面舞台，就像好酒、好香水都要长时间摆置以便各种成分一遍又一遍地相互微调一样，我们个人的人生随着时间的推进"今天"要与"昨天"和"前天"以及"大前天"逐一产生化学反应。每一次反应都会使"昨天"和"前天"以及"大前天"的颜色和质地发生变化。从这个意义上讲，我反对随意人为中止生命进程，同时想告诫中止自己生命进程的人，他对人生意义所下的判断不是定论，如果真有科学探索精神，就要等一下时间赐予人的认识。从这个意义上，我也反对给历史划分阶段。因为人类的历史是一体的，历史的意义随着"今天"这个棋子的落下，色彩会为之一变，你甚至会发现，历史与今天早有呼应，曾有过某种"暗示"。西医今日的"起"是起于当初的"伏"；中医今日的"伏"蕴藏着他日的"起"，这正是此一时彼一时。所以，真正的中医人并不急躁，知道自己应该做什么。

同事调离时送我办公室一盆攀爬植物。这盆植物很快爬到了我苍翠的"八宝树"上，缠得"八宝树"渐渐失去颜色几近枯死。就在我认为"八宝树"在这场生存竞争中失败了时，我发现它开始反败为胜，最后"克"得攀爬植物枯死，只留下小小一根枝条。花盆中的"护盆草"结有细小如针尖的褐色种子，它用"爆破"的方式播撒种子。我望着天棚上密密麻麻的褐色种子奇怪：这得多么大的"爆破"力量才能使这么小的种子附着到天棚上？如果它有苹果那么大，它不是原子弹？我在桶里养着"开运竹"，每次我只给它换一半水，半年后，我竟在桶里发现为数不少的水螺！要知道我们的自来水不是来自河里，可是地下水啊！小小一间办公室中的生态系统足以让我困惑不已。

当西医作为一种新理念提出"中医"理论时，人们会感到不可理解吗

　　假如中医的健康理念在历史上从未出现过，会不会有一天被西医提出？当西医作为一种新理念提出"中医"理论时，人们会感到不可理解吗？有人会反对说，西医怎么可能会提出"中医"理念？中西医是两个不兼容的系统，没有接轨的可能。对此，我不以为然。谁说新学说与旧理论就得兼容？经典力学、广义相对论和量子力学，它们是兼容的么？科学无禁区，不兼容在科学中不仅是允许的，甚至是科学张力的表现。把科学说的好像是从一个理论中始终如一地按一个逻辑发展着似的，就可以指责中医不合逻辑了；把科学说的好像早就有了"统一场论"，所有理论都在一个基于因果性原理的统一场中，就可以把中医排斥在外了。不然，一味要求中医兼容的科学依据是什么呢？

　　量子力学出现后并没有否定和取代经典力学和相对论，而是在不同的领域内各自发挥着作用，人们不因经典力学理论不能用于制造原子弹而否认它能造汽车。毕竟"统一场论"还没有产生出来，真理三分天下，究竟谁有权利取缔中医？

　　中医现在获得了新的生命动力，如果说中医先前的存在是历史的需要，那么现在的生命力却来自西医的发展给中医留下的余地。这块空间即使中医不来填充，一个与中医差不多的新理论也会应运而生，科学就是以这种方式发展的。即便看上去明显不兼容的事物也不是绝对的不兼容，思维方式的兼容自有其生物基础。在这个问题上我们可以道法自然。

　　我父母的性格差异很大，比如在财富观念上两人就一直不可调和，父亲吝啬，母亲慷慨。作为他们的后代，我会获得怎样的遗传呢？只有三种可能：一是像父

亲，极度吝啬；二是像母亲，十分慷慨；三是中和父母，既不吝啬，也不慷慨。唯一不可能的是，既吝啬又慷慨，因为这不合逻辑。可事实上，不合逻辑的事情真就发生了，我极度吝啬，又十分慷慨。同事常对我的下意识行为惊呼："你怎么往钢笔水里兑水？"领导多次对我发怒："咱们有的是好纸，你为什么总是用废旧纸的背面给我写报告？"朋友们说："为什么一说哪道菜剩了扔掉，你就把它全吃光？"我无法回答这些问题。而我的慷慨比之母亲又有过之而无不及，不仅倾其所有，还会代人签字借债，以至有的部门会把救济款发给我，由我慷慨出去。

心理医生可能会认为我这是矛盾性格。其实对我来说却很正常，因为要是我不吝啬的话，我体内的父亲就会难受，非物尽其用、毫不浪费不舒心也。同样，要是我不仗义疏财，帮助别人解困，母亲在我心里就不舒服。所以，为了每天吃得下、睡得着，我必须既吝啬又慷慨，缺一不可。由此看来，基因的链条不是按我们理解的逻辑顺序排列的，看似矛盾的性格在我这里统一得天衣无缝。集汇在我身上的基因，来自我之上数以千万代直系祖先。从基因上讲，他们是我，我是他们。而我并不独自拥有这些祖先，沿着血缘的路从我这往上没走多远，我与他人的祖先就交叉了，我的祖奶奶可能就是你的祖姥姥。从纵向看，在那些你所从来的祖祖先先身上能找全你的全部基因，这就是说，他们是你生命的生生世世。从横向看，现存的人，他们的基因也来自向上并不太远的你的祖先。所以，你也可以在现存的人身上找全你的基因。可以说，我们现实的人也互为生命的生生世世。我们就是这样历史而又现实地存在着的。如果我们就是这样一路融合过来的，那么，又有什么思维方式是绝对不可兼容的？

当然，人类并没有因一再交融而变成一群缺少个性的绵羊。相反，个性的思维方式一旦形成，就表现出很强的独立性和自我保护意识，非强劲的情感动力不能使其开放。违心地融合，往往要付出身心健康的代价。可以说，正是人的情感性保护了思维的独立性。由此我们可以理解人类为什么有了理性还会有情感，因为这两者已被捆绑在一起了。

当思维方式的矛盾有时不能逻辑地解决，如果不肯像佛家主张的那样"不了了之"，就要用突破和超越的方式来解决。而突破和超越的手段是什么呢？结婚后，对婆家颇不适应，在许多思想观念上感到不可调和，尽力而为地调和也付出了身心疲惫的代价。女儿出生了，我惊异地发现，女儿的思维方式、价值取向、说话办事，与婆家人就像一个模具拓出来的似的。我惊诧道：借我的肚子生了一个人家的孩子！但老天设定我无条件地爱我女儿。女儿是一部天书，我奇怪地看着她的所作所为而百思不得其解。于是，我重新关注女儿的父亲，细细了解他的思想、感受、脾气、秉性。面对他的诧异，我回答说，你是一本新华字典。我陪女儿的爷爷、奶奶聊天，设身处地地从他们的角度、以他们的眼光看这个世界。我对女儿说，我这是在查阅康熙字典。当然，我也了解婆家尽可能远的家史，这就是翻阅辞源了。正是通过这些查阅，我才能读懂女儿。有时，我与女儿开玩笑说，如果女儿是个一夜情的产物，那么可就糟了，我将永远不能解读她，因为我没有破译这部天书的字典。从这个意义上讲，我反对一夜情。正是因为女儿，我不能否定她所从来的家族。所以，对于我本来并不认同的思维方式，我需要的不是反对、否定、回避、封闭，而是与其真正融合。这里没有违心的问题。当女儿为我打通两个家族的思维隔阂时，我感慨道："人类还得实行有性繁殖啊！"

　　爱，这个词当然很不理论，很不真理，很不逻辑，拿不到学术台面，但却是我得以实现思维突破和超越的手段。人之所以是情感动物，之所以有思想，正是这两者相互作用的结果。现代人往往难以突破思维桎梏是不是因为缺乏情感动力呢？当爱的情感变得有些虚幻时，人的思想力量也随之减弱。有人嘲笑我之所以维护中医是出于对母亲和女儿的感情，是对中国文化的恋恋不舍，是出于民族主义情感。对此，我并不反对。因为我活的不仅仅是一个一生一世的我，也在活着我生命的生生世世，我不能从我的生生世世中剥去历史、文化和我们整个民族。我的理性之开放、兼容、具有活力都离不开情感作开路先锋和前进动力，我不可能离开我的血肉去爱真理，这难道是难以理解的么？

这下可糟了，全城的孩子就传染你们三个，这可如何是好

　　家有孩子，总得想着给孩儿打疫苗。侄子、侄女都在我家，加上我女儿，孩子小时候这疫苗就打不过来的打，孩子打了疫苗后总有程度不同的各种反应。后来有一天我说，其实你们不用打那么多疫苗，想想看，如果你们的同学全打疫苗，人人都不发病，谁传染你们？所以，如果是你们同学全都打的疫苗，你们不打也罢。结果就出事了。一次，统一打流脑疫苗，从幼儿园到高中，所有孩子全打。打过之后，孩子们爆发式地产生不良反应，住满医院，全城恐慌。我也慌了，一问，我家三个孩子个个有主意竟然全没打，我说："这下可糟了，全城的孩子传染你们三个，这可如何是好？"火车不通，我用汽车把侄子、侄女送走，女儿不走说："要与家乡人民共存亡！"把女儿锁在家里，我参加"工作组"深入到学校，协助医生检查孩子病情，忙了两周，总算是平稳过渡。

　　女儿的堂弟打了乙肝疫苗后反出现乙肝病症，用激素治疗导致肥胖，至今体重超重，多病缠身。我有个朋友，终生未婚，大家很好奇，怀疑她生理和心理上可能有问题。我就把这个问题向她提出来了。她很坦率，说她20岁之前和所有姑娘一样也是春情满怀、春心荡漾的。但下乡期间有一次冬季上山砍柴，她迷路冻僵了，大家找到她后送到医院，医生给她大量用上激素，此后，她再看异性献殷勤就如看小丑表演。她说，在这种心理状态下结婚不仅是害别人，也让自己痛苦，所以选择独身实在是别无选择。

　　朋友生孩子，孩子一出生，医生说有点喘，把孩子放称上一称，说体重够，一针三合一的疫苗就给打上了。人家的孩子，我也不好阻拦，我想说，孩子既然

有些喘能不能先不打疫苗，这疫苗到人体里是要有所反应的，岂不加重孩子负担？打完疫苗把孩子放到保温箱中，挂上一瓶抗生素，同时把氧气输上，这一系列行为弄得我心脏紧缩。这么小的身体，刚到这个世界就给强行加入这么多东西，如何容纳呢？我把手伸进保温箱，这个新生儿紧紧攥着我一根手指一夜没有放开。我问医生，这氧气输得时间长了，听说对孩子的眼睛会造成不可逆损伤，是不是得考虑一下？医生说考虑不了那么远，只能顾眼前。这一夜，我老有一种要把孩子抱入怀中保护他的冲动。早晨离开时，我嘱咐朋友家人给孩子个手指让他攥着。人家笑我。我走了，孩子很快就死了。孩子只是气喘，如果用上这么多措施后的结果也是死亡，为什么这个南墙我们要一撞再撞呢？

母亲在时，不赞成给这么小的孩子打吊瓶。对病人吃东西都提出忌食生冷要求的母亲说打吊瓶是给孩子灌凉水，孩子阳气返不上来命就没了。好多在医院越治越重的孩子到母亲这里来，母亲只要求停药，孩子就一天比一天见好。不讲阴阳只讲科学当然就可以给孩子大量灌凉水了。对体质虚弱、阳气不旺的老人来说，母亲也反对不停地挂吊瓶，认为这会损伤老年人本已微弱的阳气。

正因为我们把治病理解成不断采取治病措施，所以不采取行动就不是治病，许多医疗官司就是告医方不作为，现在又有告医方的抢救是表演。所以，我想西医也不一定认为给新生儿和老年人采取那么多措施是必要的，之所以做表演就是为了有所为，为的就是避免遭到不作为的指责。

科学无疑是条捷径，但一味走捷径对人类是不是件好事？有一个想走私的青年人找我说，你是搞法律的，你说真心话，犯罪的成本到底有多大？比如我走私一次的危险系数是多少？我说你走私一次的危险系数是百分之一。他听了高兴地说，那太值得干一次了。我说，可一个人一旦选择了做叛徒，那么他哪来勇气再回头做义士？当叛徒受害最大的是人的思维方式，毁灭的是人的精神，而选择错误道路的危险系数就是百分之百。每当有命案一时破不了时，我总安慰被害人家属说，案子一定会破，我的经验是凡负有人命的罪犯像有鬼支着一样一定会浮出水面。女儿说，你这是用迷信糊弄人。我说不是，一个人一旦走上一条违反常理的人生道路，他的心理就不以人的意志为转移地发生变化，很难再回归到正常人生道路上来，所以就会做鬼使神差的事。正是从这个意义上，佛家说"放下屠刀，立地成佛"，说的就是人要从错误的道路上扭转过来是一件非常不容易的事情。

科学技术使人类从自然中"走私"到大量财富，也毁灭了人类亿万年来在自然生存中形成的勇气。想让人类再获得这一勇气是太难了。但我们现在所走的是一条什么样的道路？这个问题我们并没有认真去想。

如今，想找回人类面对自然、以自然状态生活的勇气已经不可能了。现代人遇到狼吓得腿软筋麻是正常反应。我对女儿说，在自然界中兔子遇见狼并不是吓得屁滚尿流，而是沉着应战。而兔子与狼的斗争也并不是回回以狼的胜利而告终，面对强大对手束手就擒不是动物规则。如今人们却一再推行一种向强势投降的"明智"理性。中医之所以不投降在于中医的理论基础和思维方式是尊重人的个性和个体价值，认为由于时空位置的唯一性，每个人都可能具有他人不可取代的唯一性。也就是说，一个人的存在不能否定另一个人的存在。说什么现代人比古人聪明，现代科技成果可以取代以往人类的全部成绩，其实就是把自己所在的这一时空无限扩大了。现代人所在的这一时空的确是谁也取代不了的，有其唯一性。可人类基因并没有产生突变，说今人比古人聪明的生物证据是什么呢？从基因角度看，今人不过是古人的再现，所多的可能是历史经验。可我们人类这几百年走的是"熊瞎子掰苞米"认识道路，手中的苞米只有一个，怎么就认为自己在认识上很富有呢？

我可以认为我比我奶奶占有的知识多，但我绝不认为我比我奶奶更聪明。我知道许多现代专家还很困惑的问题，我奶奶可以一针见血地指出问题所在。随着我奶奶的离去，我知道许多劳动技艺永远地消失了。我再也吃不到唯有我奶奶能腌制的咸菜和酱菜了。我相信古人能擒狼伏虎，但今人会用今天的现实否认这一点。

女儿很小的时候就会嗑瓜子，可上幼儿园之后她却整个地嚼瓜子吃，并告诉我说："幼儿园的小朋友们全这么吃。"如今她在读古书时会时常感叹中国古人会嗑瓜子而今人却学人家嚼瓜子。

这一点点不确定正是百分之一的希望，是四两拨千斤的支点

我陪得白血病的同事到北京复查，向其他患者展示移植效果，给他们带来极大的精神鼓舞，增强了他们做干细胞移植的信心。

但我知道，其他人做这个手术效果就不一定会这么好。当我们拿到诊断书，知道所患白血病是最严重的一种，就没抱丝毫侥幸心理，仅仅做了一个疗程的化疗，就进入干细胞移植阶段，捐款和移植手术同步进行，持续整个医疗过程。这与其他病人反复做化疗，在体能几乎消耗殆尽时做移植，效果怎能一样呢？所以医生称我们是最好的病人。

我不因为自己谈中医就自认是保守派，我究竟是一个保守派还是一个激进派不完全由我的生物性存在决定，还要由我的社会存在决定。如果早生 100 年，我也会像胡适他们一样为西医鼓与呼。当事物偏差到某个临界点时，总会有人适时地挺身而出发出呐喊，我称这是人类的自我纠偏能力。

每当我不得不把自己交给西医朋友时，我也能做到像梁启超那样即便出了医疗事故也无怨无悔。我的西医朋友对我用他们不疑的态度大为赞赏。因为我知道，中医也好，西医也罢，往前走的路也多是摸索的，谈不上什么对错。治标也好，治本也好，哪头急就先治哪，中医也不排斥治标，锅要是沸溢了，先浇点凉水再去抽薪也是通常做法。既然我选用西医就是去治标的，怎可以指责人家不治本？有人嘲笑中医也上西医院看病，却不知在医闹和打医疗官司的人中找不到中医人。

母亲到西医院看病也是一个好病人。在瘫痪的三年中，她采用的就是标本兼治的方法。母亲订有中西医杂志，有西医朋友，她和西医朋友商量治疗办法，也

听任他们用西医方法医治。母亲吃着中药，静脉注射着"葡萄糖酸钙"等西药，还曾经和我研究怎么能补点铁，我说铁的成分像熬药那样肯定是熬不出来的。

自始至终我对科学技术像我父亲一样热衷，态度比西方人还激进。比如，对许多国家通过立法限制克隆人的研究我就不赞成，科学发展是谁能阻挡得了的么？限制克隆人研究对生命科学的整体发展都有影响，在与社会发展和谐的前提下，我希望科学发展得快些。

我向朋友的儿子描述我少年时组装"矿石收音机"时说："那是一块真矿石啊！"朋友是教语文的，说我有语病："你前面已经说是矿石收音机，再说真矿石就多余了。"我说我想强调科学发展的速度之快，如今的孩子见惯了集成块，怎么能想象电子"产品"里会有偌大一块矿石呢？看着现在的孩子组装电脑只需把插件像积木似的一顿插就成，羡慕得我什么似的。想当年在组装了五管、七管收音机后，我野心勃勃地要自己装电视，腋下夹一块"万能表"去找物理老师，请他帮我测试挑选一个显像管。老师跳着脚说手工缠绕的偏转线圈根本不能用。我说，我可以缠得和机器缠的一样好。老师说手工进行电视微调是不可想象的，几个月也调不下来。我说我已做好了调一年的准备……老师看劝阻不了我，干脆半路逃跑了。我想，科学之所以有今天的大好局面不正是因为早年有像我这样一批热血青年全偏到科学一边去了吗？通过奶奶和母亲的描述，我知道中国早期的西医是一批品学兼优的人。西医对中医造成冲击的不仅仅是医术，更是充满朝气具有热情的人。正是青年人矫枉过正的热情投入，才形成了历史摇摆式前进。

按中医的观点这药有偏性，人有偏性，社会发展也有偏性。"五运六气"所展现的物候就是在不足和太过之间偏摆的。如果说"五四"时期社会发展需要中国向西方文明偏摆的话，那么现在恰恰需要向东方文明回偏一下才好向前发展。

科学的偏性如今在一位科学家那里表现得很典型，他给中西医打分，西医打90分，中医打10分。这种打分的方式很明晰，符合人的求真愿望。可当我试着把这种分组打分的方法扩展开来，给牛刀和鸡刀打分，给飞机和火车打分，给美国和中国打分，给科学家和我打分时，"分"的明晰性不仅消失了，还引发了我思维上的混乱和情绪上的不满。试想如果我是被打十分的火车，我会不会提出让飞机运载煤炭和钢铁的要求？我会不会产生恨火车无翅，看飞机眼红，不安心工作，消极怠工等不良情绪？本来我可以做个快乐火车，只因这一评分方式就把我的积极性全弄没了。

认为可以像打分那样对事物进行一就是一、二就是二的严格确认，不承认有不确定因素的存在，不给人的主观能动性留有余地，一旦形成这样的"科学态度"后，当拿到癌症诊断书时，就会问医生还剩多长时间了，因为我们相信科学的准确性。可量子力学发现：由于总存在一定程度的不确定性，因此，不可能完全精确地预言事件。这就是说，科学也如算命先生一样，不可能料事如神。就像看上去败局已定的一局围棋，在靠一小块不确定苟延残喘；就像红军被赶进草地，革命进入死亡倒计时；就像中医被一再宣布灭亡，排除在主流医学之外。而人们所说的百分之一的希望正是这一点点不确定，而这也正是四两拨千斤的支点，对这百分之一的不确定做百分之百的努力，正是人的能动性这一价值所在。一旦我们能用好这一点点不确定，就如同红军走出草地、死棋变活，扭转乾坤的情况也就出现了。如果抱定确定的科学态度，放弃对百分之一希望的努力，那人生还有什么色彩？这样的人生就是我们所追求的？在有不确定情况存在的时候，我们的确认怎么会是科学态度呢？

没有西医的冲击，我们不会深入思考"中医是什么和不是什么"这个问题。而对西医的反思，也得是在科学发展一段时间之后才有可能。中西医相互为试金石，中西医都不可能绕过自己的"劫数"。"劫数"在中国思维中不一定是走向灭亡，多是取真经时必须经历的"九九八十一难"。

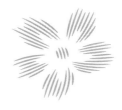

他说："你不知道，我在住院期间看到很多被配偶抛弃的病人。"

　　小时候受到惊吓时，母亲会把手插入我头发中抚弄说："摸摸毛，不吓，不吓……"我往往就定下神来。这种安慰小孩子的方法被一代代地沿用下来。我是这样哄女儿的，将来也这么哄外孙子。这种用在孩子身上的"哄"法，人们认为对成人不适用，更不会承认这也是一种医疗方法。

　　一个年轻人最近睡眠不好，我让他母亲"哄哄"他，因为他刚刚参与了一次死刑执行，我认为他内在受了惊吓，为此，年轻人笑我缺乏理性。首先，他不承认自己受了惊吓，这有他的沉着、镇静为证。再者，便是受了惊吓，他又不是小孩子，妈妈哄哄就能哄好？不管这个年轻人怎么认为，他母亲完全接受我的建议。

　　一位朋友，四十多岁了，路遇一起交通事故，他很有效率地报警、救人，表现得十分出色。事后，他病了，厌食、无力、失眠……到医院检查没有查出问题，吃药、打针也不见效。看他一脸倦容、打不起精神的样子，他妻子很着急，认定他得了大病没有被检查出来，领着他到各医院查来查去，弄得他很有精神压力。一天，他乡下七十多岁的老母亲来看他。母亲一见他就问："你鼻梁发青，受什么惊吓了？"他和妻子都觉得好笑，一个成年人，便是遇到和处理一些非常事件也是很正常的事，有理性的支撑，怎么可能受到惊吓呢？可他母亲坚持说他受了惊吓，得叫叫魂。于是在夜深人静的时候，到屋外像他小时候喊他回来吃饭那样呼唤他的名子，又像对待小孩子一样抚着他的头发给他吟唱"安魂曲"。看看母亲那么投入，他也就乐得撒娇，任由母亲摆布了。我们再见他时，他又恢复到先前精神焕发的样子了。朋友们问他是怎么把病治好的？听了他的讲述后，大家又不得不惊叹他母亲精神安慰作用的神奇。

有理性的保护，非常事件在我们身上不以惊恐的方式表现出来并不等于我们的精神没有受到冲击。我在非常事件面前往往表现得从容冷静，但事后那些在事发时惊慌失措的、当场昏倒的、一时精神措乱的人都恢复了常态，我却一天比一天倦怠直至犯心脏病。

"母亲"不仅是生物学意义上的，更是心理学意义上的。"母亲"能揭去覆盖在我们身上的理性外衣，直接抚慰我们的心灵。理性可以充当"父亲"，但不能替代"母亲"。不管"父亲"如何"教育"我们，对于我们的心灵来说还是需要来自"母亲"的安慰。因此，"哄"这种对待小孩子的小伎俩在某些时候就起着很重要的作用。

见过母亲治疗因受惊吓而精神出偏的病人。母亲一边飞快地点刺针灸，一边"哄"着病人。当病人最终无力地伏在母亲怀里哭出来后，情绪就渐渐趋于平稳了。

母亲治病用的往往都是小技。小时候，我闲时会按母亲的吩咐买几根四分粗细的竹子，一节节锯开，制做许多一寸半高的小竹罐。用中药把做好的竹罐煮上，母亲按穴位扎上针，我用镊子从锅里夹出竹罐甩一下水，趁热扣在针上……母亲还让我用艾叶像卷烟一样卷成一支支"雪茄烟"整齐地码放在盒子里。有来诉称胃疼、肚子疼、又气、打嗝的，拿出一支点燃，灸灸肚子或小腿上的"足三里""三阴交"等穴位，往往不用吃药就好了。有一年，大弟弟得了急性阑尾炎。一听西医说得开刀，他一下子滚下床捂着肚子就逃出了医院。母亲急了，让我捉他要给他针灸，可弟弟爬上房，我也捉不到。那时还没有糖衣药片，想哄弟弟吃药也难，全家只能坐等他穿孔从房上掉下来。我和弟弟反复商量，他只接受一个治法——灸，而且只能是我给他灸。弟弟到底没做手术，没吃药，也没扎针，连我也不相信阑尾炎能灸好。

中医治病的方式都可以归入小技类，能用小技治好的病当然不能算是大病，从这点上说中医治的病是小病我也不反对。在心理上，我们有时希望自己得的是大病，我那位被割去一侧肺子的同事后来对我说，她之所以没有听从我的劝阻而做了手术，是想用做手术向人们证实她得了大病，为的是堵说她装病之人的嘴，开胸手术当然是大病。可更多的时候我们不希望自己得大病，比如患上需要换肝、换肾、换骨髓这样的病。因为在真得了大病的情况下，我们首先面对的可能不是病而是更难面对的东西——人性。

　　我一个做了大手术的同事求我给当地报纸写篇稿子赞美一下他的妻子，表达他对妻子的感激之情。我笑他作秀，两口子之间用得着这样吗？他说，你不知道，我在住院期间看到很多被配偶抛弃的病人。在病房内，当守护病人的常常是父母、兄弟姐妹，而配偶根本不露面时，就说明病人被配偶抛弃了，而被抛弃对人的打击往往比患病的打击更大。我给同事写了这篇表扬稿，同时感到些许悲哀，现代科技在许多方面把人性放入前所未有的严酷考验中。在我一个朋友急需几十万元手术费时，他的家人却沉寂了。我一个个"捉拿"他们，逼迫他们拿钱。被我逼得没法，他的父母说："你能向我们保证手术成功么？不能，那你这不是让我家倾家荡产、人财两空么？你有什么权力来逼我们？你先拿出几万元来，然后再来逼我们要。"我从来没有向朋友学说他父母这番话，如果父母对孩子的感情都承受不住这样的医疗考验，我们又怎能要求配偶、兄弟姐妹做得更好？有一天我接到医院电话，说有一个住院老太太的儿女们因承担不了医疗费，纷纷弃老人而去，让我这个维护妇女权益的人管一管。我费了好大劲把老人的儿女们找到一处，连哄带吓要来钱送到医院。老太太没有因我为她拿来医疗费而高兴，而是拒绝进食而死。这让我感到如果"治病"这事要是弄得过大，大得让爱情、亲情承受不了，我想，死亡的幻灭感也可能是由某些失望引起的。虽然这不干医学啥事，但很有做一些调节的必要，我们应如何调节呢？

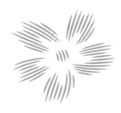

一位网友来信说，人参不是不可以大量服用的，他就敢把人参当萝卜吃

一个患病儿童长期吃药。孩子的妈妈见我女儿摸脉说得挺对，就询问应该再吃点什么药。女儿说，这么小的孩子干嘛要吃那么多药呢？做做按摩、热敷什么的效果往往就很好，小孩子身体敏感，用药不当对孩子反倒有伤害，所以对小孩子用药最应慎重。女儿一边说一边给小孩做按摩，只做了一会儿，小孩就接连放屁，感到很舒服，对妈妈说他很喜欢这种治疗方法。

由于西医的出现，医生的概念发生了变化，相对于西医做换心换肝的大手术，中医真算不上是医生。为此有人主张中医的地位应是辅助医学，我也不反对。孙悟空在取经路上的汗马功劳是不可抹杀的，但孙悟空肯挑上两天行李么？孙悟空因自己在前开路就要求取缔沙和尚么？我一直不认为唐僧是个低能的领导者，他的"慈悲"实在是一种科学的价值眼光。他不用一种价值去否定另一种价值，最后只剩一种价值。他没有实行"能者上，庸者让"的竞争机制，不让孙悟空利益通吃。他驱赶孙悟空几次，却一次也不曾驱赶过沙和尚。他甘冒自己被吃肉的危险，也要抑制孙悟空的"齐天"意识。

中医缺乏竞争意识不是它的缺点，也不是他应被取缔的理由。我曾在一个妇女组织中工作过一段时间。去之前，人们对我说，女人事多，在一起就打架，这个组织的内部情况就证明了这一点。经过一段时间的观察，我发现问题根本不在性别上，而是人员配置不合理。由于女干部被选拔的机会少，选上来的个个都是"孙悟空"，唐僧要是领着三个孙悟空去取经会怎样？

嘲笑中医不是另一个孙悟空，总要设擂台搞比武，以决定去一存一，同时还

认为这么做很科学，我看这种科学不如唐僧的"慈悲"来得实用。正是从这个意义上，我主张讲道德，主张把中西医"结合"到为人民服务上来。因为专业壁垒造成的相互理解困难，使人与人之间几乎要因思想认识不同而打"圣战"了。只有道德具有公共价值，可以通约。所以道德不是虚性的，不是为了让人高尚而产生的，其实用价值不小于医学。

能够看出不同事物的各自价值，能够了解事物并不具有绝对性，我认为这是最基本的科学态度。中医就是建立在这一态度上。在中医理论中没有什么是绝对的，阴阳是这样，五行是这样，所有事物无不在过程中。我感冒了不吃药遭到大家的批评；咳嗽了还不吃药，人说这会引发别的病。果然，我开始浮肿、腰疼……朋友说这是肾炎症状了。我还是没吃药，几天后浮肿消了，其他症状也没有了。而朋友感冒就吃药、打吊瓶，出现咳嗽症状后做了菌培养又加大了药量，他对我说，一定要把病截住。结果他不是把病截在肺部而是截在了肾部无处可走，化验结果反倒是肾炎了。当然，这就不是小病了，得大治了。为此他奇怪，本来已经出现肾病症状的我却没有得肾炎，而他层层预防却反倒得了肾炎，原因何在呢？我说，当我咳嗽时感冒症状就没了，当我浮肿时，就不咳嗽了，当我浮肿消了后，就什么病症都没了，因为病在我的身体里走完了它的全程后就不是病了，而你不让病完成这一过程，把它截留在肾这个阶段，所以你就慢慢治肾炎吧。看他郁闷，我劝他不要想不开，如果把事情重来一遍，他有胆子像我这样做么？中医的"冒险性"也是现代人不能完全接受它的一个原因。虽然西医也有险，但人们有冒险选择的自由。

中医不仅看事物不绝对，便是看自身也不绝对。所以，在历史上中医从没有停止对自身的批判。这一现象被有些人视为中医自身缺乏坚实基础的证明，也使一些初学者感到无可适从。一位网友来信说，人参不是不可以大量服用的，他就敢把人参当萝卜吃。但是，他说这里有个服用方法，那就是先要一点点吃，不断增加身体的耐受性，然后再一次性多吃就不会危及生命了。我完全同意他的说法。中医所说的药之偏和人之偏也是相对的。如果银河系中存在另一个"地球"，除了没有大白菜外什么都与地球一样。他们要是来我们这做客，很可能会因吃了我们地球上的一棵大白菜而中毒。如果人参在地球上遍地都是，是我们祖先的主菜，有什么毒性早耐受过了，我们现在吃起来当然就是萝卜了。相反，要是自古以来萝卜就像人参一样稀少，我们吃一个说不定还中毒身亡呢。

这一相对性原理对西医也适用。抗生素不断更新换代就说明了这一点。从这个角度看，西医的许多新发展不过是在维持医疗效果的原地踏步走。所以，我们在治病、用药时，关于时间、地域等因素无不在考虑之内。有时我与朋友开玩笑说，不用吃药，只要你到我家住上一段时间，换吃一下我家的伙食对你就能起到药物治疗的效果。夫妻患一样病的现象就说明了这一点。

中医理论的自洽性使其无论怎样用己之矛刺己之盾都能解套，绕蒙的是没有把握住其本质的人。所以抓住中医的"矛盾"而把其"解套"称为玄学扔到一边，把中医锁定在固定的空间而砍去前后的时间性，那么中医之矛当然就刺到中医之盾了。这正是当前批判中医时常用的方法。对我来说，不是非要保卫中医不可，而是批判中医的方法应该像五行中的任一行都要有克、泄它的力量对其进行一定的抑制一样，"五行"的精神内含就是民主，这一民主思想可以抑制科学思想不向魔的方向转化。

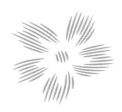

她说："摊上你这么个明白事理的妈妈真是件可悲的事……"

　　有人说，医学具有唯一性和排它性，所以西医要不遗余力地排斥中医，使自己成为唯一。并说这种唯一性和排它性是动植物界中普遍存在的现象，人类就是这种生存斗争的胜利者。我想，西医要真是这样想问题可有点小家子气了。作为个体是可以像老虎似的具有唯一和排它意识，但从整体上看这个世界恰恰是物种繁多。人类的强大我理解应是追求造物者的气度，老虎再强大，终是个体意识。如果人类真能把唯一性和排它性进行到底的话，那么人类的胜利也就是人类的失败。

　　西医具有"侵略"性不是它的错，这是它的生存之本。中医之道法自然，不排它也具生存的合理性。西医做唯一之想可以，也可以"称霸一时"，但"时过境迁"后，世界又恢复多样性存在。所以，唯一性和排它性只能成为个体原则而不能作为整体要求。随着"科学"表现出越来越多的个性色彩，总是提出个体原则，"科学"在我眼中的形象就越来越像一只老虎。而许多"科学"方法在使用上也越来越失之简单，比较法被用成"人比人得死"的淘汰法；还原法被用成"刻舟求剑"的教条主义……

　　以"时"的眼光看事物，就会看到各种文化盲区的大小随"时"而变。西医借科学所得的一"时"之盛可能会在下一时走入"瓶颈"；而休眠的中医可能正在等待它的春季。

　　我对女儿说，"学而时习之"就是学了中医要利用现有条件去实践，在"时"中"习"才是中医生存之本。我们必须把"时"与"习"这两个汉字读成是立体的。学中医要求读古文不是倒退，因为现代汉语是平面的，读出来的是字义。按字义讲，"学而时习之"就翻译成"学习要时常复习"了。而古汉语要求理解字意。"时"的意囊括了整个现实存在；"习"的意是整个学以致用的过程。如果不是这样，坐在课堂里一遍遍枯燥地复习《中医理论基础》怎会"不亦乐乎"？

冰雪化了，树叶绿了，燕子来了，这都不是春"时"本身，但又是春"时"的一切。"时"和"气"一样是无法得到其本身的，而古人并不因此就否定虚性的东西。

现代人可以轻易指出"一叶知秋"的荒唐。在批判中医的逻辑中比比皆是这类质问："你看的是叶子而不是秋，叶子上哪有秋？不能从叶子上分离出秋来，你就是骗人……"

许多人批评中医理论过于玄妙，我不以为然。原因在于我接触到的最玄妙的问题恰恰都来自于西方。小时候父亲常提出一些诸如：飞行的子弹是否在弹道的每一点上停留？上帝能否制造出一块连他自己也举不起来的石头？物质能否无限分割？天的外面是什么等让我发蒙的问题。这些问题曾令我十分苦恼。后来我认识到这些西方问题产生于提问题的方式，而不是来自事物本身。西方哲学制造了不少思维"黑洞"，这些"黑洞"也能让人"走火入魔"。少年时，我曾制造一个"两枚鸡蛋是否相同"的问题将一位生物学教授难倒。

女儿很小的时候就不允许我制造这样的问题。我给她唱儿歌："宝宝有面鼓，鼓上画老虎，宝宝敲破鼓，妈妈用布补。"然后我提出问题："妈妈是补鼓还是补虎？"这个"黑洞"问题最后把女儿气得大哭："不能把鼓和虎分开！"上小学时，做"鸡兔同笼"的算术题，我解题说："假设鸡都长四条腿……"女儿坚决打住说："不能假设鸡有四条腿，鸡只有两条腿。"我与女儿好说歹说，说现实太满了，用个虚性的暂存间对现实做调整，之后马上就还原现实。女儿说什么也不答应。上初中后，女儿又拒绝做数学题，她问："数学对我有什么用？"我向女儿解释说，这数学在她今后的人生中可能一次也用不上，但做数学题是智能体操，可以操练大脑。女儿说，那给我换个别的体操吧。

我曾坚信科学会通行无阻。我对女儿小时的科学引导可不限于给她讲《科学演义》，还带着她和她的同学搞了一系列科学小制作，成果都进了她们学校的展览室。我使尽浑身解数没能把女儿引上科学之路实在是我遭受到的一个沉重打击。我曾对女儿感慨道："想来爱迪生的妈妈也不过如此，看来我可以做得同爱迪生的妈妈一样好，可我是不是一个伟大的母亲不由我做什么而决定，而要由你做什么决定。"女儿看我这样狼狈，高兴得大笑不止。

如果说母亲的力量还不足以纠正我的"科学"之偏的话，女儿的力量最终做到了这一点。

女儿不仅不掉入"黑洞"，还拒绝"理性"。她说："摊上你这么个明白事理的妈妈真是件可悲的事，你能不能不事先告诉我事情怎么样，而让我自己去体验？你的经验能在我这里开花结果么？"

由此我知道，即便是真理，以为就应该人人接受，也能够人人接受那就错了。中医是好东西，但母亲当年没有力量让我接受；科学是好东西，但我没有办法让女儿走上科技之路。为此我说，把最终真理赐给人类并没有多大意义，人是"任你弱水三千，我只取一瓢"。如果接受真理的代价是取消了人类自己的生活，人类是有权拒绝的。

女儿对我说："你做的饭很好吃，你就像别人的妈妈一样把饭做好就行了，不用给我做导师。"女儿树她一个农村同学的妈妈给我做榜样，让我学习。于是，在女儿的教育问题上，我唯有表现"原始"，她才肯接受。因此，朋友们常批评我不教育孩子。

从小学到大学，女儿总是把班级里学习最好、品德最好的女孩领回家来，对人家说："你认我妈做干妈吧？我妈最喜欢有你这样的女儿。"然后让我帮这些女孩解决她们面临的问题。当我替这些女孩犯愁时，女儿便拍着我的肩膀说："你总说我钻不进去，怎么又说她们钻不出来？看来就是她们给你做女儿，你也是一样的忧心。"

中国文化是一套体系，开哪个门进的都是同一个房间

曾做过一个梦，梦见一个人教训我。此人批判力度之强，使我有醍醐灌顶、顿开茅塞之感。在大受启发、佩服得五体投地之余，意识到自己无能，顿感自卑和郁闷，醒来后仍闷闷不乐。

女儿说："没见到你这般能制造自卑的人，竟然醒来还意识不到梦中批判你的人是自己。看来是需要人格整合了。"

的确，梦中人的观点是我提供的！这让我兴奋不已。可奇怪的是，我的思想在梦中怎么成别人的了，而且还批判我自己呢？难道真如女儿所说，为了保持始终如一的自卑，我竟把"本我"外化成别人来崇拜？

我为自己辩护说，这是特定环境中的特定心理。百年来中国的主流心理是缺乏自信，在东西方文化冲突的社会环境中，本我和自我相见不相识的恐怕不是我一个，要整合也得大家一起整才行。

越活老了越知道阿Q是怎么回事了。我实在不愿承认"本我"的存在，还得整合，尤其是在当代，太麻烦了，谁不想活得轻松些？便是像浮士德似的把自己交给魔鬼又怎样？便是当阿Q自欺欺人又怎样？我们不是没做过。中国人就是魔鬼见了也头疼。

中国人不是一张白纸，因而心地不纯。比如外国人要是反对中医，就会说到做到把人参当萝卜吃，而中国人的"虚伪"便是在全盘西化的人身上也一样存在。因此，只要你是中国人，就不可能通过反对中国而与中国脱掉干系。我奶奶说，鬼子从来不信任汉奸。

让中国人当"好人"不容易，因为做不到无保留地信服什么；可让中国人坏

到底也不容易，坏到一定程度时又总是良心发现。日伪统治时期，奶奶曾藏匿过五个伪军逃兵。可日本人投降逃跑时，我奶奶又拎着一篮子烙饼追着送给他们。

人们习惯性地认为是歌德创造了浮士德，以为歌德创造什么人物是他的自由。可荣格却说是浮士德创造了歌德。因为是浮士德这个"本我"，促使歌德不断地提升自己，直到让浮士德得见天日，创造浮士德是歌德的"宿命"。

泰戈尔说："那敲打我心扉的是世界的灵魂要进来，还是我的灵魂要出去呢？"天、地、人的整体思想是中国人创造出来的，也是"客观规律在人头脑中的正确反映"。虽然不能被描绘新的图画，但心灵却能以不同的显现响应外在的呼唤。

在这种里应外合的思维运动中，中国人想无视"本我"得见天日的要求也不太可能。这个"宿命"不是卖身给魔鬼或自欺欺人地充当阿Q就能躲过去的。我们在主张扬弃传统文化时，有没有想到我们不仅是这一文化的"受害者"，还是这一文化的创造者？所以，要想铲除这一文化，光"焚书"不行，还得"坑儒"。

我不是非要宣扬中医和中国文化，西医和西方文化的伟大之处我岂有不知？我是一个实用主义者，如果能够照搬西方文化的话，何苦要顶着自卑做艰难的自我寻求？百年来向西方学习的历史使我们学丢了学习的本意，如果外在唤不起内在，那中国人就一直"睡"着。阿Q是失去自我、人格分裂、魂无所依、梦游着的中国人。说阿Q没有觉醒是对的。不把魂招回来，阿Q如何能醒？许多人认为中国文化心衰，怀疑其价值，甚至提出了换心主张。

中国心的功率的确没有西方文化的强大。中国文化缺少西方创造伟大"时势"的那种强大的分裂性、宗教力量、悲剧意识和英雄主义精神。中国文化的自洽性造成中国人精神上的"惰性"。女儿的艺术老师多为她没有走艺术道路而遗憾。我也奇怪，女儿是如何抵御明星梦的呢？女儿告诉我，她热爱艺术，如果没遇上中医，她肯定去搞艺术了。她说："艺术需要用痛苦酝酿，用生命祭祀。艺术家命运多舛、摇滚乐手寿命很短就是一个证明。艺术于人也是有毒副作用的，但中医能让我站在艺术的毒性之外欣赏它……"想到有人寻找中国艺术落后于西方的原因，我在女儿这里找到了答案。

我和女儿衡量心脏的标准都不以功率为唯一。运动员心脏有其隐患，男人活不过女人，养心对心脏最重要。我认为中国文化不伟大不是它的错，不能因为盲人的听觉发达就认为有眼睛是缺陷。常有朋友恨铁不成钢，骂我是阿Q了。我也自认："我就是丑陋的中国人。"骂人的"激将法"用于思维"自洽"的人效果往往不好，因为激出的"火"在五行流通的思维中被"土"泄、"水"克、"金"耗，难以形成中烧的怒火，促人行动。所以，相对说来中国人总是火气不足，冲劲不大，竞争性不强。而这一"国民性"品质现在正不断遭到批判。中医之所以跟文化扯上边是因为中医把天、地等概念都扯进人的医学中。一个年轻人学弹古琴时说，古琴的说道怎么这么复杂啊？我说，你要是接触过中国文化就不会认为古琴难学了。中国文化是一套体系，开哪个门进的都是同一个房间。爱因斯坦累死也没把西方各学科的房间打通。

汉字不用增加就足以阐述众多的新事物。构建一门理论的框架要是缺项的话，那么随着这门学科的发展，任何一个新要素的引入都有可能打破原来的概念关系，从而引发新的排序。这种颠覆性重组可以叫发展或进步，也可以叫观念更新或证伪。但对中医来说是不允许的。母亲当年为什么给我拿出那么厚一摞经典？因为不从整体把握，而从个别入手学医的话，我是可以不断观念更新，可病人岂不是天天被我用明天的旧观念处置？如果这个更新是颠覆性的，那病人岂不是被颠来倒去地治？如果这个更新是证伪式的，那么今天使用的方法岂不全是明天的伪科学？如果中医要是这么做，就还得再创造一套"科学"理论来支撑这一做法。

中医跟不上时代，是跟不上英雄西医造出的"时势"。"时势"改变了自然，其中包括人这个自然。现代医学面对的人已不是"自然人"，其病的来路是绕了许多弯的山路，这为西医所不识，于是现代医学书上写满了："病因不清，发病机理不明。"我想，医学研究需要没受"污染"样本的，对当前的"时务"要站在这个"时"之外去识。

这一在模糊中把握精确的方法正在使科学走出困境

　　和朋友在湖边沙滩上漫步，我用树枝从沙中拨出一块陶片，一块骨头，告诉她这是六千年前的东西。她不信。我说这可以用地磁、放射性碳素等方法测定。我的朋友是相信这些测定方法的。可人们是否了解这些科学的检测手段与中医看病的方法有着惊人的相似？

　　无论是用地磁、放射性碳素还是地层沉积磁性，以及热释光、树木年轮等方法断代，都像中医看病一样要先确定样本，而这首批样本的年代是已知的。取多个已知样本测试的平均值为一个数据，再以多个样本数据汇制成实验曲线或年代序列，这便形成断代所用的尺度。

　　如果批判中医的观点成立的话，那么这些断代的学科也应该取缔，因为这些学科不仅与中医诊病方法相近，而且存在与中医同样的问题——样本数据不够精确。

　　当样本数据不够精确时能否实现精确测量呢？反对中医的人认为不能，因为不合逻辑。可世上几乎不存在纯正样本，诸多偶然因素使每个样本都可能经不住全面推敲和检验，会出现越求真越失真这一现代科学各领域中普遍出现的现象。因此，所谓实证的要求在科学领域内也极少实现。样本精确的要求貌似合理，却不现实。现实是"模糊"的，但是多种方法和多个尺度的相互参照、校正又可以让精确从模糊中显现出来，这一在模糊中把握精确的方法正在使科学走出困境。为此，多种断代方式的存在正是为参照、校正之用，我们需要多种方法来实现从模糊到精确。只留一种所谓最好最科学方法而取缔其他方法的做法无疑是自杀。

　　中医根据大量人体样本在四季中的症状变化，形成"四时八节、二十四气、七十二候决病法"这样的诊断尺度。在这些样本中存在着这样或那样的误差，甚至可以逐个批判并推翻。但不断地用新样本和新数据检验校正，用包括西医方法在内的各种方法参照对比，可以抵消单个样本的不确定性，使中医从模糊中理出精确来，保证诊断的准确性。

一位身在美国的反中医人士批评我不是医生却谈医学"是低级社会的征象之一：分工不精细"，说中医和病人之间之所以能够沟通是因为"中医属于低级社会的认知水平""医生和病人之间的知识比较接近"的缘故。而"在高级社会，医生和病人各自拥有的医学专业知识的差距之大，难以想象""医学知识7年一更新""7年以前学习过的知识，不能再来参加今天的考试""病人永远也不可能和医生讨论学术问题"。他举例说："在这种情况下，医生和病人之间的关系有点像法官和小偷。小偷在法官面前，永远是战战兢兢的，等着法官宣判自己的未来。"他还说："我用这样的比喻是想告诉艾宁，你在低级社会总结出来的中医药在很多案例有效是完全错误的。"

我承认我所举的事例，都是可以批判、能够推翻的，我没准备在个别事理上负隅顽抗，随时，我准备在批判面前放弃一个个据点。可是，即使将所有据点全部放弃一遍之后，我很可能还屹立在阵地上。中国人这种不败现象，很令一些人恼怒，失败了还不认输岂不是无赖？可在我看来这不过是修正数据的永无停歇的过程，并无失败可言。在外来作用下自我调节难道不正是为了生存，与灭亡怎么挨得上呢？

西医有如原上草，七岁一枯荣。我主张在西医内部按七年一个等级做高低之分，不然是有点不公平。学西医不容易，便是努力弄明白了关于我身体的西医知识，7年后我对我的身体又一无所知了。如果我能活到70岁，虽然身体始终是一个，但医学知识在我身上得作废10次。如果外星人看到医生对我的10次检验报告，会不会以为我是10个物种？

但是，能否因为西医学起来很累，就将西医的高低之分扩大到西医之外来？中医如果是树木，难道也强行要求它7年一换树干？据我所知，在美国，法律也很难学，当法官不比当医生容易。但罪犯在法官面前并不"是战战兢兢的"，因为裁决被告人"有罪"与"无罪"的不是法官而是由不懂法的普通民众所组成的陪审团。美国之所以不用完善的法律和高级的法官来定罪，却要由一群不懂法律的普通民众来裁决被告是否有罪，其用意正是阻止对社会做高低之分。这种用"低级认知"定罪的方式所要告诉人们的是：再高级的法律也要按照普通百姓的理解来适用。

说到底，西医的理论也不是能够实证的。多种方法不仅为断代所必须，为各学科参照、校正所必须，为从模糊走向精确所必须，也为防止科学走向官僚和形成等级制度所必须。只留一门学科的做法会使科学走向高级，高级得令中医这样的存在成为"有罪"。如果科学所要的只是通过实验和观察来证实它，凡是不能证实它的，统统要被否定，科学岂不成了名副其实的上帝？

写文章于我不是制炸弹，一经造出，就像鱼雷似的直奔目标而去。我写作的目的一不是战斗，二不是宣传真理，三不是让读者来读我，而是想让读者读自己。只有激活了读者自己长久以来的所见、所闻、所感、所想，读者才会感受到阅读的快乐。当读者的思想被激活时，读者很可能并不同意我的思想和观点，甚至会给予全面批判。但我知道，真理是活性的东西，不存在于摆事实讲道理之中，而是存在于作者和读者的灵犀相通之中。只有我所摆的事实和所讲的道理与读者心中的事理有机相联，我的文字才会获得一定的真理性。我用抛砖引玉的方法实现与读者的对接，众多的衔接所连成的谱序，可以抵消个别性的误差。当中医能够不断自我修正时，就不会因单个据点的失守而全线崩溃。

好在在中西医临床上，相当一部分医生正中西结合，相互借鉴、参照、校正，不断提高诊断水平和治疗效果。我侄子说，他实习时见外科主任治疗肠梗阻就用中药，把中医的泻下药先给病人喝一半，另一半用来灌肠，上下齐攻，多半见效。实在攻不下时，再开刀解决。

作者说：“我们是西医，但我们不是西方人。”

女儿要毕业了，向我汇报说，课程都学完了，各科成绩均不高，但5年间在图书馆借书读二百余本，自购书一箱。女儿说，如果把课程学得成绩很高，以她的力量就没有时间读课外书了，而好多学习好的孩子真就没到图书馆借过书。女儿说："你不希望这5年我只读教材吧？"我不语，我希望这5年她每天都有实习的机会，但这是不可能的。

翻看女儿自购的书，不仅有中医书，还有西医书，临床用书也不少。捡了本一个内科急诊医生写的书翻看起来，觉得挺有意思，四百多页的书，竟一口气读完了。合上书不由心生感慨：越是靠近临床第一线，中西医的相近之处就越多，互相借鉴之处也越多，望、闻、问、切对西医来说也不可少。作者说："我们是西医，但我们不是西方人。"他口袋里就常备两套针灸针以应对一些紧急情况。

今天顺路到医院给朋友取报告单，看到医生正拿着胃镜片子告诉病人，治他胃病的方法是做手术，将胃切去三分之二。但看病人十分瘦弱，又说他的体质承受不了这种手术，建议保守治疗。开了两种西药后，医生告诉病人，买些萝卜籽砸碎泡水喝，"效果相当好。"医生肯定地说。

看来，中西医之争主要是争在理论上。中西医之间的差别可，能还没有西医自己的理论与实践的差距大。

年轻时读中国革命史，对重点讲党内斗争感到不解。我们往往觉得求大同难，存小异易，只有对敌斗争才应该是最严酷的，而在同一个目标下，马克思主义理论同中国革命实践是否结合的问题竟使党内斗争那么激烈，由此看来，这理论与实践结合与否还真是个大问题。

人类热衷于创建理论并致力于推行，古今中外莫不如是。所以，不要嘲笑《黄帝内经》，如果我们的老祖宗不肯著书立说，那现在人们讨论的问题就不是中国是否落后的问题，而是东方人应归于猿类还是人类的问题了。理论一旦建立，就会有人视其为绝对正确，认为把这种理论贯彻到底就能实现理想社会。大同世界，共产主义，民主社会，都是这般促使人为之奋斗过。

但理论如同中药，是有偏性的，任何理论都不能直插现实底部，也不可能贯彻到底。

我曾在一次课后向一位法学家表示感谢："你讲的理论很高深，我听了很有启发，对我今后的工作很有指导意义，令我获益匪浅。"当法学家露出满意的笑容时，我又说："但是，你的理论应到我们这层为止，如果你到乡镇当法庭庭长，定会被农民乱棒打死。"

随着教育的发展，理论与实践的差距不仅越来越大，而且关系也开始颠倒。如今的孩子是在课堂中长大，书本是他们的第一现实，理论在他们眼中越来越真实，而现实反倒愈发虚幻起来。问问许多学医的孩子，是不是认为看书比看病重要？这样成长起来的孩子认为现实就应该服从理论，因此，批判起现实来理直气壮。

真正的医学和法学只存在于专家的著作和讲授中，而实践中的医学和法学都可称为"人学"。我一位政法大学毕业的同事先是批评我对理论不够推崇，后是自我诧异："教授在课堂上讲的案例是何等清晰，可现实中怎么一个都对不上号呢？"

一个朋友曾捧着法学书批评我执法不严。我说，如果我们执法严格，那么所有收留精神病妇女的光棍汉都得以强奸罪治罪，大部分罪犯的父母都得按包庇罪惩处，你认为我们应该这样严格执法么？

作为人学，实践中的医学和法学不可能是那么纯粹的，经验、直感、主观意识，甚至是捆绑思维不仅仅是不可免的，而且是必要的。

我送朋友家孩子礼物时，常常选送工具箱，无不受孩子们的欢迎。孩子们在选择、使用工具的过程中会认识到，一把锤子用来敲钉子好使，用来舀水就不行了。有个学者说，我能学懂量子力学，却学不懂阴阳，这不很荒谬么？其实这不奇怪，用学量子力学的方法学阴阳如同用锤子舀水，问题出在"学"上。便是学得懂量子力学的人，能创建量子力学么？

以为身在科技之中就必然具有科学素质，把事物拆开来就一定是分析，于是批评中医不在科技中，不会拆事物。

坐在电脑公司看人修电脑，把主板上的插件逐一拔下来再插到另一台电脑上试，找出坏掉的集成块换个新的便成了，比我当年修理收音机要容易得多。如今许多医生看病也是这样，谈不上深入分析，科技进步反让许多人越来越少动脑筋。

电子产品的发展路线是电子管——半导体——集成电路。电子管和半导体电路能够拆开进行分析，而集成电路没法拆了分析。按拆不了就无法分析的逻辑，如果非要找出集成电路出现的问题就只能是"猜"了，这科学发展自己堵塞了分析之路。自然的发展也是这样，人体脏器哪个不是"集成块"？如果否定了中医的"猜"，那么即使是集成块也得"拆"。

拆，需要手段和工具，拆个原子得用半个城大的粒子加速器。要把人体拆明白了，现在医院的规模显然不够。我家附近的医院正在盖十一层的外科大楼，为的就是进一步增强"拆人"的能力。"拆人"是庞大医院的主要功能。

一百年前的西医院也是一个小诊所。有人说中医现在门庭冷落，却没有看到西医诊所也冷落，乡镇卫生院也没人去看病。大家奔大医院主要是奔设备去的，医大毕业生想进大医院也奔的是设备。照现在医院发展的速度，再过几十年医院就有可能成为医疗城，从事医疗工作的人数得超过服务行业，看一次诊相当一次旅游，说不定到那时会有旅行社专门组团看病，打出"消化系统三日游"的看病路线。

但是，拆的能力不管发展到何等高级的程度，猜的能力也不能废除，更不能被列为低级，因为拆得多了就能猜得八九不离十，而急诊医生最需要的能力就是猜。

病理上的病因可以无止境地追究下去，"顺藤摸瓜"的查病方法最终会让医生湮没在无尽的检查数据中，最终的解脱方法可能还得是"猜"。

猜解能力实在是人类发展到"集成"阶段的产物。"拆"总是要阶段性地回归到"猜"，而且每次回归都会提升人的猜解能力。一百年后，说不定医生坐在那里猜病有如一百年前的中医。

中国文化与西方文化的关系正是"道"与"理"的关系

　　大热的天，先后见到两个熟人抱孩子上医院。孩子戴着大口罩，捂得汗津津的。我奇怪：除了白血病做化疗外，还有什么病需要这么防范？一问，原来是孩子患上过敏性哮喘，过敏源是尘螨，不能直接接触空气。

　　据说，尘螨无处不在，防不胜防，便是最干净的人家，床上也有200万以上的尘螨。与尘螨斗争，把两个孩子父母的生活方式全改变了。门窗紧闭，安装上空气净化器、保湿器；席梦思、羽绒被、沙发、地毯、靠垫……几乎所有柔软、舒适的用品全清空了；所有可能吸附灰尘的电器、家具也都请出了门———家中简陋得如中世纪。

　　其中一个孩子做全面体检时，还发现有严重的铅中毒，而全家人绞尽脑汁也没找出毒源来，想不出这毒是怎么中上的。没办法，连好好的楼房也不住了——搬家。

　　现代生活对这两个家庭来说已经没什么意义了。

　　这两个孩子，一个父亲是外科医生，一个母亲是内科医生，却对自己孩子的过敏症束手无策。西医的法子用尽了，孩子因用药太多，出现了"菌群失调"症状——口腔溃烂、胃肠紊乱。治病致病，病上加病。

　　一个孩子的姥姥说，孩子尘螨过敏，大人精神过敏。领孩子上医院瞧的是"变态反应科"，很符合他们的生活实际。

　　如果是在国外，这过敏症当然还得在西医中继续想法子。可在中国，这两个做西医的父母就找中医商议，给孩子喝中药调养。

　　回想母亲行医时，很少听她说谁患过敏症。我想，这病可能是后发现的。向一位医生请教，医生告诉我，从前并没有这么多过敏症患者，同富贵病一样，过敏症也是当今的流行病，是生活环境和生活方式病，是现在人太讲卫生，在单一的室内环境中呆得太久的结果。

这么说，我们上个世纪刚刚建立起来的关于卫生和细菌的观念又被颠覆回去了？我们小时候那种下河、上树、玩泥巴，全家老少在一起，有家禽、家畜陪伴的日子是对的？想不到，近百年来我们讲究卫生、消灭细菌的结果却是干扰了我们人体的内分泌体系，破坏了人体内细菌的生态平衡，致使人体功能下降，结果是适得其反。

这样看来，《黄帝内经》作为医学经典之所以很少讲医术而侧重谈"道"，是因为古人已意识到人体是开启自然之门的钥匙。古人努力通过自身生命去理解生存法则，从而得"道"。正因为中医致力于归纳人体内所蕴含的生存法则，所以中医所强调的养生就不仅是养自身生命，还要养生命之本。正是从这个意义上，中国人强调天人合一、修身养性和涵养道德等。

人类破坏自然的行为没有遇到抵抗，不应是我们无视自然法则的理由。自然默许人类的破坏行为不等于这一法则不存在。过敏症到底是人排斥自然，还是自然排斥人呢？

单位新来一位 80 后女孩。我好心让她和我共用一间办公室。一进屋，她就捂上鼻子说："我花粉过敏，你这些花统统搬走。"如今，我陪着她，不开窗通风而用风扇吹风；没有花香转用香奈尔香水……我建议她出去锻炼身体，她说不用，每个月打一针增强免疫力的药针就行了。正是现代科学创造了能够把人与自然隔绝的条件，切断了人与自然的天然关系。我想，再这么陪下去，不出一年，恐怕我也得不耐受鸟语花香，无福消受大自然了。

如今的孩子，被保护得整整一个夏天都不会被蚊子叮一口。我对一个孩子说，被蚊子叮上一口没那么可怕，我给他看蚊子叮我后连个红点都不曾留下。可这个孩子在我领他玩时，真被蚊子叮了一口。他不仅像被毒蛇咬了一般大呼小叫，而且皮肤真的像被蛇咬了似的红肿起来。我受到孩子的父母、祖父母、外祖父母的一致谴责。面对孩子前所未有的伤害后果我无话可说。我想，上古时人被毒蛇咬了可能也不至像现代人这样丢命。但是再过 200 年，人类见了蚊子恐怕得像见了眼镜蛇一样逃跑，不然就会没命。

科学带领我们走着一条"鬼打墙"式的认识道路，今天是正确的理论就是明天的错误理论。可以说，正是科学认识的反复性反而昭示了中国"道"的真理性。我的一位朋友说，中国文化与西方文化的关系正是"道"与"理"的关系。理可以成千上万，而道是一。我之主张中西医结合正是主张"道"与"理"合。这个世界本来就是公说公有理，婆说婆有理，如果只讲"理"而不讲"道"，或用"理"来要求"道"，那么我们如何裁决"公理"和"婆理"？而理本来就有一时一地性，时过境迁时，这过时的理是留？还是不留？

一个年轻人要去做论文答辩，先拿我演练，让我不停地发问，他一一做斩钉截铁式回答。几个问题答下来，我说：当今任一学科的学术讨论会要是开上三天的话，最后一天一定是全体迷茫。如果讨论到最后，你还能斩钉决铁地下判断，就说明你心理偏执。我告诉年轻人，答辩到第三个回合时，就要用探讨、商榷、不确定的语气了，否则会激怒教授们的。

其实，我很理解反中医人士的气急败坏。他们为中医尚有一席之地、自成一家之言而忿满；让代表科学的他们容忍中医存在，如同让他们与巫医、神汉同堂一样，是件奇耻大辱的事情。可他们却没有意识到，正是科学认识的"朝令夕改"才为百家争鸣广开言路，众说纷纭的局面正是科学讲"理"的特点所带来的。中国历史上之所以没有那么多理论学说，固然是因为不愿为"惑众"支付过大的社会成本，也缘于"道可道，非常道"。身在"道"中用不着自"说"价值，即便是细菌，其价值也不毋容置疑。"天生我才必有用"不仅仅是李白一个人的豪迈。而"理"却是用来讲的，是需要以"说"来立的。世上有多少人就有多少嘴，各说各理，让说谁不说？如果有人嫌乱，也不该怪罪中医啊！

女儿常建议家长给孩子养条狗。她说这是出于全方位的考虑，不仅有菌群平衡方面的，还有心理方面的。如今孩子的疾病越来越成人化，女儿说，许多医生没有意识到病因往往是惊恐和多思，而一条忠实的狗有助于孩子的身心健康。我知道，女儿的这一看法不是出于书本而是自身体验。女儿 1 岁时，路还走不稳，每天就有两三只大狗来找她玩。女儿与这些狗关系亲密，感情深厚，潜在的非语言交流能力被及时唤醒。如今，遇到不会说话的幼儿患者，她摸摸、看看就能了解不少情况，不通过语言也能与孩子交流。

真理不一定是越辩越明，很可能是越辩越糊涂。讲理和懂道不是一回事。如今，有一门叫"科学学"的新学科，好像是致力探寻"道"的学问，引我关注。

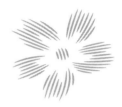

编后记

2009 年，我们有幸接到《问中医几度秋凉》书稿，当时就觉得这是一个难得的好选题，投入了极大的热情。书出版后，反响热烈，先后重印 13 次，销售近 5 万册，至今畅销不衰。

9 年后重新校看这本书稿，依然是那么新鲜、有趣，欲罢不能。一鼓作气编辑加工完后，我们更加明白了，为什么这样一本看似不够专业、一些表述并非十分准确、某些观点还存有争议的图书，能够受到专业人士和寻常百姓的一致欢迎，引起广泛共鸣，就是因为作者所说的都是我们身边再熟悉不过的事情，所讲的也都是我们日常生活、工作中熟视无睹，或者百思不解、迷糊困惑的问题，十分接地气。艾宁女士就像和我们聊天、唠嗑一样，用自然、朴实、生动的语言从一件件极其普通的日常小事中道出了大道理、展现了大智慧，不只是说中医，还有西医，中西医结合……也不只是说医，还涉生老病死、社会百态……

正如作者所言："我的写作目的一不是战斗，二不是宣传真理，三不是让读者来读我，而是想让读者读自己。只有激活了读者自己长久以来的所见、所闻、所感、所想，读者才会感受到阅读的快乐。当读者的思想被激活时，读者很可能并不同意我的思想和观点，甚至会给予全面批判。但我知道，真理是活性的东西，不存在于摆事实讲道理之中，而是存在于作者和读者的灵犀相通之中。只有我所摆的事实和所讲的道理与读者心中的事理有机相联，我的文字才会获得一定的真理性。"

此次修订再版，除了认真仔细校阅原书文字外，尤其新增加了 9 节内容。同时，对书籍进行了重新设计，力求很好地展现书稿文字的本色和气质，让读者阅读更加舒服、愉悦。

2013年夏，我们曾专程去大连看望作者。艾宁女士还是那样清瘦、干练，她在女儿开的小儿推拿诊所里，招呼患者，烧饭做菜，带外孙女……忙前忙后，一如她的文字，平实而真切。望着她们母女俩忙碌而充实的身影，特别温馨，崇敬之情油然而生。

2018年3月6日

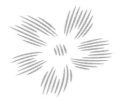